卫生健康行业职业技能培训教程

健康管理师

基础知识 第2版

国家卫生健康委人才交流服务中心　组织编写

主　　编　王陇德

副 主 编　白书忠　陈君石　高润霖　郭　清　王培玉

执行主编　郭　清

人民卫生出版社

图书在版编目（CIP）数据

健康管理师．基础知识／王陇德主编．—2 版．—
北京：人民卫生出版社，2019
卫生健康行业职业技能培训教程
ISBN 978–7–117–27927–7

Ⅰ.①健… Ⅱ.①王… Ⅲ.①保健–职业培训–教材
Ⅳ.①R161

中国版本图书馆 CIP 数据核字（2019）第 002652 号

人卫智网	**www.ipmph.com**	医学教育、学术、考试、健康，
		购书智慧智能综合服务平台
人卫官网	**www.pmph.com**	人卫官方资讯发布平台

健康管理师　基础知识
第 2 版

主　　编：王陇德
出版发行：人民卫生出版社（中继线 010-59780011）
地　　址：北京市朝阳区潘家园南里 19 号
邮　　编：100021
E - mail：pmph @ pmph.com
购书热线：010-59787592　010-59787584　010-65264830
印　　刷：北京铭成印刷有限公司
经　　销：新华书店
开　　本：787 × 1092　1/16　印张：23
字　　数：399 千字
版　　次：2013 年 1 月第 1 版　　2019 年 1 月第 2 版
　　　　　2025 年 2 月第 2 版第 33 次印刷（总第 45 次印刷）
标准书号：ISBN 978-7-117-27927-7
定　　价：72.00 元
打击盗版举报电话：010-59787491　 E-mail：WQ @ pmph.com
（凡属印装质量问题请与本社市场营销中心联系退换）

前　言

习近平总书记在党的十九大报告中提出"实施健康中国战略",为人民群众提供全方位全周期健康服务。2017年,人力资源社会保障部公布140项国家职业资格目录清单,将"健康管理师"正式纳入其中。为了积极响应和推动党中央、国务院"健康中国2030"战略的实施,满足我国大健康产业快速发展对于健康管理人才的迫切需求,依据《国务院关于促进健康服务业发展的若干意见》([2013]40号)、《"十三五"全国卫生计生人才发展规划》等文件精神,需要切实加强健康管理师职业技能培训。

健康管理概念自20世纪末引入中国至今已有20余年。健康管理在提高全民健康素质,控制医疗费用和提高费用的投入—产出效益等方面已显现出特有的优势和巨大的潜力。"健康管理师"国家职业于2005年10月确立以来,国家卫生健康委人才交流服务中心已陆续编制了国家职业标准和培训教材,并积极开展职业技能鉴定工作,对推动健康管理行业发展和相关学科建设起到了积极的促进作用。近年来,随着我国新时期卫生与健康工作方针的调整和人民群众健康观念的不断更新,健康管理相关理论研究和实践都取得了重大进展。为了更加有针对性地提高健康管理人才素质,满足各领域日益专业化的健康管理服务需要,编委会启动了新版教材的编写修订工作。此次修订在前版教材的基础上,调整、增删了部分内容,反映近年来健康管理行业的发展动向,严格遵照国家职业标准,力求准确、完整地理解及反映国家职业标准的理念和要求。编写体例上根据职业技能鉴定教程的统一要求,分为基础知识和实践操作两部分,分别对应《健康管理师职业标准》中的基本要求和工作要求。

　　"基础知识"要求从业人员在从事该职业工作时,各个级别必须掌握的知识内容。基础知识章节按职业标准的基本要求编写,名称与国家职业标准的基本要求中的项目基本对应。"实践操作"按职业等级分级别编写,各等级内容遵循高级别覆盖低级别的原则,并在职业标准的基础上,在编写内容中添加"健康管理案例",以引导学员通过对具体疾病的管理,达到对健康管理流程和内容的融会贯通。

　　健康管理是一门正在快速发展中的学科,随着健康管理的内容不断拓展,健康管理相关理论、方法和技术也不断完善,本书在编写中难免有所疏漏,恳请各位读者批评指正。

郭　清

《健康管理师》培训教程　　执行主编

中华医学会健康管理学分会　候任主委

2018 年 12 月

目　　录

第一章 健康管理概论

第一节 概 述

一、健康管理的概念

健康管理的发展与社会文明进步息息相关。经济和社会的进步使医疗服务技术高速发展，人类的寿命不断延长，慢性病人数的剧增，严重的人口老龄化问题对医疗卫生行业提出了更高的要求，人们对健康的需求意愿比以往任何时期都要强烈，也加速了对医疗卫生费用的不断增加。传统的以疾病为中心的诊治模式（生物医学模式）应对不了新的挑战，于是，以个体和群体、社会支持的健康为中心的管理模式（生物 - 心理 - 社会医学模式）在健康需求的呼唤下孕育而生。

健康管理在 20 世纪 80 年代从美国兴起，随后英国、德国、法国和日本等发达国家也积极效仿和实施健康管理。健康管理研究与服务内容也由最初单一的健康体检与生活方式指导，发展到目前的国家或国际组织全民健康促进战略规划的制定、个体或群体全面健康检测、健康风险评估与控制管理。进入 21 世纪后，健康管理开始在我国逐步兴起与发展。

健康管理虽然在国际上出现已有四十年，但目前还没有一个公认和统一的定义、概念及内涵表述。健康管理学在国际上还没有形成完整的学科体系，各国研究的重点领域及方向也不尽相同。目前，对健康管理的含义，存在着不同视角的理解，如从公共卫生角度认为：健康管理就是找出健康的危险因素，然后进行连续监测和有效控制；从预防保健角度认为：健康管理就是通过体检早期发现疾病，并做到早诊断及早治疗；从健康体检角度认为：健康管理是健康体检的延伸与扩展，健康体检加检后服务就等于健康管理；从疾病管理角度认为：健康管理说到底就是更加积极主动地筛查与及时诊治疾病。

2009年,中华医学会健康管理学分会组织全国健康管理学界的专家,共同编写颁布了《健康管理概念与学科体系的中国专家初步共识》(以下简称"《共识》"),本书沿用《共识》这一概念。健康管理是以现代健康概念(生理、心理和社会适应能力)和新的医学模式(生理‐心理‐社会)以及中医治未病为指导,通过采用现代医学和现代管理学的理论、技术、方法和手段,对个体或群体整体健康状况及其影响健康的危险因素进行全面检测、评估、有效干预与连续跟踪服务的医学行为及过程。其目的是以最小投入获取最大的健康效益。

健康管理概念内涵的要素与重点:健康管理是在健康管理医学理论指导下的医学服务。健康管理的宗旨是有效地利用有限的资源来达到最大的健康效果,其主体是经过系统医学教育或培训并取得相应资质的医务工作者,客体是健康人群、亚健康人群(亚临床人群)、以及慢性非传染性疾病早期或康复期人群。健康管理的具体做法是提供有针对性的科学健康信息,创造条件采取行动来改善健康,重点是慢性非传染性疾病的预防和风险因素控制。健康管理服务的两大支撑点是信息技术和金融保险。健康管理的公众理念是"病前主动防,病后科学管,跟踪服务不间断"。健康管理的任务是防大病、管慢病、促健康。

二、健康管理的目标与特点

按照以上对于健康管理的概念,健康管理的目标包括:

1. 完善健康和福利。
2. 减少健康危险因素。
3. 预防高危人群患病。
4. 易患疾病的早期诊断。
5. 增加临床效用、效率。
6. 避免可预防的疾病相关并发症的发生。
7. 消除或减少无效或不必要的医疗服务。
8. 对疾病结局作出度量并提供持续的评估和改进。

健康管理的目标和健康的定义是密切相关的。1948年世界卫生组织(World Health Organization,WHO)宪章中首次提出三维的健康概念:"健康不仅仅是没有疾病和虚弱,而是一种身体、心理和社会的完好(Well Being)状态"。1978年,WHO又在召开的国际卫生保健大会上通过的《阿拉木图宣言》中重申了健康概念的内涵,指出"健康不仅仅是没有疾病和痛苦,而是包括身体、心理和社会功能各方面的完好状态"。在《渥太华宪章》中提出:"良好的健康是社会、经济和个人发展的重要资源"。1984年，在《保健大宪章》中进一步将健康概念表述为："健康不仅仅是没有疾病和虚弱，而是包括身体、心理和社会适应能力的完好状态"。1989年，WHO又进一步完善了健康概念，指出健康应是"生理、心理、社会适应和道德方面的良好状态"。

　　与健康管理相关的另一个概念就是管理。管理可分为五项职能：计划、组织、领导、协调、控制，这是一直被沿用至今的管理经典定义之一。管理的目的是使有限的资源得到最大化的利用，即以最小的投入获得最大的效用。健康服务领域中的管理可看作是以改善个人和人群健康状态以达到最大健康效益的过程。

　　健康管理的特点是标准化、足量化、个体化和系统化。健康管理的具体服务内容和工作流程必须依据循证医学和循证公共卫生的标准和学术界已经公认的预防和控制指南及规范。健康评估和风险干预的结果既要针对个体和群体的特征和健康需求，又要注重服务的可重复性和有效性，强调多平台合作提供服务。

三、健康管理的理论与实践溯源

　　健康管理思想早已有之，即祖国传统医学的治未病。治未病思想源自距今已有两千余年历史的中医学典籍《黄帝内经》。《素问·四气调神大论篇》指出："圣人不治已病治未病，不治已乱治未乱，此之谓也。夫病已成而后药之，乱已成而后治之，譬如渴而穿井，斗而铸锥，不亦晚乎？"是指医术高明的医生能在病情潜伏之时掌握病情并早期治疗，若病患已经发生才给予治疗，就如同口渴了才挖井取水，临到打仗才铸造兵器，为时已晚。这段文字是现有可考记载中对治未病思想的最早概括。

　　战国时期名医扁鹊，医术高超，魏文王曾求教于扁鹊："你们家兄弟三人，都精于医，谁是医术最好的呢？"扁鹊说："大哥最好，二哥差些，我是三人中最差的一个。大哥治病于病情发作之前（上工治未病），那时候病人自己还不觉得有病，但大哥就下药铲除了病根；二哥治病于病情初起之时（中工治欲病），症状尚不十分明显，病人也没有觉得痛苦，二哥就能药到病除；我治病于病情十分严重之时（下工治已病），病人痛苦万分，病人家属心急如焚。此时，他们看到我在经脉上穿刺，用针放血，或在患处敷以毒药以毒攻毒，或动大手术直指病灶，使重病人病情得到缓解或很快治愈，所以我名闻天下。"魏王大悟。这种"上医治未病"的思想可谓古人对健康管理最精辟和朴素的概括，被认为是健康管理的理论与实践溯源头。

　　治未病思想作为祖国医学传统文化的重要组成部分，一直传承到今天。治未病与健康管理思想殊途同归，由此入手，发挥治未病思想在现代健康管理中的引领作用,以治未病理念推进健康管理的发展,是祖国传统医学与现代西方医学相结合的典范,体现了人类对真理的探索和追求,跨越时空,超越民族。

四、健康管理的科学基础

健康管理的科学性建立在慢性病的两个特点上。首先,健康和疾病的动态平衡关系及疾病的发生、发展过程及干预策略是健康管理的科学基础之一(图1-1)。个体从健康到疾病要经历一个完整的发生和发展过程。这个过程一般从处于低危险状态到高危险状态,再到发生早期改变,最后出现临床症状。疾病被诊断之前的阶段,若为急性传染病,这一过程可以很短;若为慢性病,则过程通常较长,往往需要几年甚至十几年,乃至几十年的时间。期间的健康状况变化多数不被轻易地察觉,各阶段之间也并无界线。在被确诊为疾病之前进行有针对性的干预,有可能成功地阻断、延缓、甚至逆转疾病的发生和发展,从而实现维护健康的目的。其次,慢性病的危险因素中,大部分属于可改变因素,这为健康风险的控制提供了第二个重要的科学基础。世界卫生组织指出,高血压、高血脂、超重及肥胖、缺乏身体活动、蔬菜和水果摄入量不足以及吸烟,都是引起慢性病的重要危险因素。这些危险因素导致的慢性病目前难以治愈,但其危险因素本身却是可以预防和控制的。因此,健康管理即是要对这类危险因素进行早期发现、早期评估和早期干预,以实现维护健康的目的。

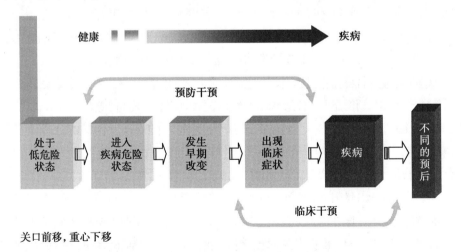

关口前移,重心下移

图1-1 疾病的发生、发展过程及干预策略

五、健康管理的基本步骤

一般来说,健康管理有以下三个基本步骤:

第一步：了解和掌握健康，开展健康信息收集和健康检查。个人健康信息包括个人一般情况（性别、年龄等）、目前健康状况和疾病家族史、生活方式（膳食、身体活动、吸烟、饮酒等）、体格检查（身高、体重、血压等）和血、尿实验室检查（血脂、血糖等）。

第二步：关心和评价健康，开展健康风险评价和健康评估。根据所收集的个人健康信息，对个人的健康状况及未来患病或死亡的危险性用数学模型进行量化评估。其主要目的是帮助个体综合认识健康风险，鼓励和帮助人们纠正不健康的行为和习惯，制订个性化的健康干预措施并对其效果进行评估。在健康风险评估的基础上，为个体和群体制订健康计划。个性化的健康管理计划是鉴别及有效控制个体健康危险因素的关键。以那些可改变或可控制的指标为重点，提出健康改善的目标，提供行动指南以及相关的健康改善模块。个性化的健康管理计划不但为个体提供了预防性干预的行动原则，也为健康管理师和个体之间的沟通提供了一个有效的工具。

第三步：干预和促进健康，开展健康风险干预和健康促进。在前两步的基础上，以多种形式来帮助个人采取行动、纠正不良的生活方式和习惯，控制健康危险因素，实现个人健康管理计划的目标。与一般健康教育和健康促进不同的是，健康管理过程中的健康干预是个性化的，即根据个体的健康危险因素，由健康管理师进行个体指导，设定个体目标，并动态追踪效果。如健康体重管理、糖尿病管理等，通过个人健康管理日记、参加专项健康维护课程及跟踪随访措施来达到健康改善效果。一位糖尿病高危个体，除血糖偏高外，还有超重和吸烟等危险因素，因此除控制血糖外，健康管理师对个体的指导还应包括减轻体重（膳食、身体活动）和戒烟等内容。

应该强调的是，健康管理是一个长期连续、周而复始、螺旋上升的全人全程全方位健康服务过程，即在实施健康干预措施一定时间后，需要评价效果、调整计划和干预措施。只有形成闭环，才能达到健康管理的预期效果。健康管理有四部曲：落实到健康管理的操作流程，健康体检是前提，健康风险评估是手段，健康干预是关键，健康促进是目的。

六、健康管理的服务流程

一般来说，健康管理的常用服务流程由以下五个部分组成：

1. **健康调查与健康体检** 健康调查是通过问卷或访谈，了解个人的一般情况，既往病史、家族史以及生活方式，习惯等。健康体检或健康检查是用于个体和群体健康状况评价与疾病风险预测、预警及早期筛查的一种方法与过程。健康体检是开展健康管理的前提和基本手段。检查的结果对后期的健康干预活动具有明确的指导意义。健康管理体检项目可以根据个人的年龄、性别、工作特点等进行调整。

2. 健康评估　指对所收集到的个体、群体健康或疾病相关信息进行系统、综合、连续的科学分析与评价过程,其目的是为诊治疾病、维护、促进和改善健康,管理和控制健康风险提供科学依据。

3. 个人健康咨询　在完成上述步骤后,个人可以得到不同层次的健康咨询服务。个人可以去健康管理服务中心接受咨询,也可以由健康管理师通过电话与个人进行沟通。内容可以包括以下几方面:解释个人健康信息及健康评估结果及其对健康的影响,制订个人健康管理计划,提供健康指导,制订随访跟踪计划等。

4. 个人健康管理后续服务　内容主要取决于被服务者(人群)的情况以及资源的多少,可根据个人及人群的需求提供不同的服务。后续服务的形式可以是通过互联网查询个人健康信息和接受健康指导,定期寄送健康管理资讯和健康提示,以及提供个性化的健康改善行动计划。监督随访是后续服务的一个常用手段。随访的主要内容是检查健康管理计划的实现状况,并检查(必要时测量)主要危险因素的变化情况。健康教育也是后续服务的重要措施,在营养改善、生活方式改变与疾病控制方面有很好的效果。

5. 专项的健康及疾病管理服务　除了常规的健康管理服务外,还可根据具体情况为个体和群体提供专项的健康管理服务。这些服务的设计通常会按病人及健康人来划分。对已患有慢性病的个体,可选择针对特定疾病或疾病危险因素的服务,如糖尿病管理、心血管疾病及相关危险因素管理、精神压力缓解、戒烟、运动、营养及膳食咨询等。对没有慢性病的个体,可选择的服务也很多,如个人健康教育、生活方式改善咨询、疾病高危人群的教育及维护项目等。

七、提供健康管理服务的机构

由于人群的健康需求的广泛性,任何有能力进行健康管理项目开发及服务的机构都应该是健康管理服务的提供者。医院、健康服务机构、社区以及工作场所均可在不同的层面及深度上来开展健康管理。另外政府也是一个广义上的健康管理机构,它通过政策立法来影响人们的消费行为及人群健康风险控制的策略。政府鼓励人们每天都吃足够的蔬菜和水果,但要想真正地对其个人的行为习惯造成影响,还需要有其他的运作层面上的配合。商业服务机构,如体检中心、医院以及保险机构的介入会提高个人参与的积极性,使健康管理服务能达到可持续发展的目的。

企业及集体单位也会通过自主或服务外包的方式来开展健康管理。企业通常从生产力及企业形象的角度来进行是否实施健康管理的决策。

如一个企业关心员工的吸烟状况,它就可以把禁止吸烟当作公司录用的前提,并且还能对不吸烟的员工提供一些健康奖励。企业也可实施其他生活方式的管理,如根据员工的需求,企业会同一些健康服务单位或独立的健康管理公司签约,让它们为自己的员工提供针对性的健康服务,以达到提高生产力及控制医疗保健开支的目的。

健康保险公司及一些医疗保健机构也可开展健康管理服务,通过将需求管理与疾病管理计划和健康保险相结合,为参加者提供包括自我管理在内的健康管理项目和预先设定的医疗保健服务。

第二节 健康管理的基本策略

健康管理的基本策略是通过健康评估和控制健康风险,达到维护健康的目的。健康信息收集、健康风险评估和健康危险干预三部分中前两者旨在提供有针对性的个性化健康信息来调动个体降低本身健康风险的积极性,而健康危险干预则是根据循证医学的研究结果指导个体维护自己的健康,降低已经存在的健康风险。研究发现,冠心病、脑卒中、糖尿病、肿瘤及慢性呼吸系统疾病等常见慢性非传染性疾病都与吸烟、饮酒、不健康饮食、缺少身体活动等几种健康危险因素有关。慢性病往往是"一因多果、一果多因、多因多果、互为因果"。各种危险因素之间及与慢性病之间的内在关系已基本明确(图 1-2)。慢性病的发生、发展一般有从正常健康人→低危人群→高危人群(亚临床状态)→疾病→并发症的自然规律。从任何一个阶段实施干预,都将产生明显的健康效果,干预越早,效果越好。

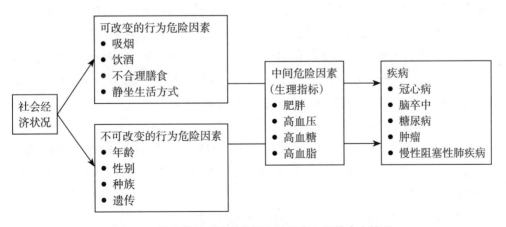

图 1-2 常见慢性病及其共同危险因素之间的内在关系

健康管理的基本策略有以下六种,它们是生活方式管理、需求管理、疾病管理、灾难性病伤管理、残疾管理和综合的群体健康管理。现分述如下:

一、生活方式管理

生活方式与人们的健康和疾病息息相关。国内外关于生活方式影响或改变人们健康状况的研究已有很多。研究发现，即使对于那些正在服用降压和降胆固醇药物的男性来说，健康的生活方式都能明显降低他们患心脏疾病的风险。

（一）生活方式管理的概念

从健康服务的角度来说，生活方式管理是指以个人或自我为核心的卫生保健活动。该定义强调个人选择行为方式的重要性，因为后者直接影响人们的健康。生活方式管理通过健康促进技术，如行为纠正和健康教育，来保护人们远离不良行为，减少危险因素对健康的损害，预防疾病，改善健康。与危害的严重性相对应，膳食、身体活动、吸烟、适度饮酒、精神压力等是目前对国人进行生活方式管理的重点。

（二）生活方式管理的特点

1. 以个体为中心，强调个体的健康责任和作用　选择什么样的生活方式属于个人的意愿或行为。健康管理师可以告知人们什么样的生活方式是有利于健康的，比如不应吸烟，不应挑食、偏食等；健康管理师也可以通过多种方法和渠道帮助人们做出决策，比如提供条件供大家进行健康生活方式的体验，指导人们掌握改善生活方式的技巧等，但这一切都不能替代个人做出选择何种生活方式的决策。

2. 以预防为主，有效整合三级预防　生活方式管理在疾病预防占有重要地位。预防的含义不仅仅是预防疾病的发生，还在于逆转或延缓疾病的发展历程。因此，对于旨在控制健康危险因素，将疾病控制在尚未发生之时的一级预防；通过早发现、早诊断、早治疗而防止或减缓疾病发展的二级预防；以及防止伤残，促进功能恢复，提高生存质量，延长寿命，降低病死率的三级预防来说，生活方式管理都很重要。针对个体和群体的特点，有效整合三级预防，是生活方式管理的真谛。

（三）健康行为改变的技术

生活方式管理是其他健康管理策略的基础。生活方式的干预技术在生活方式管理中举足轻重。在实践中，四种主要技术常用于促进人们改变生活方式。

1. 教育　传递知识，确立态度，改变行为。

2. 激励　通过正面强化、反面强化、反馈促进、惩罚等措施进行行为矫正。

3. 训练　通过一系列的参与式训练与体验，培训个体掌握行为矫正的技术。

4. 营销 利用社会营销的技术推广健康行为,营造健康的大环境,促进个体改变不健康的行为。

在实际应用中,生活方式管理可以多种不同的形式出现,也可融入到健康管理的其他策略中。例如,生活方式管理可以纳入疾病管理项目中,用于减少疾病的发生率,或降低疾病的损害;可以在需求管理项目中出现,帮助人们更好地选择食物,提醒人们进行预防性的医学检查等。不管应用了什么样的方法和技术,生活方式管理的目的都是相同的,即通过选择健康的生活方式,降少疾病的危险因素,预防疾病或伤害的发生。

二、需求管理

(一)需求管理的概念

健康管理所采用的另一个常用策略是需求管理。需求管理策略理念是:如果人们在和自己有关的医疗保健决策中扮演积极作用,服务效果会更好。需求管理实质上是通过帮助健康消费者维护自身健康和寻求恰当的健康服务,控制医疗成本,促进健康服务的合理利用。需求管理的目标是减少昂贵的、临床并非必需的医疗服务,同时改善人群的健康状况。需求管理常用的手段包括:寻找手术的替代疗法、帮助病人减少特定的危险因素并采纳健康的生活方式、鼓励自我保健和干预等。

(二)影响需求的主要因素

四种因素影响人们的健康服务消费需求:

1. 患病率 患病率可以影响健康服务需求,因为它反映了人群中疾病的发生水平。

2. 感知到的需要 个人感知到的健康服务需要是影响服务利用的最重要的因素。有很多因素影响着人们感知到的需要,主要包括:个人关于疾病危险和卫生服务益处的知识、个人感知到的推荐疗法的疗效、个人评估疾病问题的能力、个人感知到的疾病的严重性、个人独立处理疾病问题的能力、以及个人对自己处理好疾病问题的信心等。

3. 消费者选择偏好 消费者选择偏好的概念强调个人在决定其健康干预措施时的重要作用。医生和健康管理师的职责是帮个人了解这种治疗的益处和风险。

4. 健康因素以外的动机 事实表明,一些健康因素以外的因素,如个人请病假的能力、残疾补贴、疾病补助等都能影响人们寻求医疗保健的决定。

(三)需求管理的主要工具与实施策略

需求管理通常通过一系列的服务手段和工具,去影响和指导人们的卫生保健需求。常见的方法有：24 小时电话就诊和健康咨询、转诊服务、基于互联网的卫生信息数据库、健康课堂、服务预约等。有的时候，需求管理还会以"守门人"的形象出现在疾病管理项目中。

三、疾病管理

疾病管理是健康管理的又一主要策略。美国疾病管理协会（Disease Management Association of America，DMAA）对疾病管理的定义是："疾病管理是一个协调医疗保健干预和与病人沟通的系统，它强调病人自我保健的重要性。疾病管理支撑医患关系和保健计划，强调运用循证医学和增强个人能力的策略来预防疾病的恶化，它以持续性地改善个体或群体健康为基准来评估临床、人文和经济方面的效果。"该协会进一步表示，疾病管理必须包含"人群识别、循证医学的指导、医生与服务提供者协调运作、病人自我管理教育、过程与结果的预测和管理、以及定期的报告和反馈"。由此可以看出，疾病管理具有 3 个主要特点：

1. 目标人群是患有特定疾病的个体。如糖尿病管理项目的管理对象为已诊断患有 1 型或 2 型糖尿病病人。

2. 不以单个病例和 / 或其单次就诊事件为中心，而关注个体或群体连续性的健康状况与生活质量，这也是疾病管理与传统的单个病例管理的区别。

3. 医疗卫生服务及干预措施的综合协调至关重要。疾病本身使得疾病管理关注健康状况的持续性改善过程，而大多数国家卫生服务系统的多样性与复杂性，使得协调来自于多个服务提供者的医疗卫生服务与干预措施的一致性与有效性特别艰难。然而，正因为协调困难，也显示了疾病管理协调的重要性。

四、灾难性病伤管理

灾难性病伤管理是疾病管理的一个特殊类型，顾名思义，它关注的是"灾难性"的疾病或伤害。这里的"灾难性"是指对健康的危害十分严重，也可指其造成的医疗卫生花费巨大，常见于肿瘤、肾衰竭、严重外伤等情形。灾难性病伤所具有的一些特点，如发生率低，需要长期复杂的医疗卫生服务，服务的可及性受家庭、经济、保险等各方面的影响较大等，决定了灾难性病伤管理的复杂性和艰难性。

一般来说，优秀的灾难性病伤管理项目具有以下特征：

1. 转诊及时；

2. 综合考虑各方面因素，制订出适宜的医疗服务计划；

3. 具备一支包含多种医学专科及综合业务能力的服务队伍，能够有效应对可能出现的多种医疗服务需要；

4. 最大程度地帮助病人进行自我管理；

5. 尽可能使患者及其家人满意。

五、残疾管理

残疾管理的目的是减少工作地点发生残疾事故的频率和费用。从雇主的角度出发，根据伤残程度分别处理，希望尽量减少因残疾造成的劳动和生活能力下降。对于雇主来说，残疾的真正代价包括失去生产力所造成的损失。生产力损失的计算是以全部替代职员的所有花费来估算的，必须用这些职工替代那些由于残疾而缺勤的员工。

造成残疾时间长短不同的原因包括医学因素和非医学因素。

1. 医学因素

（1）疾病或损伤的严重程度；

（2）个人选择的治疗方案；

（3）康复过程；

（4）疾病或损伤的发现和治疗时期（早、中、晚）；

（5）接受有效治疗的容易程度；

（6）药物治疗还是手术治疗；

（7）年龄影响治愈和康复需要的时间，也影响返回去工作的可能性（年龄大的时间更长）；

（8）并发症的存在，依赖于疾病或损伤的性质；

（9）药物效应，特别是副作用（如镇静）。

2. 非医学因素

（1）社会心理问题；

（2）职业因素；

（3）伤残者与同事、主管之间的关系；

（4）工作压力；

（5）工作任务的不满意程度；

（6）工作政策和程序；

（7）及时报告和管理受伤、事故、旷工和残疾的情况；

（8）诉讼；

（9）心理因素包括压抑和焦虑；

（10）信息通道流畅性。

因此，残疾管理的具体目标包括：

（1）防止残疾恶化；

（2）注重功能性能力；

（3）设定实际康复和返工的期望值；

（4）详细说明限制事项和可行事项；

（5）评估医学和社会心理学因素；

（6）与病人和雇主进行有效沟通；

（7）有需要时要考虑复职情况；

（8）实行循环管理。

六、综合的人群健康管理

综合的人群健康管理通过协调上述不同的健康管理策略来对个体提供更为全面的健康管理。人群健康管理成功的关键在于系统性收集健康状况、健康风险、疾病严重程度等方面的信息，以及评估这些信息和临床及经济结局的关联以确定健康、伤残、疾病、并发症、返回工作岗位或恢复正常功能的可能性（图 1-3）。

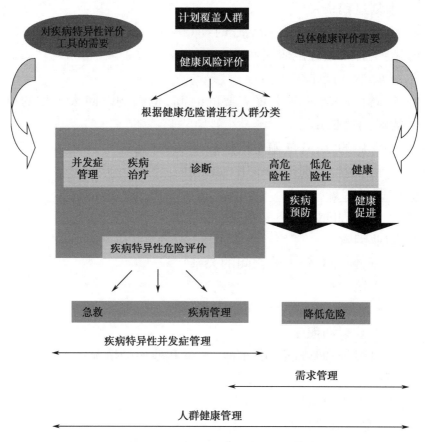

图 1-3　从疾病管理过渡到人群健康管理

第三节 健康管理的发展趋势

一、健康管理的国际发展趋势

20 世纪 70 年代末,一项名为"健康美国人(Healthy People)的全民健康行动开始开展,该行动有三大目标:预防疾病、拯救生命;提高人民生活质量;坚持健康促进与疾病预防用以节约开支。这时,健康管理逐渐得到美国民众的认可。减少疾病造成的损失,降低卫生费用,提高劳动力健康水平,是美国健康管理产生的主要原因。时至今日,随着互联网、物联网的应用,健康管理更多的依托网络来实现大数据的集合与挖掘,用户健康数据的开发也更加完备。一些针对患病人群或健康人群的健康管理项目开始开展,美国政府也会为老年人、残障人士、低收入群体等提供健康管理服务。这些项目的制定和实施,使居民获得科学的健康管理知识与技能,提高了自身健康水平;开展健康管理的企业,其员工因患病而产生的企业效益降低和卫生支出增加等情况得到遏制,并且减少了美国政府在医疗保健和医疗救助上的支出,一定程度上缓解了政府因巨额医疗费用所承担的压力。

日本是亚洲地区开展健康管理较早的国家,1959 年,日本八千穗村率先开展健康管理行动,通过建立人手一本的健康手册,为村民提供一年一次的体检,并要求将居民健康信息详细记录在手册上,这对降低潜在疾病发病率,形成良好生活方式大有益处。2000 年,日本厚生省推出了"健康本世纪"计划,从营养与饮食、身体锻炼、吸烟、酒精及糖尿病、心脑血管疾病等九个方面提出了 70 项具体目标,指导民众更好地开展自我健康管理。2006 年,日本通过法律形式保障居民的健康管理服务有效实施,法案对于健康管理的干预方案、评估方法等细节均作了逐一说明。日本民众必须参加体检,如果经过体检评估存在疾病或患病风险的居民,由厚生省认定的机构制订严格的干预计划,初始干预和 6 个月后的生理指标、行为改变结果等评估都必须由医生、公共卫生护士、注册营养师及厚生省认定的机构执行。可见,日本详细的法律条款,严格的干预制度形成了其独特的健康管理服务模式。

二、健康管理在中国的需求现状

(一)慢性病成为威胁我国居民健康的主要因素

1. 疾病谱、死亡谱的改变导致慢性病患病率显著攀升 20 世纪 60

年代以前,危害人类健康的疾病主要是病毒、细菌和传染病,如天花、霍乱、鼠疫、肺结核等。随着抗生素的出现和运用,这些疾病逐渐消失。如今危害人类健康的疾病是重大与新发传染性疾病、心脏病、恶性肿瘤、糖尿病、高血压、高血脂等慢性非传染性疾病。据第五次国家卫生服务调查结果显示,2013 年我国 15 岁及以上人口的慢性病患病率为 33.1%,城市地区和农村地区分别为:36.7%、29.5%。与 2008 年比较,15 岁及以上人口慢性病患病率上升了 9 个百分点。导致慢性病的危险因素(烟草使用、酗酒、高盐高脂饮食,静坐生活方式)处于流行高水平或者呈进行性上升的趋势。据统计,截止到 2014 年年底,我国心脑血管病发病率居全世界首位,高血压患病人数超过 2 亿,"三高"(患病率高、致残率高、死亡率高)和"三低"(知晓率为 45%、服药率为 28%、控制率为 8%)特征明显。

2. 慢性病相关危险因素流行日益严重

(1) 我国人群超重和肥胖患病率快速上升:2016 年,英国著名医学杂志《柳叶刀》发表全球成年人体重调查报告,调查发现中国已超越美国,成为全球肥胖人口最多的国家。其中,中国男性肥胖人数 4320 万人,女性肥胖人数 4640 万人,总人数高居世界第一。

国家统计局和国家卫生健康委员会数据显示,中国人的超重率和肥胖率均不断上升。1992~2015 年,超重率从 13% 上升到 30%,肥胖率从 3% 上升到 12%。同时中国儿童和青少年的肥胖率也在快速增加,2002~2015 年,儿童和青少年超重率从 4.5% 上升到 9.6%,肥胖率从 2.1% 上升到 6.4%。根据 2015 年中国肥胖指数,从地域上来说,北方地区肥胖指数 35% 高于南方 27%。在肥胖人群不断增加的今天,减肥行业市场规模在 2015 年达到 900 亿,其市场空间还会因为不断增多的肥胖人群而继续增加。因此,在肥胖问题持续加重以及国内不断提高的爱美和健康意识,未来体重管理产品将迎来快速发展时期。

(2) 膳食不合理、身体活动不足及吸烟是造成多种慢性病的三大行为危险因素:

① 膳食不合理:改革开放后,我国经济迅速发展,食物供应不断丰富,与此同时人们偏离平衡膳食的食物消费行为亦日益突出。主要表现为:肉类和油脂消费的增加导致膳食脂肪供能比的快速上升,谷类食物消费的明显下降,食盐摄入居高不下。

② 身体活动不足:随着我国工业化进程的加快和生活方式的改变,我国居民身体活动不足的问题日益突出,而人们自主锻炼身体的意识和行动并未随之增加。全国体质调研结果表明:我国居民每周参加 3 次以上体育锻炼的比例不足三分之一,以 30~49 岁的中年人锻炼最少。

③ 吸烟：中国是烟草生产和消费大国，生产和消费均占全球 1/3 以上。2016 年中国人吸烟现状报告结果显示，目前全国约有 3.5 亿吸烟者，全球每年因烟草使用造成约 600 万的死亡人数中，我国死亡人数超过 100 万，如果不加以控制，这个数字到 2050 年将增长到 300 万以上。

（二）老龄化趋势日趋严峻

1. 老年人数量迅速增长　中国老龄人口数量居世界首位，且近年来呈现连年上升趋势。国家统计局发布的 2017 年国民经济和社会发展统计公报显示，2017 年年末我国 60 周岁及以上人口数为 24 090 万人，占总人口比重为 17.3%。据预测，我国 2030 年 60 岁及以上老年人口占比将达到 25.3%；2050 年，60 岁及以上老年人口占比将达到 34.1%。随着老龄化持续加剧，高龄化、空巢化问题日趋严重。目前，我国 80 岁以上老人数量高速增长，约为老年人增速的 2 倍，预计 2050 年 5 个老人中就有一个 80 岁以上老人。老年人持续、快速增长，已成为整个健康管理服务业的特殊群体和主体人群。同时，随着老龄化持续加剧，我国阿尔茨海默病、帕金森症等老年性疾病日益增多。因此，老年人的健康已不仅是家庭问题，而是严重的社会问题。

2. 我国社会养老服务体系建设处于起步阶段　我国的社会养老服务体系建设存在着与新形势、新任务、新需求不相适应的问题，主要表现在缺乏统筹规划，缺乏整体性和连续性；社区养老服务和养老机构床位严重不足，供需矛盾突出；设施简陋、功能单一，难以提供照料护理、医疗康复、精神慰藉等多方面服务；布局不合理，区域之间、城乡之间发展不平衡；政府投入不足，民间投资规模有限；服务队伍专业化程度不高，行业发展缺乏后劲；国家出台的优惠政策落实不到位；服务规范、行业自律和市场监管有待加强等。

慢性病患者人数的增长、疾病谱的变化及老年人口数量的攀升，均引发医疗模式由单纯病后治疗转向"预防、保健、治疗、康复"相结合，人们更加重视亚健康状态的调整和恢复。2017 年，我国人均国民生产总值为 8690 美元，人口期望寿命达到 76.7 岁，据预测，中国将于 2020 年后进入高人类发展水平（指人类发展指数大于 0.8）国家行列，这意味着健康会成为中国人的优先选择。因此，需要健康管理服务的人群数量将会持续上升，将会为健康管理服务业的发展带来巨大机遇。

三、健康管理与健康中国建设

（一）《"健康中国 2030"规划纲要》

中共中央政治局 2016 年 8 月 26 日召开会议，习近平主持会议并审议通过了《"健康中国 2030"规划纲要》。2016 年 10 月 25 日,中共中央、国务院发布了《"健康中国 2030"规划纲要》(以下简称《纲要》),这是今后 15 年推进健康中国建设的行动纲领。党中央、国务院高度重视人民健康工作,《纲要》是新中国成立以来首次在国家层面提出的健康领域中长期战略规划。编制和实施《纲要》是贯彻落实党的十八届五中全会精神、保障人民健康的重大举措,对全面建设小康社会、加快推进社会主义现代化具有重大意义。同时,这也是我国积极参与全球健康治理、履行我国对联合国"2030 可持续发展议程"承诺的重要举措。

1. 强调预防为主,防患未然　健康中国的建设首先强调预防为主、关口前移,推行健康文明的生活方式,营造绿色安全的健康环境,减少疾病发生。要调整优化健康服务体系,强化早诊断、早治疗、早康复,坚持保基本、强基层、建机制,更好满足人民群众健康需求,实现经济社会可负担、可持续的发展。

2. 坚持共建共享,全民参与　《纲要》明确将"共建共享"作为"建设健康中国的基本路径",是贯彻落实"共享是中国特色社会主义的本质要求"和"发展为了人民、发展依靠人民、发展成果由人民共享"的要求。从供给侧和需求侧两端发力,统筹社会、行业和个人三个层面,实现政府牵头负责、社会积极参与、个人体现健康责任,不断完善制度安排,形成维护和促进健康的强大合力,推动人人参与、人人尽力、人人享有,在"共建共享"中实现"全民健康",提升人民获得感。

3. 全民健康是建设健康中国的根本目的　《纲要》明确将"全民健康"作为"建设健康中国的根本目的"。强调"立足全人群和全生命周期两个着力点",分别解决提供"公平可及"和"系统连续"健康服务的问题,做好妇女儿童、老年人、残疾人、低收入人群等重点人群的健康工作,强化对生命不同阶段主要健康问题及主要影响因素的有效干预,惠及全人群、覆盖全生命周期,实现更高水平的全民健康。

(二)中国防治慢性病中长期规划(2017—2025 年)

2017 年 1 月 22 日,国务院办公厅发布了《中国防治慢性病中长期规划(2017-2025 年)》(以下简称《规划》),这是首次以国务院名义印发慢性病防治规划,今后 5~10 年做好慢性病防治工作、提高居民健康期望寿命、推进健康中国建设的纲领性文件,是贯彻落实全国卫生与健康大会精神、努力全方位、全周期保障人民健康的重大举措,对于全面建设小康社会、推进健康中国建设具有重大意义。

1. 突出慢性病防治工作的综合性和社会性　慢性病防治是一项社会系统工程,需要各级政府、有关部门以及全社会的共同参与,《规划》提出要健全政府主导、部门协作、动员社会、全民参与的慢性病综合防治机制，就是强调要统筹资源，调动各方的积极性、主动性、创造性，共同发力，将健康融入所有政策，融入百姓生活。

2. 强调慢性病防控的个人健康责任 倡导"每个人是自己健康第一责任人"的理念，提出构建自我为主、人际互助、社会支持、政府指导的健康管理模式，促进群众自觉形成健康的行为和生活方式，在科学指导下开展自我健康管理，人人参与、人人尽力、人人享有，形成卫生与健康治理新格局。

3. 行动计划与预期目标明确可操作 《规划》提出了降低因重大慢性病导致的过早死亡率的核心目标，这与世界卫生组织《2013-2020 年预防和控制非传染性疾病全球行动计划》和联合国 2030 年可持续发展议程的发展目标一致。围绕核心目标，《规划》从防治效果、早期发现和管理、危险因素控制、健康支持性环境建设等方面设置了 16 项主要量化指标，使目标任务具体化，工作过程可操作、可衡量、可考核。

四、健康管理的学科发展

健康管理的发展需要学科建设、人才培养和学术研究的支持。近年来，我国的健康管理研究和学科建设从无到有，从简单到系统化的研究都有了很大的突破。2008 年年初，中华医学会健康管理分会组织专家对健康管理的发展进行了总结，并形成了专家共识。很多高等院校也开设了相应的课程，设立专业或学院，依托学科建设，促进适宜技术发展，为构建中国特色的健康管理学科与产业体系打下了基础。

1. 中华医学会健康管理学分会 中华医学会健康管理学分会于 2007 年正式成立，分会以提高学术交流质量为重点，开展国内和国际学术研讨和学术交流，推动学科发展，创建品牌学术会议；开展健康管理学研究和临床新技术、新产品的推广工作；开展健康管理人才培训和继续教育工作；为政府行政部门决策提供咨询；为相关的健康产业的不同领域搭建交流与合作的平台，促进产业的健康、快速发展。健康管理学分会根据自身跨学科专业、跨行业领域的特点，加强与其他学会、协会、基金会以及有关机构的联系与合作，携手推动健康管理的发展。

2. 健康管理师职业培训 健康管理师是 2005 年 10 月劳动和社会保障部第四批正式发布的 11 个新职业之一。2005 年 12 月，劳动和社会保障部 425 号文件《关于同意将医疗救护员等 2 个新职业纳入卫生行业特有执业范围的函》将健康管理师列为卫生行业特有职业（工种）归入卫生部进行管理。2017 年，健康管理师正式编入新版国家人社部职业资格目录清单。

健康管理师是从事对人群或个人健康和疾病的监测、分析、评估以及健康维护和健康促进的专业人员,其工作内容包括:采集和管理个人或群体的健康信息;评估个人或群体的健康和疾病危险性;进行个人或群体的健康咨询与指导;制订个人或群体的健康促进计划;对个人或群体进行健康教育和推广;进行健康管理相关技术的研究与开发;进行健康管理技术应用的成效评估等。

健康管理师是卫生行业特有的国家职业,其国家职业资格证书是对持证人从事健康监测、健康评价、健康维护、健康促进等相关工作技术水平的认证,是其具有相应专业水平的证明,由该职业全国唯一认证单位——国家卫生和健康委员会职业技能鉴定指导中心负责该职业的职业技能鉴定相关工作,是该职业国家职业资格唯一的认证单位。健康管理师认证设一级、二级和三级等三个级别,从 2007 年起,率先启动二、三级培训和鉴定。符合报名资格的学员经过培训后,参加国家卫生健康委人才交流服务中心组织的国家职业资格健康管理师鉴定考核,经考试合格者,可获得由人力资源和社会保障部、国家卫生健康委人才交流服务中心共同认定并颁发的《国家职业资格证书》。2017 年国家重新审核确定了 140 项职业目录清单,健康管理师在该职业目录清单之列。

3. 高等院校健康管理人才培养和科学研究　为了应对健康管理巨大的市场需求,从 2010 年起,健康管理方向硕士研究生开始培养。2011 年,我国首个健康管理学院成立,与之配套,2013 年,我国首个"治未病与健康管理"博士学位点获批,2014 年正式开始招生,首届毕业生已于 2018 年获得管理学博士学位。与人才培养水平的提升相对应,同年,我国首个"治未病与健康管理"部级重点学科、"移动健康管理系统"教育部工程研究中心获批,标志着我国健康管理科研平台的全面建立。2015 年,由中国健康促进基金会组织编写的《中华健康管理学》出版,同年,教育部全国高等院校规划教材《健康管理学》出版并投入使用。我国首部《中国健康服务业发展报告》系列图书自 2013 年开始,截止到 2018 年已连续出版 3 部。截止到 2018 年,教育部先后批准全国 61 所高校开设健康服务与管理本科专业并招生,其中包括"985"和"211"大学开设了健康服务与管理专业,这些高校将为健康中国战略实施输送人才。健康服务与管理专业相对于医学专业,更偏向管理,4 年制的本科毕业后,学生将取得管理学士学位。2017 年开始,国家自然科学基金委员会增设了"健康服务管理"学科代码:G040605,2018 年批准了相关的 60 项国家自然科学基金项目。

4. 科学研究方向

(1)健康管理服务体系研究:健康管理服务提供体系:借鉴基本公共

卫生服务提供体系的运行机制,对现有服务提供体系进行深入剖析,创新构建高效运行的健康管理服务供给体系;健康保障机制:总结继承现有健康保障服务的成果,探讨公共卫生服务相关政策中纳入中医预防保健服务和健康管理服务,深入探索既能满足当代人健康保障需求、又在经济上可持续的社会健康保障体系;健康管理机制:在开展健康管理技术方法研究的同时,加强基础理论、管理规范和效果评价等方面的研究,为高效开展安全、有效、方便、价廉的健康管理服务提供决策依据。

（2）健康管理应用基础研究:健康管理指标体系:对现行健康检测、评估、干预方式进行系统分析、梳理,对实际效果进行定性及定量研究,提出系统而规范的人体参数、状态辨识、状态调控的健康管理指标体系;效果评价方法:采用流行病学、描述性研究等研究方法,解析辨证论治构成要素,建立定量与定性研究方法结合、能够体现中医特色疗效的健康管理评价模式。

（3）健康管理智能系统研究:如何将治未病和养生保健的理论、技术及特色产品,通过健康物联网、互联网技术,进行网络式的管理,针对具体情况完成网络干预,搭建多级区域化、分布式和智能化的健康物联网和管理信息系统平台等。

健康管理服务作为一种新的健康服务模式在我国形成较晚,但近 10 多年来迅速成为我国应对重大疾病患病率快速上升和医疗卫生费用急剧增长的重要措施,健康管理服务的普及将对提高我国人民的健康水平起到至关重要的作用。

第四节　基本卫生保健

一、基本卫生保健的概念

1978 年世界卫生组织在阿拉木图召开的首次国际初级卫生保健会议对基本卫生保健(初级卫生保健)下的定义是:基本卫生保健(Primary Health Care,PHC)是基本的医疗与保健工作,它的基础是经过实践的、有科学根据的和社会上能接受的方法和技术,这些方法和技术是通过社区的个人、家庭的充分参与而得到普及,其所需费用应使社区和国家根据自己的实力在每一发展阶段有能力负担得起。基本卫生保健是国家卫生体系的不可分割的组成部分,是国家卫生体系中的核心,也是整个社会发展的组成部分。基本卫生保健是国家卫生体系同个人、家庭和社区发生联系的第一阶段,它使卫生保健最大限度地深入到人们生活和工作的地方,因此是完整的卫生保健过程的首要因素。

从以下几方面来分析将更有助于全面理解基本卫生保健的真正涵义:

第一,从居民角度来看,基本卫生保健是一种必不可少的、人人都能享有和充分参与的、费用能为国家和人民负担得起的卫生保健。

第二,从技术方法上看,是切实可行的、学术上可靠的、为社会和社区的个人、家庭所乐于接受的卫生保健。

第三,从卫生系统的角度看,基本卫生保健为全体居民提供最基本的卫生保健服务,是最基层的卫生保健组织,是卫生系统的核心部分,是卫生保健最基础的工作。

第四,从政府部门的角度来看,基本卫生保健是各级政府的职责,是各级政府全心全意为人民服务、关心人民健康的重要体现,是各级政府组织有关部门和社会各界人士参与卫生保健的有效形式。

第五,从社会经济发展看,基本卫生保健是社会经济发展的重要组成部分,是精神文明建设的重要内容。

综上所述,我们给"基本卫生保健"一个简明的定义:基本卫生保健是指最基本的、人人都能得到的、体现社会平等权利的、人民群众和政府都能负担得起和全社会积极参与的卫生保健服务。

二、基本卫生保健的原则

1. 合理布局   人们接受卫生服务的机会必须均等,不能忽视边远山区、少数民族地区或城郊居民。

2. 社区参与   社区主动参与有关本地区卫生保健的决策,政府各部门协调行动。

3. 预防为主   卫生保健的重点是预防和保健,是为促进健康服务,而不是单纯治疗疾病,医疗部门也应参与预防保健工作。

4. 适宜技术   卫生系统中使用的技术、方法和物资,应是能被接受的和适用的。

5. 综合利用   卫生服务仅仅是所有保健工作的一部分,它与营养、教育、饮水供应和住房等同属于人类生活中最基本的需要,这些要素对人民健康综合地起作用。

三、基本卫生保健的内容

根据《阿拉木图宣言》,基本卫生保健工作可分四个方面、八项内容。

(一)四个方面

1. 促进健康   包括健康教育、保护环境、合理营养、饮用安全卫生水、改善卫生设施、开展体育锻炼、促进心理卫生、养成良好生活方式等。

2. **预防保健**　在研究社会人群健康和疾病的客观规律及它们和人群所处的内外环境、与人类社会活动的相互关系的基础上,采取积极有效的措施,预防各种疾病的发生、发展和流行。

3. **合理治疗**　及早发现疾病,及时提供医疗服务和有效药品,以避免疾病的发展与恶化,促使疾病早日好转、痊愈。

4. **社区康复**　对丧失了正常功能或功能上有缺陷的残疾者,通过医学的、教育的、职业的和社会的措施,尽量恢复其功能,使他们重新获得生活、学习和参加社会活动的能力。

(二)八项内容

1. 对当前主要卫生问题及其预防和控制方法的健康教育。

2. 改善食品供应和合理营养。

3. 供应足够的安全卫生水和基本环境卫生设施。

4. 妇幼保健和计划生育。

5. 主要传染病的预防接种。

6. 预防和控制地方病。

7. 常见病和外伤的合理治疗。

8. 提供基本药物。

在 1981 年第三十四届世界卫生大会上,除上述八项内容以外,又增加了"使用一切可能的方法,通过影响生活方式、控制自然和社会心理环境,来预防和控制非传染疾病,促进精神卫生"一项内容。很明显,工业发展可能带来的职业性病伤、生活方式改变所致的慢性病、外伤和肿瘤的预防、精神卫生等,都应包括在基本卫生保健的内容。

四、基本卫生保健的特点

基本卫生保健具有社会性、群众性、艰巨性和长期性等特点。

(一)社会性

使所有人达到尽可能高的健康水平是世界范围内的一项重要的社会性目标。要实现这一目标,开展基本卫生保健是关键性措施。影响居民健康的因素,既有社会经济、自然环境、生态环境和医疗卫生条件的影响,又有生物因素、理化因素、心理因素和居民卫生习惯的影响。因此,基本卫生保健具有广泛的社会性,是一项社会系统工程。

(二)群众性

基本卫生保健的对象是居民群体,即在一定区域内的全体居民。基本卫生保健关系到全世界每个居民、每个家庭、每个社区。因此,基本卫生保健具有广泛的群众性。群众不仅有享受卫生保健的权利,同时有参与和实施基本卫生保健的义务。要不断教育、组织群众,自己起来同不卫生的习惯和各种疾病作斗争,采纳合乎卫生要求的生活方式,养成爱清洁、讲卫生的习惯,培养健康行为,提高自我保健与家庭保健的能力,积极参与基本卫生保健的实施。

(三)艰巨性

无论是从当今世界亟待解决的卫生问题来看,还是从我国卫生状况来分析,基本卫生保健的任务都是相当艰巨的。我国的经济、文化、教育水平还比较落后,卫生事业的发展与社会经济发展不同步,基本卫生保健经费不足,所需要的适宜人材及适宜技术缺少,卫生事业还满足不了人民对医疗保健日益增长的需求。另一方面,心血管病、脑血管病、恶性肿瘤、遗传性疾病等在全国已上升为威胁人民健康的主要因素。随着经济改革和对外开放的不断深入,已经和将要带来的若干新的卫生问题,急需研究解决。

(四)长期性

我国基本卫生保健面临着许多新情况、新挑战。首先,随着社会的发展和居民生活水平的不断提高,人们对卫生保健的要求愈来愈高,不仅要求有医有药,而且追求健康长寿;其次,我国人口的年龄结构将由"成年型"向"老年型"转化,呼唤更高标准的基本卫生服务;第三,由于经济的发展,人民生活方式改变所致慢性病、心脑血管病、恶性肿瘤以及意外伤害等疾病相对增加。这种由生物医学病因,发展为生物-心理-社会病因的变化,使预防疾病在思想上、技术上、队伍上和管理体制上需要有相应的改变,即称为医学模式的转变。可见,基本卫生保健是一项长期的战略任务。

五、基本卫生保健的意义

(一)充分享有健康权

基本卫生保健代表了全世界人民的利益,体现了社会的公正和应享有的健康权利。基本卫生保健对任何国家都很适用,尤其为发展中国家所急需。目前,全球不同国家和地区居民的健康状况、卫生资源分配、卫生服务水平,在发达国家与发展中国家和不发达国家之间存在着巨大的差异,在同一国家内部城乡之间也存在着严重的不平衡。基本卫生保健正是消除这种不平等现象的有效途径。它改变了过去卫生工作的方向,把卫生保健转为面向社会、面向基层,为每个家庭和个人服务。

(二)促进社会经济发展

基本卫生保健保护了劳动生产力,促进了社会经济的发展,是使人人达到比较满意的健康水平的关键,它有助于人们为社会经济发展作出贡献。一方面,基本卫生保健依赖于社会经济发展;另一方面,基本卫生保健能够开发人力资源,因为人民的健康状态对生产力的发展起着重要作用。因此,基本卫生保健又能够促进整个社会经济的发展。

（三）提高人人健康水平

全世界许多国家的卫生状况和有关社会经济状况存在着严重的问题。人们在不断地实践和探索中认识到,只有通过基本卫生保健,才能真正做到人人享有社会所提供给他的预防疾病和促进健康的各项措施。基本卫生保健立足基层、进入家庭,重视健康教育,从预防保健入手,通过每个人和全社会的共同努力,达到人人健康的目标。

（四）提高精神文明水平

基本卫生保健能够改善居民生活及环境质量,提高居民爱护公共卫生的意识,激发群众的积极性和创造性。居民的生活环境质量是由多方面因素构成的,基本因素包括一个国家的经济、社会、科技和文化状况,国家的卫生工作方针、政策、卫生事业发展,以及自然地理状况、生活方式和当地的风俗习惯等,这些因素都与居民健康息息相关。因此,一个国家基本卫生保健的水平是社会精神文明的重要标志和具体体现,也是建设健康中国的重要途径。

（陈君石 李 明 郭 清）

参 考 文 献

1. 王陇德.健康管理师基础知识.北京:人民卫生出版社,2013.

2. 中华医学会健康管理学分会,中华健康管理学杂志编委会.健康管理概念与学科体系的中国专家初步共识.中华健康管理学杂志,2009,3:141-147.

3. 郭清.中国健康服务业发展报告2017.北京:人民卫生出版社,2018.

4. 郭清.健康管理学.北京:人民卫生出版社,2015.

5. 黄建始.美国的健康管理:源自无法遏制的医疗费用增长.中华医学杂志,2006,86(15):1011-1013.

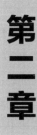

第二章 临床医学基础知识

第一节 概　　述

现代医学,通常根据其研究内容、服务对象和服务方式,分为基础医学、预防医学和临床医学。临床医学是研究疾病的病因、诊断、治疗和预后,直接面对患者实施诊断和治疗的一组医学学科,如诊断学、内科学、外科学、妇产科学、儿科学等都属于临床医学。

一、临床医学的学科分类和主要特征

现代临床医学的一个显著特征,是学科分科的不断细化,即专科化。由于人类的疾病繁多,诊断技术层出不穷,治疗方法也复杂多样。临床医生对日益增长的知识和复杂的技术,难以全面掌握,因此形成了各种临床专业学科。迄今已有的临床专业学科大体上有 5 种建立方式。

1. **按治疗手段建立的学科**　如以药物治疗为主的疾病归在内科学,而以手术治疗为主的疾病归在外科学。此外,按治疗手段建立的学科还有理疗学、放射治疗学、核医学、营养治疗学和心理治疗学等。

2. **按治疗对象建立的学科**　传统的妇产科学、儿科学都有特定的治疗对象及其治疗特点。此外,老年病学、围生医学、危重病医学、职业病学等,都属于按治疗对象建立的学科。

3. **按人体的系统或解剖部位建立的学科**　如口腔科学、皮肤性病学、眼科学、神经病学、耳鼻咽喉科学等。不少以前归于内科和外科(二级学科)的专业,现在逐渐形成独立的学科(三级学科),如心血管内科、呼吸内科、泌尿外科、胸外科等。

4. **按病种建立的学科**　这类学科的研究对象往往是具有相同病因或特点的一组疾病,如结核病学、肿瘤学、精神病学等。

5. 按诊断手段建立的学科　如临床病理学、医学检验学、放射诊断学、超声诊断学等。

临床医学的专科化发展,促进了诊断和治疗水平的提高,但也带来了一系列问题,如重治疗、轻预防,关注疾病而忽略患者,关注本专科的问题而忽略其他专科问题,难以提供连续性的照顾,以及医疗费用的急剧升高等。自 20 世纪中期后,由于疾病谱的改变和人口老龄化,这些问题愈显突出,因而"全科医学"或"家庭医学"在此时诞生。1969 年,"家庭医学"在美国成为第 20 个医学专科;1993 年,中华医学会全科医学分会成立,全科医学在我国正式成为一个临床医学专科。

二、临床医学的主要特征

与一般的应用科学相比,临床医学有其显著的特点,如:

1. 临床医学研究和服务的对象是人　其复杂性大大超过其他自然科学。

2. 临床工作具有探索性　临床上面对患者,不可能在未知因素全部搞清楚后再去防治,只能探索性地最大限度缓解患者的痛苦,挽救和延长患者的生命。这是与许多应用科学的显著区别之一。

3. 临床医学启动医学研究　医学发展史上,对疾病的认识通常是从临床上先总结出这些疾病的表现规律,然后才进行基础研究。

4. 临床医学检验医学成果　无论是基础医学还是其他学科的医学成果,都必须在临床应用中得以检验。离体研究的成果不一定适用于整体或在体的情况,动物实验的结果并不能完全取代人体试验的结果。

三、临床医学的发展趋势

1. 微观深入与宏观扩展　随着一大批基于分子生物学分子医学学科群的形成,研究工作不断由细胞水平向亚细胞水平,甚至分子水平深入。另外,在"生物 - 心理 - 社会医学模式"的指导下,环境医学、社会医学、职业医学、临床流行病学等新学科相继出现。

2. 学科体系分化与综合　随着医学研究不断深入,医学学科也不断分化。有统计显示,全世界目前已有独立的医学专业学会 500 余个,医学新兴学科和边缘学科就达 219 个。另一方面,在医学专业不断分化的同时,学科间的相互交叉和渗透日趋明显,例如,儿科学、妇科学、产科学之间的相互渗透形成了围生医学等。

3. 医学与高科技的结合日趋密切　基础医学和高新科技的成果,不断创造出新的诊断和治疗方法。如在诊断方面,计算机处理技术使影像学包括 CT、MRI、数字减影、超声、同位素等医学图像检查发生了革命性变化;应用医用光导纤维技术的各种内镜和导管等无创、低创性直视检查技术,可深入到人体各个脏器和部位,获得准确的形态、功能、病理诊断;人体基因谱分析,可使遗传性和与遗传因素有关的疾病得到早期发现和准确诊断。在治疗方面,如基因工程技术对新药、生物技术产品的开发,大大丰富了治疗手段,提高了疗效;通过内镜操作手术,使外科学经历了深刻的变革;基因治疗的出现,不仅可能用相对简便的方法治疗众多基因缺陷与变异所致的疾病,而且还可能通过基因重组和修补,改进人体的生理功能。

四、循证医学

循证医学通常的定义是"应用最多的有关信息(最佳的证据),通过谨慎、明确和明智的确认和评估,做出医学决策的实践活动"。

从临床医学的角度来说,"循证医学(evidence-based medicine)"可以理解为一种"医学观"。其核心内容是:医生对患者建议或实施任何诊断(如拍 X 线片)、治疗(如开某种降压药)或预防保健(如每年做一次妇科检查)措施,都要尽可能基于可靠的证据,证明这种措施确实对患者有益,并且尽可能有较好的成本 - 效益比。"证据"的可靠程度不同,目前公认最为可靠的证据是来自"随机对照试验"的证据。目前,循证医学的代表性成果,是大量"临床指南"的制订和实施。

传统医学较少考虑卫生经济学,循证医学将"成本 - 效果分析"作为一个重要的内容列入,要求对现有众多的诊断、治疗或其他干预措施和临床决策,采用客观的证据予以卫生经济学评估,以尽可能少的投入满足医疗卫生保健需求,使卫生资源得到优化配置和利用。

第二节　现代医学主要诊断方法和技术

现代医学的诊断,主要是通过问诊采集病史,全面系统地了解患者的症状;通过视诊、触诊、叩诊和听诊等体格检查发现患者存在的体征,并进行一些必要的实验室检查,如血液学检查、生物化学检查、病原学检查、病理学检查,以及心电图、X 线和超声等辅助检查,收集这些临床资料后,予以综合分析,得出临床诊断,包括:①病因诊断:根据致病原因而提出的诊断,说明了疾病的本质;②病理解剖诊断(病理形态诊断):即根据病变组织器官的形态改变进行的诊断;③病理生理诊断(功能诊断):即根据器官功能状况作出的诊断。

一、问诊和病史采集

采集病史是医生诊治患者的第一步。通过问诊,了解疾病的发生、发展,诊治经过,既往健康状况和曾患疾病的情况,对诊断具有极其重要的意义,也为随后对患者进行的体格检查和各种诊断性检查的安排提供了最重要的基本资料。问诊内容主要包括:①患者一般情况;②主诉:患者感受最主要的痛苦或最明显的症状,也就是本次就诊最主要的原因及其持续时间;③现病史:此次患病后的全过程;④既往史:包括患者既往的健康状况和过去曾经患过的疾病(包括各种传染病)、外伤手术、预防注射、过敏,特别是与目前所患疾病有密切关系的情况;⑤个人史和家族史,女性还应包括月经史和生育史。

症状,通常是指患者主观感受到不适或痛苦,或某些客观病态改变。症状表现有多种形式,有些只有主观才能感觉到,如疼痛、眩晕等;有些既有主观感觉,客观检查也能发现,如发热、黄疸、呼吸困难等;也有主观无异常感觉,是通过客观检查才发现的,如黏膜出血、肝大、脾大等;还有些生命现象发生了质量变化(不足或超过),如肥胖、消瘦、多尿、少尿等,需要通过客观评定才能确定。凡此种种,广义上均可视为症状,即广义的症状,也包括了一些体征。

二、体格检查

体格检查,是指医师运用自己的感官,或借助于传统简便的检查工具,如体温表、血压计、叩诊锤、听诊器、检眼镜等,客观地了解和评估患者身体状况的一系列最基本的检查方法。许多疾病通过体格检查再结合病史就可以作出临床诊断。医师进行全面体格检查后对患者健康状况和疾病状态提出的临床判断称为检体诊断。

通过体格检查发现的客观改变即体征。体格检查的基本方法包括:

1. **视诊**　是医师用眼睛观察患者全身或局部表现的诊断方法。视诊可用于全身一般状态和许多体征的检查,如发育、营养、意识状态、面容、步态等。局部视诊可了解患者身体各部分的改变。特殊部位的视诊需要借助于某些仪器如耳镜、鼻镜、检眼镜及内镜等进行检查。

2. **触诊**　是医师通过手接触被检查部位时的感觉来进行判断的一种方法。它可以进一步检查视诊发现的异常征象,也可以明确视诊所不能明确的体征,如体温、湿度、震颤、波动、压痛、摩擦感以及包块的位置、大小、轮廓、表面性质、硬度、移动度等。触诊的适用范围很广,尤以腹部检查更为重要。触诊根据施加的压力轻重,可分为浅部触诊法和深部触诊法。

3. 叩诊 是用手指叩击身体表面某一部位,使之震动而产生音响,根据震动和声响的特点来判断被检查部位的脏器状态有无异常的一种方法。根据叩诊的目的和叩诊的手法不同可分为直接叩诊法和间接叩诊法两种。

4. 听诊 是医师根据患者身体各部分活动时发出的声音判断正常与否的一种诊断方法。目前主要采用间接听诊法,即用听诊器进行听诊。除心、肺、腹的听诊外,还可以听取身体其他部位发出的声音,如血管杂音、骨折面摩擦音等。

三、实验诊断

(一)临床实验室检查主要内容

临床实验室检查主要包括如下内容:

1. 血液学检验 血液和造血组织的原发性血液病以及非造血细胞疾病所致的血液学变化的检查。包括红细胞、白细胞和血小板的数量、生成动力学、形态学和细胞化学等的检验;止血功能、血栓栓塞、抗凝和纤溶功能的检验;溶血的检验;血型鉴定和交叉配血试验等。

血液一般检测包括血液细胞成分的常规检测(简称为血液常规检测)、网织红细胞检测和红细胞沉降率检测。传统的血液常规检测包括红细胞计数、血红蛋白测定、白细胞计数及其分类计数。近年来由于血液学分析仪器的广泛应用,血液常规检测的项目还常包括红细胞平均值测定和红细胞形态检测、血小板平均值测定和血小板形态检测等。

2. 体液与排泄物检验 对尿、粪和各种体液以及胃液、脑脊液、胆汁等排泄物、分泌液的常规检验。

尿液一般检测包括:①一般性状检测:尿量、气味、外观、比重、酸碱度等;②化学检测:尿蛋白、尿糖、尿酮体、尿胆原、尿胆红素等;③尿沉渣(显微镜)检测:细胞、管型、结晶体等。目前,尿液检查已经基本上被尿液干化学方法和尿沉渣分析仪法所取代,可快速准确打印出数据结果,但不能缺少尿沉渣显微镜检测。

3. 生化学检验 对组成机体的生理成分、代谢功能、重要脏器的生化功能、毒物分析及药物浓度监测等的临床生物化学检验。包括糖、脂肪、蛋白质及其代谢产物和衍生物的检验;血液和体液中电解质和微量元素的检验;血气分析和酸碱平衡的检验;临床酶学检验;激素和内分泌功能的检验;药物和毒物浓度检测等。

肝功能试验通常包括血清总蛋白和白蛋白/球蛋白比值测定、血清蛋白电泳、血清总胆红素测定、血清结合胆红素与非结合胆红素测定、血清丙氨酸氨基转移酶（ALT，旧称谷氨酸丙酮酸转移酶，GPT）和天门冬氨酸氨基转移酶（AST，旧称谷氨酸草酰乙酸转移酶，GOT）、碱性磷酸酶（ALP）、γ-谷氨酰转移酶（γ-GT）等项目。

肾功能检测包括：①肾小球滤过功能，常用的指标有血清肌酐测定、血尿素氮测定；②肾小管重吸收、酸化等功能。

4. 免疫学检验　主要包括免疫功能检查、临床血清学检查，以及肿瘤标志物等的临床免疫学检测检验。

肿瘤标志物是指在肿瘤发生和增殖的过程中，由肿瘤细胞合成、释放，或机体对肿瘤细胞反应而产生的一类物质。当机体发生肿瘤时，血液、细胞、组织或体液中的某些肿瘤标志物可能会升高。如肝癌患者常会有甲胎蛋白（AFP）升高、前列腺癌患者常会有前列腺特异性抗原（PSA）升高。但是，现今所知的肿瘤标志物，绝大多数不仅存在于恶性肿瘤中，也存在于良性肿瘤、胚胎组织、甚至正常组织中。因此，单独发现肿瘤标志物升高，不能作为肿瘤诊断的依据。

5. 病原学检验　感染性疾病的常见病原体检查、医院感染的常见病原体检查、性传播性疾病的病原体检查，细菌耐药性检查等。

另外，临床遗传学检查、临床脱落细胞学检查等也一般包括在实验室检查范围内。

（二）实验诊断的临床应用和评价

1. 正确选择实验室检查项目　实验室对有关标本检测的结果，可以有不同的临床意义：有的检查可直接得到确定的诊断，如白血病依靠骨髓检查、内分泌腺体疾病依靠内分泌功能检查就可明确诊断；有些检查可有辅助诊断价值，如肝病或肾病进行肝、肾功能检查，医生不能单凭这些检验就作出诊断，必须结合临床资料综合分析后才能明确诊断；有的检验项目具有鉴别诊断的意义，如发热患者检验外周血白细胞的变化，白细胞数和中性粒细胞比值增高，考虑可能是由化脓感染所引起的，而淋巴细胞增高则可能为病毒感染所致。因此，选择项目时应选择对疾病诊断灵敏度高和特异性强的检验项目来进行检查。另外，临床检验的内容日益丰富，项目繁多，选择项目时，一定要在认真和详尽地进行病史询问和体格检查得到初步诊断的基础上，从疾病诊断的实际需要出发，选用针对性和特异性较强的项目进行检查，做到有的放矢。

2. 常用诊断性实验的评价指标　评价检验项目临床价值的指标有诊断灵敏度、诊断特异性和诊断准确度。

（1）诊断灵敏度：指某检验项目对某种疾病具有鉴别、确认的能力。

诊断灵敏度的数学式为所有患者中获得真阳性结果的百分数。

（2）诊断特异性：指某检验项目确认无某种疾病的能力，它的数学式为所有非患者中获得真阴性结果的百分数。

（3）诊断准确度：指某检验项目在实际使用中，所有检验结果中诊断准确结果的百分比。

3. ROC 曲线　对定量性检验项目临床应用性能评价的方法，最常用的为"接受操作特性图"（receiving operating characteristics，ROC），或称为"临床应用性能分析评价图"，常应用于两种以上诊断性检验的诊断价值的比较。

（三）实验诊断的参考值范围的确定

由于对"正常值"目前尚无确切的定义和概念，故已被参考值或参考范围的概念替代。

参考值和参考范围均是应用统计学方法而产生。参考值是指对抽样的个体进行某项目检测所得的值；所有抽样组测得的平均值加减两个标准差即为参考范围。某项目检测时，各医疗单位因使用的方法和仪器的不同，又可有不尽一致的参考值，故各实验室对某些检验项目应建立自己的参考值，供临床参考用。

四、医学影像检查

临床常用的医学影像检查有 X 线检查、超声成像、CT 成像和磁共振（MRI）成像。20 世纪 70 年代以来，由于单光子发射计算机断层和正电子发射计算机断层技术的发展，核医学显像成为临床医学影像诊断领域中一个重要组成部分。

（一）X 线成像

X 线成像，是基于 X 线对人体组织的穿透性，以及不同组织由于厚度、密度差异，对 X 线吸收衰减不同而形成图像。高密度、高厚度组织在 X 线片呈白色，低密度、低厚度组织则呈黑色。X 线片检查可获得永久性图像记录，对复查疾病的进展有重要帮助，是目前呼吸系统、骨关节系统、消化系统等疾病的首选影像学检查方法。但 X 线检查是一种有射线的检查方法，该检查为组织的重叠图像，对于组织密度差小的器官组织较难分辨；部分造影检查为有创性，碘造影剂有发生过敏反应的风险。

1. 检查方法　按照 X 线检查手段不同分为普通检查和造影检查两种。普通检查为不引入造影剂的一般性透视或拍片检查。造影检查为将造影剂引入体内的腔、隙、管、道内的检查。引入到器官或组织内的造影剂，按照与正常组织器官的密度比较，分为高密度造影剂和低密度造影剂两种。

按照成像方式不同分为透视检查和摄影检查。透视检查简单易行，可以通过不同体位观察，了解心脏大血管搏动、膈运动、胃肠蠕动等，但透视缺乏永久性图像记录，荧光屏亮度较差，对于组织器官的密度、厚度差较小或过大的部位如头颅、骨盆等均不宜透视。摄影检查是目前最常用的检查方法，将组织的厚度、密度改变永久性地记录在照片上，图像清晰，对比度好。缺点是只能得到一个方向的重叠图像。为了立体观察常需要做互相垂直的两方向摄像，不能做动态观察。

2. 数字 X 线成像和数字减影血管造影 数字 X 线成像（DR）是将普通 X 线摄影装置或透视装置同电子计算机相结合，使 X 线信息由模拟信息转换为数字信息，而得到数字图像的成像技术。DR 依其结构上的差别可分为计算机 X 线成像（CR）、数字 X 线荧光成像（DF）和平板探测器数字 X 线成像。

数字减影血管造影（DSA）是通过电子计算机进行辅助成像的血管造影方法。它是应用计算机程序进行两次成像完成的。在注入造影剂之前，首先进行第一次成像，并用计算机将图像转换成数字信号储存起来。注入造影剂后，再次成像并转换成数字信号。两次数字相减，消除相同的信号，得到一个只有造影剂的血管图像。这种图像较以往所用的常规脑血管造影所显示的图像，更清晰和直观，一些精细的血管结构亦能显示。

3. 疾病 X 线图像表现 疾病 X 线图像改变，可有大小改变，如心影增大；位置改变，如关节脱位等；形态改变，如各种呼吸系统、循环系统、消化系统、泌尿生殖系统、骨骼关节系统的发育异常、炎症、肿瘤、外伤等都产生形态结构变化；轮廓改变，如心脏病、心包病变、骨关节疾病的诊断依靠这些器官外形轮廓的变化；密度改变，如肺内渗出、肿瘤致肺内异常密度增高，骨骼炎症、肿瘤致骨骼密度降低或破坏；功能改变，如某些疾病发生功能变化，如心包积液心脏搏动减弱或消失等。

（二）CT 检查

CT 图像不同于 X 线检查所获得组织厚度和密度差的重叠图像，而是 X 线束穿过人体特定层面进行扫描，经计算机处理而获得的重建图像。CT 图像的分辨率由图像的像素所代表的对应体素的大小决定，体素由扫描野的大小、矩阵的行列数及层厚决定，扫描野越小，矩阵数越多，层厚越薄，其分辨率越高。

组织对 X 线吸收衰减可以通过量化 CT 值表示，其一般使用 Hounsfield 单位（Hu），规定骨骼为 +1000Hu，空气为 –1000Hu，水为 0Hu，人体各种组织位于这一规定值内。

1．CT 检查优缺点

（1）优点：CT 图像为人体组织断面像，其密度分辨率明显优于 X 线检查图像，能良好地显示人体内各部位的器官结构，除发现形态改变外，还能检查组织的密度变化，扩大了影像学的检查范围。

（2）缺点：CT 检查是有射线的检查方法，较难发现器官组织结构的功能变化，个别部位如颅底部骨伪影可影响后颅凹脑组织检查；因成像野的限制，不宜检查四肢小关节，难以显示空腔器官的黏膜变化；做强化扫描时有造影剂的不良反应存在。

2．检查方法　按照 CT 检查时造影剂的应用与否，可将 CT 检查分为平扫、造影强化扫描和造影扫描。

（1）平扫：为不给予造影剂的单纯 CT 扫描，对腹部扫描有时给予口服造影剂，如水、碘剂等目前也属平扫范围。平扫时根据扫描部位和要求的不同，层厚 1~10mm，层间距 1~10mm 连续扫描，要求完成受检部位的全程扫描。拍摄照片根据检查要求，使用不同的窗宽和窗位，如颅外伤要求脑组织窗和骨窗照片，胸部要求肺组织窗和纵隔窗照片，以观察不同组织结构变化。

（2）CT 造影强化扫描：为了观察病变组织的血供及其与血管的关系，常进行此种强化扫描。一般从肘静脉注射 60% 碘剂造影剂 100ml 左右进行病变区扫描。扫描可分为：①一般强化扫描：即注射造影剂后对病变区行常规进床扫描；②病变动态强化扫描：对病变区连续动态扫描，以决定病变血供特点。

（3）CT 造影扫描：为 X 线造影检查后进行的 CT 扫描，如脑池碘剂或空气造影、脊髓造影后进行脑、脊髓的 CT 检查。

3．CT 特殊检查技术

（1）螺旋 CT：常规 CT 采用间断进床式垂直层面扫描获得单层数据，螺旋扫描采用连续进床式螺旋层面扫描获得容积数据，其可进行薄层面重建及多方位图像重建。

（2）CT 血管造影：由肘静脉注射造影剂时进行受检部位的螺旋 CT 扫描，获得容积数据后采用表面覆盖法或最大密度投影法进行血管重建，观察血管改变及病变与血管关系。

（3）CT 仿真内镜检查：采用病变部位螺旋扫描，获得容积数据送工作站进行图像内腔重建。

（4）定量 CT 检查：主要适用于骨矿含量测量，使用标准体的骨密度做比较，定量骨矿含量。

（5）多层 CT 扫描：常规 CT 采用单层探测器做单层扫描，多层 CT 采用不同或相同尺寸的多排探测器组合,在一次扫描中完成多层数据采集,加快扫描速度,降低了 X 线管的负荷,缩短扫描时间。

(三) 超声成像

超声是指振动频率在 20 000 次 / 秒(Hz,赫兹)以上,超过人耳听觉阈值上限的声波。超声检查是利用超声波的物理特性和人体器官组织声学特性间的相互作用,获取信息并处理后,形成图形、曲线或其他数据,以诊断疾病。

1. 超声诊断的种类

(1) 超声示波诊断法:即 A 型超声诊断法,是将回声以波幅的形式显示。此法目前已被其他方法取代。

(2) 二维超声显像诊断法:即 B 型超声诊断法,此法是将回声信号以光点的形式显示出来,为灰度调制型。回声强则光点亮,回声弱则光点暗,称为灰阶成像。光点随探头的移动或晶片的交替轮换而移动扫查。由于扫查连续,可以由点、线而扫描出脏器的解剖切面,是二维空间显示,又称二维法。

(3) 超声光点扫描法:是在灰度调制型中加入慢扫查锯齿波,使回声光点从左向右自行移动扫描,故称 M 型(motion mode)超声诊断法。它是 B 型超声诊断法中的一种特殊显示方式,常用于探测心脏,通称 M 型超声心动图。

(4) 多普勒超声诊法:即 D 型超声诊断法。应用多普勒效应原理,将接收到的多普勒信号显示为频谱图和可闻声信号,以测定心脏血管内血流方向和速度。用于检查心脏疾病、周围血管疾病、实质器官及其病变的血流灌注、胎儿血液循环及围生期监护。

2. 超声图像特点　根据不同组织的声阻抗及其均质性,可将人体组织器官分成四种声学类型(表 2-1)。

表 2-1　人体组织器官声学类型

类型	临床意义	二维超声表现
无回声型	尿、胆汁、血液、胸水、腹水及心包积液、羊水等	液性暗区
低回声型	肝、脾、心肌	均匀细小中等强度的光点
强回声型	心内膜、心瓣膜、肾包膜、胆囊壁等	较强的密集光点回声
含气型	肺、胃肠道等	强反射,界面后方的组织结构不能显示

3. 超声检查的主要用途

(1) 检测实质性脏器的大小、形态及物理特性。

（2）检测某些囊性器官（如胆囊、胆道、膀胱和胃等）的形态、走向及功能状态。

（3）检测心脏、大血管和外周血管的结构、功能及血流动力学状态,包括对各种先天性、后天性心脏病、血管畸形及闭塞性血管病变的诊断。

（4）检测脏器内各种占位性病变的物理特性。根据占位性病变的声学分型,鉴别占位病变的实质性、囊性,还是囊实混合性,部分还可鉴别良、恶性。

（5）检测积液（如胸腔积液、心包积液、胆囊积液、肾盂积液及脓肿等）的存在与否,以及对积液量的多少作出估计。

（6）产科上可确定妊娠,判断胎位、胎儿数量;确定胎龄,评价胎儿生长发育情况;发现胎儿畸形;评定胎儿生理功能。超声引导下还可对羊水、脐血、胎儿组织取样做染色体等实验室检查,或对胎儿进行宫内治疗。

（7）在超声引导下进行穿刺做针吸细胞学或组织活检,或进行某些引流及药物注入治疗。

（四）磁共振成像

磁共振成像（MRI）是利用人体氢原子核（质子）在巨大、恒定、均匀磁场中受射频脉冲激动后共振,经接收线圈接收后计算机处理的人体断面图像。

1. 检查方法　按照 MRI 检查时造影剂使用与否分为平扫和强化扫描两种。

（1）平扫:为不使用造影剂的一般扫描,在腹部检查时有时给患者口服一些顺磁性药物,如枸橼酸铁胺、钆制剂等充盈以分辨胃肠道,也属平扫范围。根据受检部位不同,使用不同的射频线圈和接收线圈。根据受检部位的病变性质分别做矢状、冠状、横切或斜切成像,采用不同的层厚、层间距、矩阵数,原则上要有 T_1 加权、质子加权和 T_2 加权检查,以分辨病变性质。

（2）强化扫描:同 CT 检查强化扫描一样,用于观察病变的血供及其与血管的关系。目前,用于临床的 MRI 造影剂主要为 Gd-DTPA,经肘静脉注射,重复受检部位的 T_1 加权扫描,该造影剂分布于血管外组织间隙,引起局部 MRI 信号增强,以发现病变的范围,决定病变性质。

（3）MRI 特殊成像技术:如 MR 血管成像（MRA）、MR 胰胆管成像（MRCP）、功能 MR 成像（FMR）等。

2. MRI 图像优缺点

（1）优点:MRI 图像无射线损害;通过梯度场和射频场的更换可完成矢状、冠状、横切、斜切等多轴成像;图像不受人体正常组织的干扰,不像CT 有骨骼等干扰伪影;MRI 强化扫描使用钆造影剂,无不良反应。

（2）缺点：MRI 成像检查时间较长，早期 MRI 机使用经典量子学理论，做一个 T_2 加权成像需 16 分钟以上，近年来采用快速成像方法已缩短为 5 分钟以下；因患者置于磁体内有恐惧感，现已改为宽入口短磁体，可避免或消除恐惧；因成像线圈和成像野的限制，小关节小部位的成像开展不普及；机器昂贵，运行费用高，检查费用高。

五、其他临床辅助检查

临床医学诊断，除前述病史采集、体格检查、实验室检查、影像诊断以及病理学诊断（本章从略）外，还有许多其他基于器械的辅助检查方法，在此择其常用者予以简述。

（一）心电图检查

心脏机械收缩之前，先产生电激动，心房和心室的电激动可经人体组织传到体表。心电图（ECG）是利用心电图机从体表记录心脏每一次心动周期所产生电活动变化的曲线图形。心电图除主要用于心脏疾病的诊断外，也广泛应用于各种危重患者的抢救、手术麻醉、药物作用和电解质紊乱的监测、航天、登山运动的心电监测等。

由于心电图主要反映心脏激动的电学活动，因此对各种心律失常和传导障碍的诊断分析具有肯定价值，到目前为止尚没有任何其他方法能替代心电图在这方面的作用。另外，特征性的心电图改变和演变是诊断心肌梗死可靠而实用的方法。除上述两种情况外，房室肥大、心肌受损和心肌缺血都可引起一定的心电图变化，有助诊断。但近几十年来，随着超声心动图技术的不断完善和普及，心电图诊断价值的局限性日趋显现。对于瓣膜活动、心音变化、心肌功能状态等，心电图不能提供直接判断，但作为心动周期的时相标记，可作为其他检查的重要辅助手段。

（二）核医学检查

核医学是一门利用开放型放射性核素诊断和治疗疾病的学科。核医学诊断方法按放射性核素是否引入受检者体内分为体外检查法和体内检查法。体内检查法根据最后是否成像又分为显像和非显像两种。利用放射性核素实现脏器和病变显像的方法称为放射性核素显像，这种显像有别于单纯形态结构的显像，是一种独特的功能显像，为核医学的重要特征之一。核医学的必备物质条件是放射性药物（如锝 -99m、碘 -131 等）、放射性试剂（如 γ 光子）和核医学仪器（如 γ 闪烁探测器、γ 照相机、单光子发射计算机断层仪、自动型 γ 计数仪等）。

（三）内镜检查

内镜是一种光学仪器，由体外经过人体自然腔道送入体内，对体内疾病进行检查。内镜发展已有 100 余年历史,至今已有 4 代,依其出现顺序为:硬式内镜、可曲式内镜、纤维内镜和电子内镜。光导纤维内镜利用光导纤维传送冷光源,管径小,且可弯曲,检查时患者痛苦少。借助内镜可以直接观察到脏器内腔病变,确定其部位、范围,并可进行照相、活检及进行某些治疗。在诊断上,内镜应用最广者是消化道和支气管的检查。

上消化道内镜检查包括食管、胃、十二指肠的检查,是应用最早、进展最快的内镜检查,通常亦称胃镜检查;下消化道内镜检查包括乙状结肠镜、结肠镜和小肠镜检查,以结肠镜应用较多,可达回盲部甚至末端回肠,了解部分小肠和全结肠病变;纤维支气管镜(简称纤支镜)于 1967 年正式用于临床,是呼吸系统疾病诊疗的重要方法之一。纤支镜因管径细,可弯曲,易插入段支气管和亚段支气管。同时,可在直视下作活检或刷检,亦可作支气管灌洗和支气管肺泡灌洗,行细胞学或液性成分检查,并可摄影或录像作为科研或教学资料,已成为支气管、肺和胸腔疾病诊断、治疗和抢救的一项重要手段。

第三节　现代医学主要治疗方法

医学虽然有数千年历史,但直到 19 世纪以前,医学治疗的效果非常有限。医生可能偶尔治好一些患者,但更多的时候,只是“开出处方,等患者死亡,或自然痊愈”。但自 20 世纪开始,医学治疗发生了翻天覆地的变化。许多确切有效的药物,如维生素、抗感染药物、抗肿瘤化学治疗药、降血压药、抗精神病药等被发明和发现,外科手术不断完善,新的治疗手段亦不断出现。

本节主要介绍药物治疗、手术治疗、介入治疗和物理治疗,其他治疗方法,如“生活方式干预”治疗、心理治疗等,可参见本书相关章节。

一、药物治疗

药物治疗,是最常用和最主要的治疗方法。我国管理部门对药品的定义为:“用于预防、治疗、诊断人的疾病,有目的地调节人的生理功能并规定有适应证或者功能主治、用法和用量的物质,包括中药材、中药饮片、中成药、化学原料药及其制剂、抗生素、生化药品、放射性药品、血清、疫苗、血液制品和诊断药品等”。根据药物的性质、剂型、组织对药物的吸收情况及治疗需要,药物给药途径可有口服、舌下含化、吸入、外敷、直肠给药、注射(皮内、皮下、肌肉、静脉、动脉注射)等。

（一）药物治疗作用及不良反应

药物进入机体后经过吸收、转化等过程，最终产生了有效的治疗作用。由于每种药物的药理作用有许多种，因此在治疗疾病的过程中会出现一些不良反应。药物不良反应指的是所有不符合用药目的并为患者带来不适或痛苦的有害反应。不同类的药物可能会出现相似的不良反应，同类药物的不良反应也可有量和质的差异。

（二）药物选择原则

1. 根据疾病的严重程度选择用药　一般若患者的病情较轻，则选用作用较温和、起效不是很快、副作用轻微的口服药物；反之，病情严重甚或危及生命，则应选用作用强、起效快的静脉制剂。

2. 根据药物药动学和药效学的特点选择药物　药物的吸收、分布、代谢和排泄不同，其所产生的药理作用就会有所差异，在治疗疾病的过程中所表现的治疗作用就会不一样，因此，利用药动学和药效学的重要参数进行定性和定量的结合，可帮助选择有效、合理的药物。

3. 根据患者的个体差异来选择用药　疾病的治疗过程中，药物的作用对多数人来说是有治疗作用的，但对个体来说又有所差异。例如，处于不同年龄阶段的婴幼儿和老年人，因其代谢功能和整体反应的不同，对药物的反应则有很大的差异。

4. 根据药物的价格或效应来选择用药　即比较药物治疗的成本—效果。

（三）合理用药

要做到合理用药，首先要明确疾病的诊断，有选择性地用药；其次，在初步确定使用哪一类药物后，要根据所选药物的药效动力学和药代动力学的特点制订合适的剂量、给药途径、疗程等。此外，要考虑可能出现的药物不良反应，最好达到个体化给药。在实际临床工作中常常需多种药物联合使用，联合用药既可以利用几种药物的协同作用以增强治疗效果，也能减少单一用药的剂量，从而使每一种药物的不良反应发生率降低。但不合理的联合用药也会产生不良的后果，因此，在联合使用时要了解药物之间的相互作用。

药源性疾病是由于用药引起的人体功能或组织结构的损害，并具有相应临床经过的疾病，它是医源性疾病的重要组成部分之一。多数药源性疾病是由药物滥用和选药不当引起的。药源性疾病分为以下几类：

1. 甲型　量效关系密切，是由于药物本身或其代谢物引起的疾病，是药物固有作用的增强和持续作用的结果。此型药源性疾病多数可以预测，发生率较高但死亡率较低。

2. 乙型 量效关系不密切,与药物剂量无线性关系,是与药物本身固有的作用无关的异常反应,但与人体的特异体质有关。此型药源性疾病难以预测,发生率较低但死亡率较高,主要包括变态反应。

3. 长期用药致病型 如长期应用地西泮类镇静催眠药者,停药后可出现焦虑;抗高血压药物可乐定突然停用,可出现血压升高。

4. 药后效应型 包括药物应用后导致的恶性肿瘤和生殖毒性的发生,如抗生育、致畸或通过母乳对婴儿引起的过敏反应。这些药物包括性激素类、某些免疫抑制剂、某些抗生素等。

(四) 抗生素的合理用药

抗生素是临床上应用范围最为广泛的药物之一,如果用药不当,不仅达不到治疗的目的,同时还会产生耐药及其他不良反应。细菌对抗生素的耐药机制主要有以下几方面:①产生灭活酶使抗生素失活;②改变靶物质产生耐药性;③降低抗生素在菌体内的积聚。

合理使用抗生素包括合理选药和合理给药两方面。选择抗生素时,首先应分析可能的致病菌并据此来选用敏感的抗生素,一般应用药物敏感试验来筛选抗生素。当病情危重时则应根据患者的感染部位、可能感染的菌群来选用抗菌谱较广的药物。

二、手术治疗

手术是外科治疗中的重要环节,是指用各种器械和仪器对机体组织或器官进行切除、修补、重建或移植等,以解除患者痛苦,达到治疗的目的,有时也作为检查、诊断的方法。

外科手术根据专科可分为:骨科手术、泌尿外科手术、妇科手术、产科手术、脑外科手术、胸外科手术等;根据操作复杂程度分为:大手术、中等手术、小手术;根据急缓程度分为:急诊手术、限期手术、择期手术;肿瘤手术;根据远期的影响还分为:根治性手术、姑息性手术;根据无菌程度分为:无菌手术、污染手术、感染手术。

手术除治疗作用外,也对机体有不利的影响,主要有两方面:一方面是局部损伤,包括出血、组织破损、炎症及感染、瘢痕形成等;另一方面是对全身各系统的影响,如能量代谢增强、内分泌系统活跃、循环系统负担加重,腹部手术使消化系统功能受到抑制、免疫系统受到抑制等。手术后的常见并发症有手术后出血、切口的感染、切口裂开、肺不张及感染、尿潴留及感染等。

近几十年来,微创外科手术,如显微外科手术和内镜手术逐渐发展和普及,越来越多地取代了传统手术。

1. 显微外科手术　显微外科手术是 20 世纪 60 年代发展起来的外科手术方式,即外科医生在手术显微镜下进行的各类手术,在耳鼻喉科及眼科的应用最早,在创伤与整形外科得到了很大的发展,近几年在泌尿外科、神经外科、心血管外科广泛应用,21 世纪还将在实验外科、胎儿外科、移植外科等领域推广。

2. 腔镜手术　腔镜手术是一种借助内镜进入人的体腔用肉眼直接观察进行手术或检查的方法,近些年广泛用于胃肠外科、肝胆外科、血管外科、妇科、肿瘤外科、胸外科等各个专业疾病的诊断与治疗,其最大优点是创伤小,患者恢复快。

三、介入治疗

介入治疗是指在医学影像或内镜的导向下,利用经皮穿刺和导管技术,通过药物、物理、化学等手段直接消除或减轻局部病变,从而达到治疗目的。介入治疗具有微创、可重复性强、定位准确等特点,对有些疾病,其疗效优于传统内、外科治疗。目前,介入治疗技术主要有:

1. 血管性介入技术　例如:①经导管血管栓塞术;②经导管局部药物灌注术;③经导管腔内血管成形术;④经皮血管内支架置放术;⑤经颈静脉肝内门腔分流术;⑥经皮血管内异物和血栓取出术;⑦经皮血管内导管药盒系统植入术;⑧心脏瓣膜成形术;⑨射频消融术;⑩选择性血管造影术和药物性血管造影技术等。

2. 非血管性介入技术　例如:①经皮针吸活检术;②经皮穿刺内、外引流术;③经皮椎间盘切割术;④输卵管再通术;⑤腹水 - 静脉转流术;⑥脑积水腹腔或静脉转流术;⑦内支架置放术;⑧经皮胃造瘘术;⑨结石处理技术;⑩"T"形管置换术等。

3. 内镜下的介入技术　例如:①经胃镜食管曲张静脉硬化剂治疗;②经胃镜食管癌支架术;③经鼻腔镜辅助颅底肿瘤切除术;④经皮肾镜下碎石术;⑤经显微内镜腰椎间盘脱出治疗术等。

四、放射治疗

放射治疗是利用放射线如放射性同位素产生的 α、β、γ 射线和各类X 线治疗机或加速器产生的 X 线、电子束、质子束及其他粒子束等治疗疾病。放射治疗是治疗肿瘤的常用方法之一。放射线产生的生物效应有:①直接损伤,即作用于细胞核内的脱氧核糖核酸(DNA),破坏核苷酸间的氢键,甚至切断一条多核苷酸链,导致细胞损伤;②间接损伤,即射线作用于体液中的水分子,导致水分子电离或激活,产生了各种自由基,这些自由基很不稳定,在含氧情况下容易形成过氧化氢。如果细胞利用这些物质组成蛋白质则容易使细胞"氧中毒",导致细胞在分裂时死亡。

射线导致细胞死亡的形式有两种:①细胞被大剂量射线照射时,发生分裂间期死亡,即在细胞进行下一次分裂前死亡,这种情况在临床上不易遇到;②当细胞受到较小剂量射线照射后,根据照射剂量的大小,细胞经历一次或几次分裂,最后在分裂时死亡。这是在放射治疗时常见的细胞增殖死亡。因此,增殖速度不同的细胞对放射线的敏感性不同。处于增殖期的细胞受射线的影响大,不进行分裂的细胞对射线的敏感性差。

放射治疗的副作用,取决于不同细胞对射线的敏感性,也与放射治疗部位、面积、剂量及射线的性能等密切相关。此外,与患者的全身情况,以前是否接受过化学治疗、放射治疗及手术等亦有关系。放射治疗的全身反应包括:①血液系统主要表现为白细胞、血小板降低;②胃肠系统表现为食欲缺乏、厌食、恶心、呕吐等;③神经系统症状为乏力、嗜睡或失眠等。

五、物理疗法

物理疗法是应用自然界和人工的各种物理因子作用于机体,达到预防、治疗疾病和康复的方法。现代物理疗法的方法很多,包括:电疗、超声治疗、磁疗、生物反馈、音乐电疗、光疗、冷热治疗、水疗、高压氧疗法等。目前物理疗法已成为临床治疗学中不可缺少的重要部分,广泛用于:①各种炎症尤其是慢性炎症的恢复治疗;②各种神经系统疾病或损伤的恢复治疗;③各种原因导致的肌肉损伤的治疗;④术后并发症的治疗;⑤有一些疗法如超声波扩大了原有的作用,成为外科手术工具。

1. 电疗 包括直流电疗法、直流电离子导入疗法、低频电脉冲疗法、中频正弦电流疗法及高频电疗法等。直流电疗法使用较低电压(50~80V)的直流电通过机体治疗疾病,可用于周围神经炎、神经痛、偏头痛、关节炎、淋巴管炎、慢性前列腺炎、术后粘连、肌炎、过敏性鼻炎等。低频脉冲电流是频率在1000Hz以下,电压或电流幅度按一定的规律从零或某一电位水平上瞬间出现,然后降低或消失的电流,其治疗作用包括对神经系统的刺激作用、止痛作用、改善血液循环和代谢,可用于皮神经炎、急性腰扭伤后腰肌痉挛等。

2. 超声波疗法 利用500~1000kHz的超声波以各种方式进行人体疾病治疗的方法称为超声波疗法。目前临床上除一般超声波治疗外,还有超声雾化治疗、超声药物透入治疗,并作为外科或耳鼻喉科手术工具,用强超声波破坏肿瘤组织等。

3. 光疗法 是利用阳光或人工产生的各种光辐射能作用于人体,以达到治疗和预防疾病的一种物理疗法。目前,理疗学中的光疗法一般是指利用人工光源辐射能防治疾病的方法。一般分为红外线、可见光、紫外线和激光4种疗法。如红外线的治疗可有:①改善局部血液循环;②促进局部渗出物的吸收消肿;③降低肌张力,增加胶原组织的延展性;④镇痛作用;⑤促进新陈代谢;⑥消炎等作用,可用于镇痛,改善局部血液循环,缓解肌肉痉挛及消炎等;紫外线有抗炎、镇痛、脱敏、促进皮下淤血的吸收等作用,可用于各种类型的炎症,如疖、痈、神经炎、风湿性关节炎、肌炎等,以及白癜风、银屑病等皮肤病治疗。

近几年激光在医学方面的应用越来越广泛。如氦 - 氖激光、二氧化碳激光被用于多种慢性炎症的治疗。

4. **高压氧疗法**　根据其治疗特点,亦被划归为物理疗法,其适应证有放射性坏死、减压病、急性一氧化碳中毒、急性气栓症、气性坏疽、顽固性骨髓炎、需氧菌和厌氧菌引起的软组织混合感染、急性缺血性挤压伤、放线菌病、烧伤、急性失血性贫血等。

（吴海云）

第四节　临床医学在健康管理中的应用

一、健康管理与临床医学的相互关系

1. **临床医学是健康管理的学科基础**　健康管理的学科基础涉及医学、管理学与生物信息学等领域,是相关学科专业基础知识在健康管理理论研究和实践中的应用概括,临床医学作为现代医学创新体系的重要组成部分,为健康管理奠定了坚实的学科基础。在实施健康管理的全面检测,特别是健康体检过程中,临床医学绝大部分学科为其提供了重要的人才和技术支撑,同时也为进一步开展风险评估、有效干预和连续跟踪打下了牢固的专业基础。没有临床医学的支撑,健康管理就失去了学科发展的根基。

2. **健康管理是临床医学的学科延伸**　临床医学是以病人为中心,以疾病检查、诊断、治疗和康复为服务内容,以药品、诊疗设备和康复器械为服务手段,重点关注疾病的诊断和治疗;而健康管理则是以健康为中心,以健康检测、健康评估、健康干预和健康跟踪为服务内容,以健康信息系统、生物医学技术、健康评估模型、健康干预技术、健康监测与移动可穿戴技术为服务手段,更关注和重视临床前期和临床后期的健康问题,由此可见,健康管理充分拓展了临床医学的服务内容,突破了临床医学的服务边界,是临床医学的向预防医学和康复医学的大幅延伸。

3. 健康管理与临床医学的融合并存 健康管理与临床医学的相互关系,决定了两者在服务目的、服务内容、服务模式、服务技术和服务手段等方面既有本质的区别,也有科学的融合,健康管理依靠临床医学的人才和技术开展工作,临床医学需要健康管理来弥补自身服务方面的缺陷和不足。随着健康管理与临床医学的不断融合发展,以健康管理为核心的健康管理学,与临床医学并存,构成了现代医学创新体系的重要组成部分。

二、健康管理与临床医学的主要区别

1. **服务目的不同** 健康管理以人的健康为中心,以健康风险因素检测预防或"零级预防"为重点,将预防的关口前移,以维护和促进个体或群体身心健康为目的,而临床医学是以病人为中心,以研究疾病的病因、诊断、治疗和预后为重点,以提高治疗水平、缓解病人痛苦、促进疾病治愈或病情稳定为目的。

2. **服务对象不同** 健康管理服务的对象是健康人群、亚健康人群、慢性病风险人群和慢性病早期康复人群,而临床医学服务的对象为患有各种疾病的人群。

3. **服务模式不同** 健康管理服务的主要模式是全面检测、风险评估、有效干预和连续跟踪,而临床医学服务的主要模式是通过病史采集、体格检查和辅助检查确定诊断后,采用药物、手术、介入、放射和物理疗法等技术和手段实施治疗。

三、临床医学在健康管理中的实际应用

1. **临床医学诊断方法在健康管理中的应用** 临床医学用于诊断的问诊、体格检查、实验室检查和辅助检查为健康管理信息采集提供了基本方法。健康管理从业人员运用临床医学诊断的基本方法,对健康管理对象开展问卷调查、体格检查、实验室检查和辅助检查,从而全面了解健康管理对象的各种病史、行为生活方式、目前健康状况以及是否存在疾病或其他健康问题等,为进一步开展健康风险评估与健康干预提供依据。

2. **临床医学非药物疗法在健康管理中的应用** 临床医学非药物疗法主要是针对某些疾病所提出的辅助治疗方法,如针灸、推拿、康复理疗以及营养治疗、运动疗法和心理干预等,这些方法为健康管理方案的制定和实施提供了更多的选择,已被健康管理领域大量用来针对慢性病早期康复人群和亚健康人群开展健康干预活动。

3. **临床医学指南或共识的应用** 临床医学疾病诊疗指南或共识为健康管理实施方法与路径提供了循证医学支持。目前慢性病是全球的公共卫生问题,因此,与各种慢性病相关的诊疗指南或共识不断出台或更新,为临床医师诊治慢性病提供了科学的临床路径。同样,慢性病的各种诊疗指南或共识也为健康管理从业人员对院外慢性病人群实施健康管理提供了重要的参考和依据。

4. **临床医学思维方法在健康管理中的应用** 临床思维是临床医生根据患者病情,理论联系实际进行分析、综合、类比、判断和鉴别诊断,并最终做出正确决策的处理问题方法,对健康管理从业人员也有一定的启示和借鉴作用。在健康管理过程中,健康管理从业人员可借鉴临床思维方法对管理对象的所有信息进行综合分析和判断,从而明确健康风险因素、评估健康风险程度、并制定科学合理的健康干预方案,以指导健康管理活动。

(陈向大　田京发　吴海云)

参 考 文 献

1. 中国健康促进基金会. 中华健康管理学. 北京:人民卫生出版社,2016.
2. 白书忠. 健康管理师 健康体检分册. 北京:人民卫生出版社,2014.
3. 王陇德. 健康管理师 基础知识. 北京:人民卫生出版社,2014.

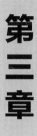

第三章

预防医学基础知识

第一节　预防医学概述

一、预防医学的概念

预防医学是医学的一门应用学科,它以个体和确定的群体为对象,目的是保护、促进和维护健康,预防疾病、失能和早逝。作为医学的一个重要组成部分,它要求所有医生,除了掌握基础医学和临床医学的常用知识和技能外,还应树立预防为主的思想,掌握医学统计学、流行病学、环境卫生科学、社会和行为科学以及卫生管理学的理论和方法,在了解疾病发生发展规律的基础上,学会如何分析健康和疾病问题在人群的分布情况,探讨物质社会环境和人的行为及生物遗传因素对人群健康和疾病作用的规律,找出对人群健康影响的主要致病因素,以制订防治对策,并通过临床预防服务和社区预防服务,达到促进个体和群体健康、预防疾病、防止伤残和早逝的目的。

由此可见,预防医学的特点为:

(1)预防医学的工作对象包括个体及确定的群体,主要着眼于健康和无症状患者。

(2)研究方法上注重微观和宏观相结合,重点研究健康影响因素与人群健康的关系、预防的有效手段和效益。

(3)采取的对策既有针对个体预防疾病的干预,更重视保障和促进人群健康的社会性措施。

二、预防医学的学科体系

从大的门类分,预防医学体系可分为流行病学、医学统计学、环境卫生科学、社会与行为科学以及卫生管理学 5 大学科。在理论体系上,流行病学和医学统计学为预防医学学科的基础方法学,用以了解和分析不同疾病的分布规律、找出决定健康的因素,评价干预方法效果。环境卫生科学(主要包括环境卫生、职业卫生、食品卫生、卫生毒理学、卫生微生物学、卫生化学)主要研究人们周围环境尤其是物质环境对人群健康影响的发生与发展规律,并通过识别、评价、利用或控制与人群健康有关的各种物质环境因素,达到保护和促进人群健康的目的。社会和行为科学(包括社会医学、健康教育与健康促进)是研究社会因素和行为对人群健康的影响,从而采取有针对的社会卫生和行为干预措施来促进人们的健康。卫生管理学(卫生法、卫生政策、卫生经济、医院管理)则是从管理学的角度,研究卫生体系内部有关的政策、经济效益以及管理制度和机制,从而保证卫生服务质量、效率、效果和效用。另外,还有妇幼卫生、儿少卫生等学科主要是针对不同特定人群的特点而设立的。

三、健康影响因素

要保护健康和预防疾病,首先要知道影响健康的因素是什么。预防医学把影响个体和人群健康状态的因素称为健康影响因素,即我们常说的影响健康的因素。随着医学模式的转变,我们对影响健康的因素了解越来越深入,主要包括如下方面:

1. 环境因素

(1) 社会经济环境

1) 社会制度与政策:社会制度是一定历史条件下形成的社会关系和社会活动的规范体系;社会政策是社会公共权威在一定的历史时期为达到一定目标而制定的行动方案和行为依据,它也是一定社会生活的行为准则和行为依据。社会制度与政策可通过不同的分配和福利制度、经济的发展模式、对卫生资源配置的影响以及影响人们的行为健康和选择等途径来影响人们的健康。

2) 个人收入和社会地位:研究表明收入和社会地位是重要的健康影响因素。健康状态每一步的改进都与经济收入和社会地位(的提高)有关。另外,一个合理繁荣和社会福利公平的社会,人们会享受到更高的健康水平。

3) 文化背景和社会支持网络:文化包括人们的信仰、价值观、行为规范、历史传统、风俗习惯、生活方式、地方语言和特定表象等,它通过潜移默化的作用影响着人们的健康。社会支持网络是一个人在社会中所形成的人际关系。良好的健康与家庭、朋友和社会的支持密切相关。

4）教育：健康状况与文化程度有密切关系。文化程度增加了就业和收入的机会，并提高了人们控制生活条件和自我保健的能力。

5）就业和工作条件：拥有控制工作条件和较少担心失去工作导致紧张的人们，会有更健康的身体，而失业明显与不良的健康有关。

（2）物质环境：影响健康的物质环境因素中，按照物质的性质可包括：①生物因素：外界环境中的各种生物因子，包括寄生虫、支原体、真菌、细菌、病毒等；②化学因素：生活和职业环境中的各种有机和无机化学物质，如农药、苯、铅、汞、二氧化硅粉尘、二氧化硫等；③物理因素：气温、气湿、气流、气压等气象条件，噪声和振动，电磁辐射和电离辐射等；④建筑环境：如住房、工作场所的安全，社区和道路的设计、绿化等。物理、化学和生物因素往往以空气、水、土壤和食物为载体，并通过呼吸道吸入、消化道消化吸收、皮肤渗入和被咬伤而进入人体；而建筑环境则通过影响人的行为来影响健康。

物理、化学和生物因素的来源一般包括：①自然环境中的各类物质；②工业生产的有害物质；③在农业耕种等条件下产生的各种有害因素。接触的地点可发生在家庭、学校、工作场所、社区等任何场所。如：

1）生活环境产生的有害物质：生活炉灶使用产生的有害物质有二氧化碳、一氧化碳、二氧化硫、二氧化氮、醛类、多环芳烃和灰分。烹调油烟也是室内污染的重要来源之一，它是一组混合性污染物，约有 200 余种成分。研究表明，烹调油烟冷凝物具有致突变性，是发生肺癌的危险因素。随着化学工业的发展，许多新的化学物质引入到了建筑材料、装饰材料（包括油漆与涂料）、家具与家庭用品中。用工业废渣或矿渣烧制成的砖瓦等建筑材料可能释放出有害的放射性物质，其中甲醛是室内主要的化学性污染物之一。吸烟更是室内重要有害物质的来源。卷烟点燃时会产生极高温度（900℃），产生的烟草烟雾中含有 4000 多种化学物质，如一氧化碳、一氧化二氮、甲醛、乙醇、甲烷、甲苯、氢氰酸、铅、铝、锌、镁等，其中多种物质具有致癌性。烟草烟气可分为吸烟者吸入体内的烟气即主流烟气（main stream smoke, MS），和烟草点燃后直接排入环境中的烟气即侧流烟气（side stream smoke, SS）。非吸烟者在吸烟的环境里吸入侧流烟气即为被动吸烟。长期被动吸烟是造成肺癌、心血管疾病、慢性呼吸系统疾病等的重要原因。生活污水（如洗衣粉使用、人畜粪便）的排放等是水中有害物质的主要来源。

2）职业环境产生的有害物质：在工业生产过程中，由原料到生产产品的各个环节都可能形成和排出污染物。其污染物的种类与生产的性质和工艺过程有关。例如，煤矿开采等产生的粉尘，蓄电池厂产生铅烟、铅尘,炼铝厂排放出氟化氢,温度计厂排放出汞蒸气等。工业生产中燃料如煤炭和石油的燃烧是最重要的大气污染来源。工业生产排放的废水、固体废弃物等污染水和土壤。

3)交通运输产生的有害物质:目前交通运输工具多使用汽油、柴油等液体燃料,燃烧后能产生大量氮氧化物、一氧化碳、多环芳烃、醛类等有害物质。

2. 行为与生活方式因素　生活方式是个人或群体在长期的社会化进程中形成的一种行为倾向或行为模式,这种行为模式受个体特征和社会关系所制约,是在一定的社会经济条件和环境等多种因素之间的相互作用下形成的。健康相关行为是指人类个体和群体与健康和疾病有关的行为,按照行为对行为者自身和他人健康状况的影响,健康相关行为可分为促进健康行为和危害健康行为。前者指个人或群体表现出的、客观上有利于自身和他人健康的行为;后者指偏离个人、他人和社会健康期望、不利于健康的行为。危害健康行为和生活方式包括不合理饮食、吸烟、过量饮酒、缺乏身体活动、不安全性行为、吸毒、药物依赖、驾车与乘飞机不系安全带等。行为与生活方式与慢性病的关系尤为密切,绝大多数慢性病都与四种行为危险因素密切相关:吸烟、过量饮酒、缺乏身体活动和不合理饮食(过多摄入饱和脂肪、精制糖、食盐,水果蔬菜摄入不足)。

3. 生物遗传因素　人体的生物学特征是健康的基本影响因素。遗传因素包括遗传、免疫、生长发育、衰老等。许多疾病与遗传因素有关,有的单基因遗传病直接与遗传因素有关。但是,绝大多数疾病是基因与环境和生活方式共同作用的结果。遗传因素也是造成机体对某些环境污染物易感的重要因素。肝肾功能不良的患者,由于其解毒、排泄功能受影响,暴露于环境污染物下易发生中毒。

4. 卫生服务　卫生服务尤其是维持和促进健康、预防疾病和损伤、健全的卫生机构,完备和质量保证的服务网络,一定的经济投入,公平合理的卫生资源配置,以及保证服务的可及性,对人群健康有着重要的促进作用。

健康影响因素是如何作用于人体来影响健康的?有许多学说对此进行解释,但目前普遍公认的是健康生态学模型。健康生态学模型强调个体和人群健康是个体因素、卫生服务以及物质和社会环境因素相互依赖和相互作用的结果,且这些因素间也相互依赖和相互制约,以多层面上交互作用来影响着个体和群体的健康。作为一种思维方式,它是总结和指导预防医学和公共卫生实践的重要理论模型。如图 3-1 所示,该模型的结构可分为 5 层:核心层是先天的个体特质如年龄、性别、种族和其他的生物学因素以及一些疾病的易感基因等；在这核心层之外是个体的行为特点；再外一层是个人、家庭和社区的人际网络；第四层是生活和工作的条件，包括心理社会因素、是否有工作以及职业的因素、社会经济地位（收入、教育、职业）、自然和人造环境（后者如交通、供水和卫生设施、住房以及城市规划的其他方面）、公共卫生服务、医疗保健服务等；最外一层（即宏观层面）是全球水平、国家水平乃至当地的社会（包括引起对种族、性别

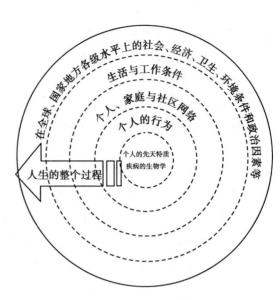

图 3-1 健康生态学模型

和其他差别的歧视和偏见的有关经济公平性、城市化、人口流动、文化价值观、观念和政策等）、经济、文化、卫生和环境条件，以及有关的政策等。尽管我们常察觉到的是包括基因敏感性在内的个体水平的健康影响因素对健康的作用，但从人群健康的角度看，宏观水平的条件和政策如社会经济与物质环境因素是起着根本决定性作用的上游因素，这些因素又间接影响着中游（心理和行为生活方式）和下游（生物和生理）因素，成为"原因背后的原因"。

四、三级预防策略

上述的各种健康影响因素，有些可导致急性、短期的健康问题，如许多的传染病、急性中毒，损害人的健康和功能；而对许多因素，是由于长期累计接触作用后，才导致疾病和最后功能的损害。在人的一生中，整个宏观的社会和物质环境，父母的基因、母亲怀孕以及婴幼儿时期的营养状况、家庭环境和社会关系的影响、个人的生活习惯和成年期的工作环境等对人一生的生理功能和精神心理等健康状况都有长期的影响。这些致病因素长期作用于人体，使重要组织和细胞发生病理改变，这种改变在致病因素的持续作用下以多因相连、多因协同或因因相连，使致病效应累积并超过机体的再生或修复能力，终于从代偿发展为失代偿，造成重要器官功能失调产生病理或临床症状，甚至死亡。我们将疾病从发生到结局（死亡或痊愈等）的全过程称为疾病自然史，其中有几个明确的阶段：①病理发生期；②症状发生前期，从疾病发生到出现最初症状或体征；③临床期，机

体出现形态或功能上的明显异常,从而出现典型的临床表现;④结局,疾病可以发展至缓解、痊愈、伤残或死亡。早期诊断、干预和治疗可以改变疾病的自然史。某些疾病可能有一定的先兆,早于病理改变阶段,表现出对某病的易患倾向,如血清胆固醇升高可能是冠心病的先兆。一个人从健康→疾病→健康(或死亡)可以认为是一个连续的过程,我们称其为健康疾病连续带。对于个体来说是这样,对于群体来说,一个群体从健康高分布(健康问题低分布)→健康低分布(健康问题高分布)→健康高分布(健康问题低分布),也是一个连续的过程,如传染病在某人群中的流行过程,这就是我们常说的疾病分布或健康问题分布的连续性。

基于疾病自然史的几个阶段以及健康疾病连续带的理论,危险因素作用于机体到疾病临床症状的出现,有一个时间的过程。人的健康问题的出现,是一个从接触健康危险因素、机体内病理变化从小到大,最后导致临床疾病发生和发展的过程。根据疾病发生发展过程以及健康影响因素的特点,把预防策略按等级分类,称为三级预防策略。

1. **第一级预防**　又称病因预防。在第一级预防中,如果在疾病的因子还没有进入环境之前就采取预防性措施,则称为根本性预防(primordial prevention)。它是从全球性预防战略和各国政府策略及政策角度考虑,建立和健全社会、经济、文化等方面的措施。如为了保障人民健康,从国家角度以法令或规程的形式,颁发了一系列的法规或条例,预防有害健康的因素进入国民的生活环境。

第一级预防包括针对健康个体的措施和针对整个公众的社会措施。

针对健康个体的措施,如:①个人的健康教育,注意合理营养和体格锻炼,培养良好的行为与生活方式;②有组织地进行预防接种,提高人群免疫水平,预防疾病;③做好婚前检查和禁止近亲结婚,预防遗传性疾病;④做好妊娠和儿童期的卫生保健;⑤某些疾病的高危个体服用药物来预防疾病的发生,即化学预防。

其次是针对公众健康所采取的社会和环境措施,如制定和执行各种与健康有关的法律及规章制度,有益于健康的公共政策,利用各种媒体开展的公共健康教育,防止致病因素危害公众的健康,提高公众健康意识和自控能力。如清洁安全饮用水的提供,针对大气、水源、土壤的环境保护措施,食品安全,公众体育场所的修建,公共场所禁止吸烟等。

2. **第二级预防**　在疾病的临床前期做好早期发现、早期诊断、早期治疗的"三早"预防工作,以控制疾病的发展和恶化。早期发现疾病可通过普查、筛检、定期健康检查、高危人群重点项目检查及设立专科门诊等。达到"三早"的根本办法是宣传,提高医务人员诊断水平和建立社会性高灵敏而可靠的疾病监测系统。对于某些有可能逆转、停止或延缓发展的疾病,则早期检测和预防性体格检查更为重要。对于传染病,除了"三早",尚需要做到疫情早报告及患者早隔离,即"五早"。

3. 第三级预防　对已患某些疾病的人,采取及时的、有效的治疗措施,防止病情恶化,预防并发症和伤残;对已丧失劳动力或残疾者,主要促使功能恢复、心理康复,进行家庭护理指导,使患者尽量恢复生活和劳动能力,能参加社会活动并延长寿命。

对不同类型的疾病,有不同的三级预防策略。但任何疾病,不论其致病因子是否明确,都应强调第一级预防。如大骨节病、克山病等,病因尚未肯定,但综合性的第一级预防还是有效的。又如肿瘤更需要第一级和第二级预防。有些疾病,病因明确而且是人为的,如职业因素所致疾病、医源性疾病,采取第一级预防,较易见效。有些疾病的病因是多因素的,则要按其特点,通过筛检、及早诊断和治疗会使预后较好,如心、脑血管疾病、代谢性疾病,除针对其危险因素,致力于第一级预防外,还应兼顾第二级和第三级预防。对那些病因和危险因素都不明,又难以觉察预料的疾病,只有施行第三级预防这一途径。

对许多传染病来讲,针对个体的预防同时也是针对公众的群体预防。如个体的免疫接种达到一定的人群比例后,就可以保护整个人群。而传染病的早发现、早隔离和早治疗,阻止其向人群的传播,也是群体预防的措施。有些危险因素的控制既可能是第一级预防,也是第二级、第三级预防。如高血压的控制,就高血压本身来讲,是第三级预防,但对脑卒中和冠心病来讲,是第一级预防。

对于许多慢性疾病来讲,健康的影响因素的作用往往是长期累积的结果。健康生命全程路径,就是基于上述的理论基础,研究孕期、婴幼儿期、青少年期以及成年期接触各种因素对健康的长期影响。健康生命全程路径对人群健康的实践意义是,采用预防措施越早,其保护和促进人群的健康效益就越大。我们可以通过把人生划分为几个明确的阶段("围生和婴幼儿期、青少年期、成年工作期和晚年期"四个时期),针对这些不同年龄组的人群在不同的场所(家庭、学校、工作场所、社区)中实施连续性预防服务措施,积极地、有针对性地开展预防,就可以有效地避免那些有害因素对健康的危害,充分地发挥人的生命潜能,保护劳动力,延长生命期限和改善生活质量;并且也能保证人生的不同阶段既能有效地获得有针对性的卫生服务,也不造成不必要的重复或遗漏,达到既高效又节省地促进人群健康的目的。所以它被认为是保证整个人群健康,促进健康老龄化的最佳途径。

三级预防措施的落实,可根据干预对象是群体或个体,分为社区预防服务和临床预防服务。社区预防服务是以社区为范围,以群体为对象开展的预防工作。临床预防服务是在临床场所,以个体为对象实施个体的预防干预措施。社区预防服务实施的主体是公共卫生人员,而临床预防服务则是临床医务人员。

第二节 临床预防服务

个体的预防有自我保健和专业人员指导的预防服务。下面简要介绍在临床场所由专业人员指导的预防服务,即临床预防服务。

一、临床预防服务概念及内容

临床预防服务指在临床场所对健康者和无症状的"患者"病伤危险因素进行评价,然后实施个体的干预措施来促进健康和预防疾病。这里说的无症状的"患者"是指因某一较轻的疾患来看病,但存在将来有可能发生严重疾病危险因素的那些就医患者。对后一严重疾病来讲,该患者还没有出现症状,但这是预防干预的好时机。在选择具体的措施时考虑的是能够对健康者和无症状的"患者"采取的预防方法,即只针对第一级预防和第二级预防,并且是临床医生能够在常规临床工作中提供的预防服务,如通过个体的健康咨询和筛检早期发现患者。

临床预防服务的内容通常有求医者的健康咨询(health counseling)、筛检(screening)、化学预防(chemoprophylaxis)和预防接种。

1. **健康咨询** 是通过收集求医者的健康危险因素,与求医者共同制订改变不良健康行为的计划,随访求医者执行计划的情况等一系列的有组织、有计划的教育活动,促使他们自觉地采纳有益于健康的行为和生活方式,消除或减轻影响健康的危险因素,预防疾病、促进健康、提高生活质量。它是临床预防服务中最重要的内容。根据当前疾病的危害情况,建议开展的健康咨询内容:劝阻吸烟;增进身体活动;增进健康饮食(合理膳食);保持正常体重;预防意外伤害和事故;预防人类免疫缺陷病毒(HIV)感染以及其他性传播疾病等。

2. **健康筛检** 指运用快速、简便的体格检查或实验室检查等手段,在健康人中发现未被识别的患者或有健康缺陷的人,以便及早进行干预,属于第二级预防。与许多单位一年一度的健康检查不同,临床预防服务健康筛检的特点是根据服务对象不同的年龄和性别,来确定间隔多长时间开展什么样的疾病检查。目前,通过筛检可有效地发现的早期疾病有:①定期测量血压:社区医生对辖区内 35 岁及以上常住居民,每年免费测量一次血压(非同日 3 次测量)。对第一次发现收缩压 ≥140mmHg 和(或)舒张压 ≥90mmHg 的居民在去除可能引起血压升高的因素后预约其复查,非同日 3 次测量血压均高于正常,可初步诊断为高血压。建议转到有条件的上级医院确诊并取得治疗方案,2 周内随访转诊结果,对已确诊的原发性高血压患者纳入健康管理。对可疑继发性高血压患者,及时转诊。如有六项指标【血压高值:收缩压 130~139mmHg 和(或)舒张压 85~89mmHg;超重(28kg/m² > 体重指数(body mass index,BMI)≥24kg/m²)或肥胖(BMI≥28kg/m²),和(或)腰围 ≥90cm 男性或腰围 ≥85cm 女性;高血压家族史;长期膳食高盐;长期每日饮白酒 ≥100ml;年龄 ≥55 岁)】中任意一项高危因素,建议每半年至少测量 1 次血压,并接受医务人员的生活方式指导。其他原因就诊者应常规测血压。②称量体重:建议成年人每 2 年至少测量 1 次身高、体重和腰围。BMI≥24kg/m² 的超重者,应进行减肥。超重并且腰围 ≥90cm 的男性或腰围 ≥85cm 的女性,发生并发症的危险性增加。③血脂的测定:建议 20~40 岁成年人至少每 5 年测量 1 次血脂(包括 TC、LDL-C、HDL-C 和 TG);建议 40 岁以上男性和绝经期后女性每年检测血脂;动脉粥样硬化性心血管疾病(ASCVD)患者及其高危人群,应每 3~6 个月测定 1 次血脂。因 ASCVD 住院患者,应在入院时或入院 24h 内检测血脂。④视敏度筛检:建议对 3~4 岁幼儿进行 1 次弱视和斜视检查,对 65 岁以上老年人进行青光眼筛检,具体筛检间隔由临床预防专业人员决定。⑤听力测试:定期询问和监测老年人听力以发现听力损害,具体筛检间隔由临床预防专业人员决定。⑥子宫颈癌筛检:建议有 3 年左右性生活(不晚于 21 岁)至 70 岁且保留宫颈的妇女,应每年进行 1 次巴氏涂片筛检,或每 2 年 1 次液基细胞学筛检;30 岁及以上妇女,连续 3 年以上正常(或阴性)的宫颈细胞学检查,且没有任何异常(或阳性)细胞学发现的妇女,可以 2~3 年筛检 1 次(除非有宫内己烯雌酚暴露史,HIV 阳性或免疫受损)。联合应用高危型 HPV DNA 检测者,可每 3 年行 1 次巴氏涂片和液基细胞学筛检。60~70 岁妇女,宫颈细胞学检查连续 3 次以上正常(或阴性)且没有异常(或阳性)细胞学发现的,细胞学和 HPV DNA 联合检测的频率,不应多于每 3 年 1 次。⑦乳腺癌筛检:建议 40~45 岁女性进行每年 1 次乳腺 X 线检查,对致密型乳腺(腺体为 c 型或 d 型)推荐与 B 超检查联合。46~69 岁女性每 1~2 年 1 次乳腺 X 线检查,对致密型乳腺推荐与 B 超检查联合。70 岁或以上女性每 2 年 1 次乳腺 X 线检查。对乳腺癌高危人群(直系亲属中有绝经前患乳腺癌史,既往有乳腺导管或小叶不典型增生或小叶原位癌的患者,既往行胸部放疗者),建议在 40 岁前应接受一般人群乳腺 X 线检查之外,还可以应用 MRI 等影像学手段筛检,推荐每年 1 次。⑧结肠、直肠癌筛检:建议所有人群从 50 岁开始进行一次粪便潜血或 DNA 的检查,如检查结果为阴性,建议每年 1 次粪便潜血或 DNA 检查;如检查结果为阳性,根据受检者的身体状况建议行肠镜、钡灌肠或 CT 结肠成像检查,如检查结果为阴性,建议每 5 年 1 次肠镜、CT 结肠成像或钡灌肠检查;乙状结肠镜、气钡双重造影和 CT 结肠成像如有显著阳性发现,需要进行结肠镜检查。如果条件允许,患者愿意接受有创检查,应该鼓励推行可同时检出早期癌变和腺瘤性息肉的检查方法(包括部分或全部内镜和影像检查)。有结直肠癌家族史的人群(只有 1 个一级亲属 <60 岁诊断为结直肠癌或进展性腺瘤或者 2 个一级亲属患结直肠癌或进展性腺瘤),推荐从 40 岁开始或比家族中最早确诊结直肠癌的年龄提前 10 年开始,每 5 年 1 次结肠镜检查。⑨口腔科检查:建议定期(每年 1 次)到口腔科医生那里进行检查,清除牙齿表面浮渣,以减少牙病的发生。

3. 化学预防 指对无症状的人使用药物、营养素(包括矿物质)、生物制剂或其他天然物质作为第一级预防措施,提高人群抵抗疾病的能力以预防某些疾病。已出现症状的患者服用上述任何一种物质来治疗疾病不在化学预防之列。有既往病史的人使用预防性化学物质亦不能称为化学预防。常用的化学预防方法有:对育龄或怀孕的妇女和幼儿补充含铁物质来降低罹患缺铁性贫血的危险;补充氟化物降低龋齿患病率;孕期妇女补充叶酸降低神经管缺陷婴儿出生的危险;对特定人群采用阿司匹林预防心脏病、脑卒中,以及某些肿瘤等。

二、个体健康危险因素评价与健康维护计划

健康危险因素评价指在临床工作中从采集病史、体格检查和实验室检查等过程中收集有关个体的危险因素信息,为下一步对危险因素的个体化干预提供依据。危险因素评价不应是一种独立于常规的患者诊疗过程的工作,而应该是通过适当的训练后,医生把危险因素评价成为采集病史、体格检查和实验室检查中不可缺失的一部分。如增加健康风险度的个人特征(如吸烟和家族史)一般可记录在病史里;通过仔细体格检查可以发现临床前疾病状态;而常规的实验室检查就可发现生理性的危险因素。

医生在进行健康危险因素评价的基础上,根据患者的年龄、性别,以及个体的危险因素,制订符合他/她本人的健康维护计划。健康维护计划指在特定的时期内,依据患者的年龄、性别及危险因素而计划进行的

一系列干预措施。具体包括：做什么、间隔多长时间做 1 次、什么时候做。按照临床预防服务的内容,预防干预活动一般包括：健康咨询指导、疾病的早期筛检、现患管理和随访等。

健康维护计划的一个重要内容是根据危险因素的评估以及患者的性别、年龄的信息,确定干预的措施,包括健康咨询、健康筛检、免疫接种和化学预防。由于危险因素与健康之间是多因多果的关系,采取的干预措施也应该是综合的。针对性的健康教育取决于患者本身有什么不良的生活行为方式。健康筛检主要是根据不同的性别和年龄,制订相应的干预计划。

第三节　社区公共卫生服务

预防医学另一重要的措施是对确定人群开展预防服务。这里的确定人群,首先指的是一个群体而不是个体,因此所采取的措施一般是公共卫生的措施。但与宏观的公共卫生措施不同,它主要针对的是某一确定的人群,如某一居住区域的人群、某一企业、某一单位、某一学校的人群。因此,就引入了社区的概念。

一、社区的概念

社区是指若干社会群体(家庭、氏族)或社会组织(机关、团体)聚集在某一地域里所形成的一个生活上相互关联的大集体。社区不完全等同于"行政区域"。两者有联系,也有区别。有联系的是,有的行政区与社区在地域上可能是重合的,如我国城市街道和农村的镇,因为它既是行政区,又由于它的主要社会生活是同类型的,所以,我国常把它们称为社区,但行政区是为了实施社会管理,依据政治、经济、历史文化等因素,人为地划定的,边界比较清楚。而社区则是人们在长期共同的社会生产和生活中自然形成的,其边界比较模糊。有时同一社区可划分为不同的行政区,而同一行政区却包含不同的社区。在我国,常常把人们居住的行政区域称为"生活社区",人们工作学习等区域称为"功能社区",如企业、单位、学校、医院等。

社区是个人及其家庭日常生活、社会活动和维护自身健康的重要场所和可用资源,也是影响个人及其家庭健康的重要因素。就预防工作来讲,服务的群体一般都是以周围人群为对象的,有它特定的服务半径和范围;许多疾病的传播和流行常带有地域性;当地环境条件的优劣直接影响人的健康;从文化上讲,一定区域有着特定的风土人情,直接影响着人的健康行为。所以,以社区为范围开展健康促进和疾病防治就有非常明确的针对性。从卫生服务讲,以社区为范围,则便于医患交往,便于家庭、亲属对患者的照顾。对卫生资源消费来说,加强社区卫生也有利于节约和减轻患者的负担。更为重要的是,通过社区服务网络,能有组织地动员群众参与,依靠社区群众自身的力量,改善社区的卫生环境,加强有利于群体健康发展的措施,达到提高社会健康水平的目的。在社区内还可依靠群众的互助共济解决个人无力承担的疾病问题,这既反映着我国民族的优良传统,也是健全社会健康保障体系的有效手段。

二、社区公共卫生及其实施的原则

社区公共卫生是人群健康的策略和原则在社区水平上的具体应用,即根据社区全体居民的健康和疾病的问题,开展有针对性的健康保护、健康促进以及疾病预防的项目,促进社区人群健康水平和提高生活质量,实现人群健康的均等化。社区全体居民健康的改善和维持应突出强调社区预防,强调通过社区公共卫生服务,针对社区需优先解决的健康问题,以全体社区居民为对象开展疾病预防和健康促进活动来促进社区的整体健康。在促进社区全体居民健康的实践中应遵循以下原则:

1. **以健康为中心** 人群健康策略的第一要素是关注全体人群的健康。确定社区预防服务以人的健康为中心,要求我们的服务应超越治疗疾病的范围,用更宽广的眼光去关注人群的健康问题。另外,健康不仅是卫生部门的责任,也是全社会的共同责任,所有部门都要把自己的工作和社区居民的健康联系起来,树立"健康为人人,人人为健康"的正确观念,努力维护和增进健康,促进社会的发展。对卫生部门来讲,必须将工作重点从疾病治疗转移到预防导致疾病的危险因素上来,促进健康和预防疾病,在扮演的角色上也应从提供者转换为参与者。

2. **以人群为对象** 强调社区预防服务应以维护社区内的整个人群的健康为准则。如以提高社区人群的健康意识,改变不良健康行为特点的社区健康教育、社区计划免疫、妇幼和老年保健、合理营养等,都是从整个社区人群的利益和健康出发的。

3. **以需求为导向** 这里所指的需求是由需要转化而来的需求。社区预防服务以需求为导向强调了服务的针对性和可及性。针对性是因为每个社区都有其自己的文化背景和环境条件,社区预防服务应针对社区本身的实际情况和客观需要,确定居民所关心的健康问题是什么,哪些是他们迫切想解决的问题,然后确定应优先解决的健康问题,寻求解决问题的方法,并根据居民的经济水平以及社区自己所拥有的资源,发展和应用适宜的技术为居民提供经济有效的卫生服务；另外，通过社区诊断，制订适合于自己社区特点的社区卫生项目，在执行项目过程中加强监测和评价，这样就符合社区本身的需求。坚持以需求为导向的原则，就要一切从实际出发，自下而上，克服"长官意志"和"专家说了算"的传统思维模式。从关心老百姓的需求着手，应用社会市场学去开辟服务的领域。

4. 多部门合作 在社会和经济高速发展的今天，许多相互关联的因素如环境污染、不良生活行为习惯、社会文化因素等共同影响着人们的健康。如果要降低社区内孕产妇死亡率，除需要社区内卫生人员做好产前检查，教会孕产妇自我保健知识外，家庭的经济收入、卫生保健制度、夫妻双方的文化程度、卫生设施的远近都与孕产妇死亡有密切的关系。解决这些问题涉及各个不同的部门，如仅靠卫生部门一家是无能为力的。再者，社区内许多部门如民政、教育、体育、商业等都在从事与健康有关的工作。但可利用的资源总是有限的，只有通过建立有效的合作程序，明确各自的职责，避免重复，才能产生更高的效率和更优的效果。因此，解决社区的任何一个健康问题都需要打破部门的界限，社区内民政、教育、环卫、体育、文化、公安等部门要增进了解，明确职责，齐心协力，优势互补，共同促进社区卫生和人群健康工作。卫生部门在社区卫生的责任体系中，承担组织和管理功能，对社区卫生服务中心和各站点的设置标准、技术规范、人员配备等进行业务指导和监督。

5. 人人参与 社区健康的重要内涵是支持社区确定他们自己的卫生需求，帮助群众解决自己的健康问题。因此，动员全社区的参与是社区预防服务的关键环节。要群众参与首先要让群众自己明确与他们切身利益密切相关的健康问题，行使自己的权利去改造环境，控制与健康有关的因素以确保健康的生活和促进健康。人人参与不仅是要老百姓开展与自己健康有关的事情，还应让他们参与到确定社区的健康问题、制订社区预防服务计划和评价等决策活动中来。这样既能有效地提高服务的水平和扩大服务的覆盖面，同时又能激发个人和社区对促进和改善健康的责任感，以及提高社区居民促进健康以及自我保健的能力，起到"授人以渔"之良性循环的效果。

三、国家基本公共卫生服务

国家基本公共卫生服务是指由政府根据特定时期危害国家和公民的主要健康问题的优先次序以及当时国家可供给能力（筹资和服务能力）综合选择确定，并组织提供的非营利的卫生服务。实施国家基本公共卫生服务项目是促进基本公共卫生服务逐步均等化的重要内容，也是我国公共卫生制度建设的重要组成部分。《国家基本公共卫生服务规范(第三版)》包括：居民健康档案管理、健康教育、预防接种、0~6岁儿童健康管理、孕产妇健康管理、老年人健康管理、高血压患者健康管理、2型糖尿病患者健康管理、严重精神障碍患者管理、肺结核患者健康管理，中医药健康管理、传染病及突发公共卫生事件报告和处理以及卫生计生监督协管服务。其执行主体是乡镇卫生院、村卫生室和社区卫生服务中心(站)等城乡基层医疗卫生机构。村卫生室、社区卫生服务站分别接受乡镇卫生院和社区卫生服务中心的业务管理，并合理承担基本公共卫生服务任务。城乡基层医疗卫生机构开展国家基本公共卫生服务接受当地疾病预防控制、妇幼保健、卫生计生监督等专业公共卫生机构的相关业务指导。因此，国家基本公共卫生服务主要是在社区实施的公共卫生服务项目。国家制订的《基本公共卫生服务规范》可作为为居民免费、自愿的基本公共卫生服务的参考依据，也可作为各级卫生行政部门开展基本公共卫生服务绩效考核的依据。

下面简单地陈述国家基本公共卫生服务。

1. 居民健康档案管理　建立辖区内常住居民，包括居住半年以上的户籍及非户籍居民的健康档案，并以0~6岁儿童、孕产妇、老年人、慢性病患者、严重精神障碍患者和肺结核患者等人群为重点。

2. 健康教育　对辖区内常住居民开展针对性的健康教育。内容包括：宣传普及《中国公民健康素养——基本知识与技能(2015年版)》配合有关部门开展公民健康素养促进行动对青少年、妇女、老年人、残疾人、0~6岁儿童家长等人群进行健康教育；开展合理膳食、控制体重、适当运动、心理平衡、改善睡眠、限盐、控烟、限酒、合理用药、戒毒等健康生活方式和可干预危险因素的健康教育；开展心脑血管、呼吸系统、内分泌系统、肿瘤、精神疾病等重点慢性非传染性疾病和结核病、肝炎、艾滋病等重点传染性疾病健康教育；开展食品安全、职业卫生、放射卫生、环境卫生、饮水卫生、计划生育、学校卫生等公共卫生问题健康教育；开展突发公共卫生事件应急处置、防灾减灾、家庭急救等健康教育；以及宣传普及医疗卫生法律法规及相关政策。

3. 预防接种　根据国家免疫规划疫苗免疫程序，对适龄儿童进行常规接种。在部分省份对重点人群接种出血热疫苗。在重点地区对高危人群实施炭疽疫苗、钩端螺旋体疫苗应急接种。根据传染病控制需要，开展乙型肝炎、麻疹、脊髓灰质炎等疫苗强化免疫或补充免疫、群体性接种工作和应急接种工作。负责预防接种的管理以及疑似预防接种异常反应的处理。

4. 0~6 岁儿童健康管理服务　对辖区内常住的 0~6 岁儿童开展相关的新生儿家庭访视;新生儿满月健康管理;婴幼儿健康管理;学龄前儿童健康管理;以及对健康管理中发现的有营养不良、贫血、单纯性肥胖等情况处理。

5. 孕产妇健康管理服务　对辖区内常住的孕产妇开展孕早期健康管理;孕中期健康管理;孕晚期健康管理;产后访视;以及产后 42 天健康检查。

6. 老年人健康管理服务　对辖区内 65 岁及以上常住居民每年提供 1 次健康管理服务,包括生活方式和健康状况评估、体格检查、辅助检查和健康指导。

7. 高血压患者健康管理服务　在对辖区内 35 岁及以上常住居民,每年免费测量血压一次(非同日三次测量)基础上,对辖区内 35 岁及以上原发性高血压患者每年要提供至少 4 次面对面的随访;根据原发性高血压患者的情况进行分类干预;对原发性高血压患者,结合随访每年进行 1 次较全面的健康检查。

8. 2 型糖尿病患者健康管理服务　对工作中发现的 2 型糖尿病高危人群进行有针对性的健康教育,建议其每年至少测量 1 次空腹血糖,并接受医务人员的健康指导;对确诊的 2 型糖尿病患者,每年提供 4 次免费空腹血糖检测,至少进行 4 次面对面随访;对确诊的 2 型糖尿病患者结合其情况进行分类干预;并结合随访每年进行 1 次较全面的健康体检。

9. 严重精神障碍患者管理服务　对辖区内常住居民中诊断明确、在家居住的严重精神障碍(严重精神障碍是指临床表现有幻觉、妄想、严重思维障碍、行为紊乱等精神病性症状,且患者社会生活能力严重受损的一组精神疾病。主要包括精神分裂症、分裂情感性障碍、偏执性精神病、双相障碍、癫痫所致精神障碍、精神发育迟滞伴发精神障碍。)患者进行信息管理;随访评估;分类干预;以及在患者病情许可的情况下,征得监护人和(或)患者本人同意后,结合随访每年进行 1 次健康检查。

10. 肺结核患者健康管理服务　对辖区内前来就诊的有肺结核可疑症状的居民或患者,在鉴别诊断的基础上,及时进行推介转诊;在 72 小时内访视辖区内确诊的常住肺结核患者;督导患者服药和随访管理服务,并根据肺结核患者情况进行分类干预;当患者停止抗结核治疗后,要对其进行结案评估。

11. 中医药健康管理服务　每年为 65 岁及以上老年人提供 1 次中医药健康管理服务,内容包括中医体质辨识和中医药保健指导。对辖区内 0~36 个月常住儿童在不同月龄时,对儿童家长进行相应的儿童中医药健康指导。

12. 传染病及突发公共卫生事件报告和处理服务

（1）传染病疫情和突发公共卫生事件风险管理：在疾病预防控制机构和其他专业机构指导下，协助开展传染病疫情和突发公共卫生事件风险排查、收集和提供风险信息，参与风险评估和应急预案制（修）订。突发公共卫生事件是指突然发生，造成或者可能造成社会公众健康严重损害的重大传染病疫情、群体性不明原因疾病、重大食物和职业中毒以及其他严重影响公众健康的事件。

（2）传染病和突发公共卫生事件的发现、登记：规范填写门诊日志、入／出院登记本、X线检查和实验室检测结果登记本或电子病历，电子健康档案自动生成规范的上述记录和检测结果。首诊医生在诊疗过程中发现传染病患者及疑似患者后，按要求填写《中华人民共和国传染病报告卡》或通过电子病历、电子健康档案自动抽取符合交换文档标准的电子传染病报告卡；如发现或怀疑为突发公共卫生事件时，按要求填写《突发公共卫生事件相关信息报告卡》。

（3）传染病和突发公共卫生事件相关信息报告

1）报告程序与方式：具备网络直报条件的机构，在规定时间内进行传染病和（或）突发公共卫生事件相关信息的网络直报；不具备网络直报条件的，按相关要求通过电话、传真等方式进行报告，同时向辖区县级疾病预防控制机构报送《传染病报告卡》和（或）《突发公共卫生事件相关信息报告卡》。

2）报告时限：发现甲类传染病和乙类传染病中的肺炭疽、传染性非典型肺炎、埃博拉出血热、人感染禽流感寨卡病毒病、黄热病、拉沙热、列谷热、西尼罗病毒等新发输入传染病患者和疑似患者，或发现其他传染病、不明原因疾病暴发和突发公共卫生事件相关信息时，应按有关要求于2小时内报告。发现其他乙、丙类传染病患者、疑似患者和规定报告的传染病病原携带者，应于24小时内报告。

3）订正报告和补报：发现报告错误、报告病例转归或诊断情况发生变化时，应及时对《传染病报告卡》和（或）《突发公共卫生事件相关信息报告卡》等进行订正；对漏报的传染病病例和突发公共卫生事件，应及时进行补报。

（4）传染病和突发公共卫生事件的处理

1）患者医疗救治和管理：按照有关规范要求，对传染病患者、疑似患者采取隔离、医学观察等措施，对突发公共卫生事件伤者进行急救，及时转诊，书写医学记录及其他有关资料并妥善保管，尤其是要按规定做好个人防护和感染控制,严防疫情传播。

2)传染病密切接触者和健康危害暴露人员的管理:协助开展传染病接触者或其他健康危害暴露人员的追踪、查找,对集中或居家医学观察者提供必要的基本医疗和预防服务。

3)流行病学调查:协助对本辖区患者、疑似患者和突发公共卫生事件开展流行病学调查,收集和提供患者、密切接触者、其他健康危害暴露人员的相关信息。

4)疫点疫区处理:做好医疗机构内现场控制、消毒隔离、个人防护、医疗垃圾和污水的处理工作。协助对被污染的场所进行卫生处理,开展杀虫、灭鼠等工作。

5)应急接种和预防性服药:协助开展应急接种、预防性服药、应急药品和防护用品分发等工作,并提供指导。

6)宣传教育:根据辖区传染病和突发公共卫生事件的性质和特点,开展相关知识技能和法律法规的宣传教育。

(5)协助上级专业防治机构做好结核病和艾滋病患者的宣传、指导服务以及非住院患者的治疗管理工作,相关技术要求参照有关规定。

13. 卫生计生监督协管服务

(1)食源性疾病及相关信息报告:发现或怀疑有食源性疾病、食品污染等对人体健康造成危害或可能造成危害的线索和事件,及时报告。

(2)饮用水卫生安全巡查:协助卫生计生监督机构对农村集中式供水、城市二次供水和学校供水进行巡查,协助开展饮用水水质抽检服务,发现异常情况及时报告;协助有关专业机构对供水单位从业人员开展业务培训。

(3)学校卫生服务:协助卫生计生监督机构定期对学校传染病防控开展巡访,发现问题隐患及时报告;指导学校设立卫生宣传栏,协助开展学生健康教育。协助有关专业机构对校医(保健教师)开展业务培训。

(4)非法行医和非法采供血信息报告:协助定期对辖区内非法行医、非法采供血开展巡访,发现相关信息及时向卫生计生监督机构报告。

(5)计划生育相关信息报告:协助卫生计生监督执法机构定期对辖区内计划生育机构计划生育工作进行巡查,协助辖区内与计划生育相关的活动开展巡防,发现相关信息及时报告。

四、职业病的管理

除了上面"传染病和突发公共卫生事件报告和处理服务"中介绍的传染病和突发公共卫生事件的处理外,在医学领域里有一类特殊的疾病——职业病，它不仅与预防有密切的关系，在其管理方面还有特定的要求，下面简要介绍。

（一）职业病概念

人们在工作环境中因直接接触职业性有害因素所导致的疾病称为职业病。各国根据本国的经济条件和科技水平以及诊断、医疗技术水平，规定了各自的职业病名单，并用法令的形式所确定，即立法意义上的"法定职业病"。《中华人民共和国职业病防治法》将职业病定义为"企业、事业单位和个体经济组织的劳动者在职业活动中，因接触粉尘、放射性物质和其他有毒、有害物质等因素而引起的疾病"。我国的职业病分为10大类132个病种，包括：①职业性尘肺病及其他呼吸系统疾病：尘肺病13种；其他呼吸系统疾病6种；②职业性皮肤病9种；③职业性眼病3种；④职业性耳鼻喉口腔疾病4种；⑤职业性化学中毒60种；⑥物理因素所致职业病7种；⑦职业性放射性疾病11种；⑧职业性传染病5种；⑨职业性肿瘤11种；⑩其他职业病3种，包括金属烟热、滑囊炎（限于井下工人）和股静脉血栓综合征、股动脉闭塞症或淋巴管闭塞症（限于刮研作业人员）。

如果职业因素不是疾病发生和发展的唯一直接因素，而是诸多因素之一，并且职业因素影响了健康，促使潜在的疾病显露或加重已有疾病的病情，而且通过控制有关职业因素，改善生产劳动环境，可使所患疾病得到控制或缓解，这类疾病称为工作有关疾病。常见的工作有关疾病有：矿工的消化性溃疡；建筑工的肌肉骨骼疾病（如腰背痛）；与职业有关的肺部疾病等。工作有关疾病应与职业病相区别。

（二）职业病的特点

职业病具有下列五个特点：

1. 病因明确，为职业性有害因素，控制病因或作用条件，可消除或减少疾病发生。

2. 病因与疾病之间一般存在接触水平（剂量）-效应（反应）关系，所接触的病因大多是可检测和识别的。

3. 群体发病，在接触同种职业性有害因素的人群中常有一定的发病率，很少只出现个别患者。

4. 早期诊断、及时合理处理，预后康复效果较好。大多数职业病目前尚无特殊治疗方法，发现愈晚，疗效也愈差。

5. 重在预防，除职业性传染病外，治疗个体无助于控制人群发病。职业病诊断应当由经省、自治区、直辖市人民政府卫生行政部门批准的医疗卫生机构承担。职业病诊断证明书应当由参与诊断的取得职业病诊断资格的执业医师签署，并经承担职业病诊断的医疗卫生机构审核盖章。

职业健康检查应当由取得《医疗机构执业许可证》的医疗卫生机构承担。卫生行政部门应当加强对职业健康检查工作的规范管理,具体管理办法由国务院卫生行政部门制定。

(三)职业病管理

职业病的管理主要涉及职业病诊断管理、职业病报告管理及职业病患者的治疗与康复、处理办法等内容。《中华人民共和国职业病防治法》(简称《职业病防治法》)是职业病管理的国家法律。《职业病防治法》规定,职业病诊断应由省级以上政府卫生行政部门批准的医疗卫生机构承担,这就是实行必要的准入制度;该法对职业病诊断的依据和标准、职业病鉴定的组织与鉴定行为、用人单位在职业病诊断与鉴定期间的法律义务、职业病的报告以及职业病患者的待遇等,都做出了详细规定。

(傅 华　刘宝花)

参 考 文 献

1. 傅华. 预防医学. 第 6 版. 北京:人民卫生出版社,2013.
2. 国家卫生健康委. 国家基本公共卫生服务规范(第三版).［2017-2］http://www.nhfpc.gov.cn/ewebeditor/uploadfile/2017/04/20170417104506514.pdf

第四章

常见慢性病

第一节　概　　述

慢性非传染性疾病,简称"慢性病",表现为一种疾病长期持续存在的状态,其主要特点包括:①病因复杂,其发病与不良行为和生活方式密切相关;②起病隐匿,潜伏期较长,没有明确的起病时间;③病程较长,随着疾病的发展,表现为功能进行性受损或失能;④难以治愈,疾病一旦发生,表现为不可逆转,很难彻底治愈;⑤预后较差,疾病后期致残率和致死率高,已经成为全球死亡与疾病负担的主要病因。

本章内容包括我国慢性病流行现状、主要危险因素及其社会危害,并对恶性肿瘤、高血压、2 型糖尿病、冠状动脉粥样硬化性心脏病、脑卒中、慢性阻塞性肺疾病以及超重、肥胖、骨质疏松和口腔疾病等与健康管理密切相关的主要慢性病的相关概念、流行病学、诊断方法和危险因素等分别简要介绍,对这些慢性病的干预,将于本书其他相关章节详细叙述。

一、我国慢性病流行现状

我国慢性病防控形势十分严峻,截止到 2012 年,因慢性病导致的死亡占总死亡的 85%,脑血管病、恶性肿瘤、呼吸系统疾病和心脏病位列城乡死亡的前四位,45% 的慢性病患者死于 70 岁之前,全国因慢性病过早死亡的占早死总人数的 75%。慢性病相关危险因素在人群中普遍存在,中国有 3 亿人吸烟,80% 的家庭人均食盐和食用油摄入量超标,18 岁以上成人经常参加体育锻炼的比例不到 12%。目前,慢性病造成的疾病负担占我国总疾病负担的 70%,如不采取强有力的措施,未来 20 年中国 40 岁以上人群中主要慢性病患者人数将增长 1~2 倍,慢性病导致的疾病负担将增长 80% 以上。慢性病发病率的快速增长,除慢性病危险因素的广泛流行外,还与我国的经济、社会、人口和医疗服务等因素密切相关。一方面,随着人们生活水平的不断提高,人均预期寿命不断增长,老年人口数量不断增加,我国慢性病患者的基数也在不断扩大;另一方面,随着公共卫生和医疗服务水平的不断提升,慢性病患者的生存期也在不断延长。慢性病已成为严重危及居民健康的重大公共卫生问题,我国慢性病的防控任务任重而道远。

二、慢性病主要危险因素

慢性病的发生与流行往往不是单一危险因素所致,一种慢性病常常是多个危险因素共同作用的结果,同时,一个危险因素也可以导致多种慢性病的发病风险增加。慢性病危险因素的多向协同作用主要表现为一因多果、一果多因、多因多果和互为因果的交叉关系,多个危险因素的并存将使个体发病风险倍增,而不是简单的单个危险因素风险相加。

基于健康管理的策略,我们可以将慢性病危险因素分为可改变的危险因素和不可改变的危险因素两大类。其中,可改变的危险因素如果没有得到有效控制,便可进一步演变为中间危险因素并导致各种慢性病的发生。之所以称之为中间危险因素,是因为它们既是可改变危险因素和不可改变危险因素共同作用所带来的异常结果,同时也是导致多种慢性病发生的直接危险因素,换言之,中间危险因素既是上游危险因素的结果,也是下游疾病的原因。慢性病不可改变的危险因素包括年龄、性别、种族、遗传;慢性病可改变的危险因素主要为吸烟、过量饮酒、不合理膳食、缺乏身体活动、不良心理精神因素以及自然和社会环境因素等;中间危险因素主要包括高血压、高血糖、血脂异常、超重或肥胖等,见表4-1-1。

表4-1-1 基于健康管理的慢性病风险因素

不可改变危险因素	可改变危险因素	中间危险因素
年龄	吸烟	高血压
性别	过量饮酒	高血糖
种族	不合理膳食	血脂异常
遗传	缺乏身体活动	超重或肥胖
	*其他因素	

注:*其他因素指不良心理精神因素以及自然和社会环境因素等

下面从健康管理的实际需要出发,主要介绍可改变危险因素,中间危险因素详见本章有关内容。

1. 吸烟 吸烟可引起多种慢性病,如心脑血管疾病、多种恶性肿瘤以及慢性阻塞性肺疾病等。20世纪末全球每年死于吸烟的人数达400万，有预测到2030年，吸烟导致死亡的人数将增至1000万，其中70%发生在发展中国家。我国每年死于吸烟的人数为75万人，至2025年后将增至300万，这主要是因为我国人群吸烟状况严重，据统计，全国15岁以上总吸烟人数3.56亿，其中男性吸烟者达3.4亿。

2. 过量饮酒 研究显示，适量饮酒对机体的影响仍有争议，但研究结果一致表明，过量饮酒与心血管系统疾病、恶性肿瘤和肝脏疾病有关，饮酒量越大，对机体的危害越严重。大量饮酒可致肝癌的死亡率增加50%，酗酒还是急性心脑血管事件发生的重要诱因之一。

3. 不合理膳食 慢性病的发生与膳食方式和膳食结构有密切关系，主要表现为：①食物中脂肪摄入过多，尤其是饱和脂肪酸和反式脂肪酸摄入过多与心血管疾病和多种恶性肿瘤密切相关；②部分维生素摄入不足与某些恶性肿瘤的发病有关；③膳食纤维摄入不足可致结肠癌和直肠癌发病率增高；④膳食总热量摄入过多导致超重或肥胖，而后者又是多种慢性病发病的重要原因；⑤食盐摄入过多，高盐饮食与消化道疾病和心血管疾病发病有关。

4. 缺乏身体活动 这是慢性病最主要的危险因素之一，其与高血压、脑卒中、冠心病、糖尿病、多种恶性肿瘤和骨质疏松等多种慢性病的发生有关，缺乏身体活动也是超重或肥胖的重要原因。

5. 其他因素 与慢性病相关的其他风险因素主要包括不良心理精神因素、自然环境和社会环境因素等。长期的心理压力、精神紧张或负面情绪等不良心理精神因素与心血管疾病和一些恶性肿瘤的发病有关。人类赖以生存的水、空气、土壤和食物等环境污染是多种慢性病发病的重要原因之一。现代社会所面临的紧张的生活和工作状态、中国传统的高盐高脂等饮食习惯、诸多传统的不健康的生活方式等都是社会因素的不同体现形式。

三、慢性病主要社会危害

1. 慢性病严重危害居民健康 慢性病发病率高、病程长、预后差、并发症多、残疾率和死亡率高，严重危及居民身心健康。由于慢性病大多为终身性疾病，因此，一方面，疾病本身及其并发症给患者带来巨大的身心痛苦，严重降低患者生活质量，缩短患者健康寿命；另一方面，患者长期的就医需求和生活照护也给社会和家庭带来巨大的压力，致使许多家庭不堪重负。

2. 慢性病不断加重经济负担 由于慢性病发病率的不断攀升，患病人数不断增加，导致居民卫生服务需求增长和卫生服务利用上升加快，给个人、家庭、社会和国家带来沉重的经济负担，某些地区甚至陷入因病致贫和因病返贫的困境。

第二节　恶性肿瘤

恶性肿瘤，是一大类疾病的统称，这些疾病的共同特征是体内某些细胞丧失了正常调控，出现无节制的生长和异常分化，并发生局部组织浸润和远处转移。恶性肿瘤从组织学上分为上皮性的癌、非上皮性的肉瘤及白血病。

恶性肿瘤可发生于任何年龄，任何器官的任何组织，其发病与有害环境因素、不良生活方式及遗传易感性密切相关。早期发现的恶性肿瘤多数有可能治愈。

一、恶性肿瘤流行状况

《2013 年中国肿瘤登记年报》显示，我国肿瘤发病和死亡情况逐年增高。中国新增 307 万恶性肿瘤患者并造成约 220 万人死亡，分别占全球总量的 21.9% 和 26.8%。年报显示，我国每年新发恶性肿瘤病例约为 60 万，肺癌居恶性肿瘤发病率第一位，乳腺癌居女性发病率第一位。

根据国家恶性肿瘤中心 2009 年登记，恶性肿瘤发病率前 10 位的肿瘤依次为：肺癌（48.87/10 万）、肝癌（30.00/10 万）、胃癌（27.23/10 万）、结直肠癌（12.94/10 万）、食管癌（11.76/10 万）、胰腺癌（8.25/10 万）、白血病（4.64/10 万）、淋巴瘤（4.30/10 万）、脑肿瘤（3.83/10 万）和乳腺癌（3.49/10 万）。2009 年登记，恶性肿瘤死亡率前 10 位的肿瘤依次为：肺癌（57.63/10 万）、胃癌（38.54/10 万）、结直肠癌（34.00/10 万）、肝癌（30.89/10 万）、乳腺癌（22.94/10 万）、食管癌（14.53/10 万）、甲状腺癌（11.42/10 万）、胰腺癌（9.62/10 万）、宫颈癌（9.39/10 万）和淋巴瘤（9.12/10 万）。

到 2015 年，恶性肿瘤发病率前 10 位：肺癌、胃癌、食管癌、肝癌、结直肠癌、乳腺癌、宫颈癌、脑肿瘤、胰腺癌、甲状腺癌。

60 岁以下男性中，肝癌是最常见和死亡率最高的恶性肿瘤，其次是肺癌和胃癌。60~74 岁男性肺癌和胃癌高发，75 岁以上男性肺癌高发。男性恶性肿瘤新发和死亡病例多出现在 60~74 岁人群。女性恶性肿瘤病例高发于 60~74 岁年龄段人群。

30 岁以下女性甲状腺癌发病率最高，30~59 岁女性乳腺癌高发，60 岁以上女性则是肺癌高发。乳腺癌是 45 岁以下女性最常见恶性肿瘤死因，其次是肺癌。

二、恶性肿瘤的危险因素

恶性肿瘤发生的原因非常复杂,但大体可分为先天性因素及后天环境因素。少数恶性肿瘤的发生主要和先天性因素有关,但大多数恶性肿瘤,主要和后天环境及个人生活方式因素有关。我国恶性肿瘤的主要危险因素依次为吸烟、HBV感染、膳食不合理及职业危害等。

1. 吸烟　是多种恶性肿瘤主要或重要的危险因素。在我国,80%以上的肺癌由吸烟引起。我国肺癌超过恶性肿瘤总死因的20%,而且发病率及死亡率增长最为迅速,是我国的第一大恶性肿瘤。吸烟也是口腔癌、喉癌、食管癌及胃癌等的重要危险因素。

2. 乙型肝炎病毒及其他病毒感染　我国HBV的感染率达60%,HBV的携带率大于10%,是造成慢性肝炎、肝硬化及肝癌的主要原因。其他与人类恶性肿瘤有关的病毒感染包括:人乳头状瘤病毒与宫颈癌,巨细胞病毒与卡波西肉瘤,以及EB病毒与Burkitt淋巴瘤、免疫母细胞淋巴瘤和鼻咽癌等。

3. 膳食营养因素　热量摄入过多和身体活动不足引起的肥胖和多种恶性肿瘤,如大肠癌、子宫内膜癌、绝经后乳腺癌等肿瘤的发生有关。而在贫困地区,一些营养素的缺乏也与某些恶性肿瘤的高发密切相关,如硒的缺乏与食管癌。

另外,饮酒与口腔癌、咽癌、喉癌、直肠癌有关。长期饮酒可导致肝硬化继而可能与肝癌有联系。饮酒可增加吸烟致癌的危险性。由于食物污染、变质而产生或人工添加的许多化学物质,如亚硝胺、黄曲霉毒素、苯并芘等,也和多种恶性肿瘤的发生有关。

4. 职业危害　有些职业性接触的化学物具有致癌性。随着经济的发展,我国职业危害及由此所致恶性肿瘤呈逐渐严重趋势。我国卫生部已将石棉所致肺癌、间皮瘤,苯所致白血病,砷所致肺癌、皮肤癌等明确为职业性恶性肿瘤。

5. 其他环境因素　电离辐射,包括医源性X线,可引起人类多种恶性肿瘤,如急性和慢性粒细胞白血病等。紫外线照射则是皮肤癌明确的病因。

三、恶性肿瘤的筛查和早期诊断

恶性肿瘤的早期发现、早期诊断及早期治疗是降低死亡率及提高五年生存率的主要策略。目前,我国就诊恶性肿瘤患者中,早期病例占19%,较日韩欧美发达国家(50%~60%)有较大差距。但迄今为止,经临床试验证实有效的恶性肿瘤筛查方法逐渐增多。以李兆申院士为首的专家团队,2017 年探索出有效筛查早期胃癌的路径,即问卷、胃功能检查(胃泌素及胃蛋白酶)、胃镜检查,极大地提高了筛查效率。对肺癌高危人群实施低剂量螺旋 CT 检查,被证实是早期肺癌筛查的有效方法,加之人工智能辅助诊断系统的应用,提高了低剂量螺旋 CT 检查对肺癌的诊断效率。经过长达 5 年的多中心研究探索,城市女性两癌(乳腺癌、宫颈癌)筛查技术已经得到验证,乳腺癌的筛查流程是乳腺超声检查、乳腺 X 线检查(俗称钼靶)、乳腺穿刺活检;宫颈癌的筛查流程是乳头状病毒检查(HPV)、脱落细胞检查(TCT)。我国近年来大肠癌发病的上升趋势显著,危害日益严重,且通过筛查可有效降低其死亡率,应是筛查的重点肿瘤。在国内开展了大肠癌筛查的研究,便潜血、肿瘤标记物、肠镜检查,是早期大肠癌筛查的主要技术手段,但尚未形成成熟的技术路径。食管癌、肝癌、鼻咽癌、前列腺癌及甲状腺癌,尽管新的检查、检测技术在临床不断涌现和采纳,但尚未形成技术路径,未形成公认的筛查和早诊早治方案。有研究提示,对乙型肝炎病毒感染者,恰当使用甲胎蛋白测定,有可能降低肝癌死亡率,因此可考虑在相应的高发区特定的人群中测定甲胎蛋白筛查肝癌。

第三节　高　血　压

高血压是一种以动脉血压持续升高为特征的进行性心血管损害性疾病,是全球人类最常见的慢性病,是冠心病、脑血管病、慢性肾脏疾病发生和死亡的最主要的危险因素。

一、高血压病的流行病学

1. **高血压患病率**　《中国心血管病报告 2015》指出,在过去的 50 多年里,于 1958~1959 年、1979~1980 年、1991 年和 2002 年共进行过 4 次全国范围内的高血压抽样调查,全国 15 岁以上人群高血压患病率分别为5.1%、7.7%、13.6% 和 17.6%。虽然各次调查的规模、年龄和诊断标准不尽一致,但基本上较客观地反映了我国人群 50 年来高血压患病率的明显上升趋势。《中国居民营养与慢性病状况报告 2015》发布资料显示,2012年中国 18 岁及以上成人高血压患病率为 25.2%;患病率城市高于农村(26.8% vs 23.5%),男性高于女性,并且随年龄增加而显著增高。中国高血压患者为 2.7 亿。

2. **儿童高血压患病率**　《中国居民营养与慢性病状况报告(2015 年)》显示,儿童高血压:2010 年,中国儿童高血压患病率为 14.5%,且男生高于女生(16.1% vs 12.9%),儿童高血压患病率随年龄增加呈上升趋势。

3. 血压正常高值的检出率　1991 年到 2009 年《中国健康与营养研究（CHNS）》在九省分别于 1991 年、1993 年、1997 年、2000 年、2004 年、2006 年和 2009 年对 18 岁及以上成人进行了 7 次横断面调查，结果显示，血压正常高值的检出率从 1991 年的 29.4% 增加到 2009 年的 38.7%，呈明显上升趋势。

4. 高血压的知晓率、治疗率、控制率　1991 年到 2009 年间 CHNS 对 9 省 18 岁及以上人群进行的 7 次横断面调查，人群高血压知晓率、治疗率和控制率 1991 年分别是 22.4%、12.0%、3.0%，2009 年分别是 26.1%、22.8%、6.1%。整体来看，高血压的知晓率、治疗率、控制率呈上升趋势，但依旧处于较低水平。

5. 高血压管理情况　《中国防治慢性病中长期规划(2017—2025 年)》提出，高血压患者的管理人数，由 2017 年的基线 8835 万人，到 2020 年、2025 年，分别达到 1 亿、1.1 亿人；高血压患者规范管理率，由 2017 年的基线 50%，到 2020 年、2025 年，分别达到 60%、70%。

二、高血压的诊断

（一）高血压相关概念和诊断标准

临床上高血压诊断标准为：经非同日 3 次测量血压，收缩压 ≥140mmHg 和（或）舒张压 ≥90mmHg。

原因不明的高血压称为原发性高血压，大都需要终身治疗。由某些疾病引起的血压增高称为继发性高血压，占高血压的 5%~10%，其中许多可经特异性治疗获得根治，如原发性醛固酮增多症、肾血管性高血压等，通过手术等治疗可痊愈。因此，初诊原发性高血压时，应尽可能排除继发性高血压。白大衣高血压是指患者到医疗机构测量血压高于 140/90mmHg，但动态血压 24 小时平均值 <130/80mmHg 或家庭自测血压值 <135/85mmHg。隐性高血压是指患者到医疗机构测量血压 <140/90mmHg，但动态血压 24 小时平均值高于 130/80mmHg 或家庭自测血压值高于 135/85mmHg。

（二）血压测量标准方法

血压测量有 3 种方式，即诊室血压、自测血压、动态血压。一般讲，诊室血压水平高于自测血压和动态血压 24 小时平均水平。自测血压水平接近动态血压 24 小时平均水平。

1. 诊室血压测量方法　诊室血压是指患者在医疗单位由医护人员测量的血压。目前，高血压诊断一般以诊室血压为准。目前诊室血压测量主要用水银血压计，其测量方法如下。

（1）选择符合标准的水银柱式血压计或符合国际标准及中国高血压联盟（CHL）认证的电子血压计进行测量。一般不提倡使用腕式或手指式电子血压计。

（2）袖带的大小适合患者的上臂臂围，至少覆盖上臂的 2/3。

（3）被测量者测量前 30 分钟内应避免进行剧烈运动、进食、喝含咖啡的饮料、吸烟、服用影响血压的药物；精神放松、排空膀胱；至少安静休息 5 分钟。

（4）被测量者应坐于有靠背的坐椅上，裸露右上臂，上臂及血压计与心脏处同一水平。老年人、糖尿病患者及出现体位性低血压情况者，应加测站立位血压。

（5）将袖带紧贴缚在被测者上臂，袖带下缘应在肘弯上 2.5cm，用水银柱式血压计时将听诊器胸件置于肘窝肱动脉搏动明显处。

（6）在放气过程中仔细听取柯氏音，观察柯氏音第 I 时相（第 I 音）和第 V 时相（消失音）。收缩压读数取柯氏音第 I 音，舒张压读数取柯氏音第 V 音。12 岁以下儿童、妊娠妇女、严重贫血、甲状腺功能亢进、主动脉瓣关闭不全及柯氏音不消失者，以柯氏音第 IV 音（变音）作为舒张压读数。

（7）确定血压读数：所有读数均应以水银柱凸面的顶端为准；读数应取偶数；电子血压计以显示血压数据为准。

（8）应间隔 1~2 分钟重复测量，取两次读数平均值记录。如果收缩压或舒张压的两次读数相差 5mmHg 以上应再次测量，以 3 次读数平均值作为测量结果。

2. 自测血压　家庭自我测量血压（自测血压）是指受测者在诊室外的其他环境所测量的血压。自测血压可获取日常生活状态下的血压信息，帮助排除白大衣性高血压，检出隐性高血压，对增强患者诊治的主动参与性、改善患者治疗依从性等方面具有优点。现已作为测量血压的方式之一。但对于精神焦虑或根据血压读数常自行改变治疗方案的患者，不建议自测血压。对新诊断的高血压，建议家庭自测血压连续 7 天，每天早晚各 1 次，每次测量 3 遍；去掉第 1 天血压值，仅计算后 6 天血压值，根据后 6 天血压平均值，为治疗决定提供参考。血压稳定后，建议每周固定一天自测血压，于早上起床后 1 小时，服降压药前测量坐位血压。血压不稳定或未达标的，建议增加自测血压的频率。推荐使用符合国际标准的上臂式全自动或半自动电子血压计。一般而言，自测血压值低于诊室血压值。正常上限参考值为 135/85mmHg。

3. 动态血压　动态血压是指患者佩戴动态血压监测仪记录的 24 小时血压。动态血压测量应使用符合国际标准的监测仪。动态血压的正常值国内参考标准为：24小时平均值 <130/80mmHg，白昼平均值 <135/85mmHg，夜间平均值 <120/70mmHg。正常情况下，夜间血压均值比白昼血压均值低 10%~15%。动态血压监测在临床上可用于诊断白大衣性高血压。

三、高血压发病的危险因素

高血压发病机制尚未明确，现有研究认为与遗传和环境因素有关。大部分高血压发生与环境因素有关，环境因素主要指不良生活方式。高血压的危险因素较多，比较明确的是超重／肥胖或腹型肥胖、高盐饮食、长期过量饮酒、长期精神过度紧张。以上为可改变的危险因素，而性别、年龄和家族史是不可改变的危险因素。我国人群高血压发病的主要危险因素有：

（一）高钠、低钾膳食

人群中，钠盐（氯化钠）摄入量与血压水平和高血压患病率呈正相关，而钾盐摄入量与血压水平呈负相关。膳食钠／钾比值与血压的相关性甚至更强。我国 14 组人群研究表明，膳食钠盐摄入量平均每天增加 2g，收缩压和舒张压分别增高 2.0mmHg 和 1.2mmHg。

高钠、低钾膳食是我国大多数高血压患者发病最主要的危险因素。我国大部分地区，人均每天盐摄入量 12~15g 以上。在盐与血压的国际协作研究（INTERMAP）中，反映膳食钠／钾量的 24 小时尿钠／钾比值，我国人群在 6 以上，而西方人群仅为 2~3。

（二）体重超重和肥胖

我国 24 万成人数据汇总分析表明，BMI≥24kg/m² 者患高血压的危险是体重正常者的 3~4 倍，患糖尿病的危险是体重正常者的 2~3 倍，具有两项及两项以上危险因素的患高血压及糖尿病危险是体重正常者的 3~4 倍。BMI≥28kg/m² 的肥胖者中 90% 以上患上述疾病，或有危险因素聚集。男性腰围≥90cm、女性≥85cm 者患高血压的危险为腰围低于此界线者的 3.5 倍，其患糖尿病的危险为腰围低于此界线者的 2.5 倍，其中有两项及两项以上危险因素聚集者的高血压及糖尿病患病危险为正常体重的 4 倍以上。我国人群血压水平和高血压患病率北方高于南方，与人群体质指数差异相平行。基线体质指数每增加 3,4 年内发生高血压的危险女性增加 57%，男性增加 50%。

（三）饮酒

按每周至少饮酒一次为饮酒计算，我国中年男性人群饮酒率为 30%~66%，女性为 2%~7%。男性持续饮酒者比不饮酒者 4 年内高血压发生危险增加 40%。每天平均饮酒 >3 个标准杯(1 个标准杯相当于 12g 酒精,约合 360g 啤酒,或 100g 葡萄酒,或 30g 白酒),收缩压与舒张压分别平均升高 3.5mmHg 与 2.1mmHg,且血压上升幅度随着饮酒量增加而增大。

(四)其他危险因素

高血压的其他危险因素还有:遗传、性别、年龄、工作压力过重、心理因素、高脂血症等。大量的临床资料证明高血压与遗传因素有关。如父母均患高血压,其子女的高血压发生率可达 46%;父母中一人患高血压,子女高血压发生率为 28%;父母血压正常,子女高血压发生率仅为 3%。女性在更年期以前,患高血压的比例较男性略低,但更年期后则与男性患病率无明显差别,甚至高于男性。

第四节　2 型糖尿病

糖尿病是由多种病因引起的代谢紊乱,其特点是慢性高血糖,伴有胰岛素分泌不足和(或)作用障碍,导致碳水化合物、脂肪、蛋白质代谢紊乱,造成多种器官的慢性损伤、功能障碍甚至衰竭。

按照世界卫生组织(WHO)及国际糖尿病联盟(IDF)专家组的建议,糖尿病可分为 1 型、2 型、其他特殊类型及妊娠糖尿病 4 种。1 型糖尿病患病率远低于 2 型糖尿病,其发病可能与 T 细胞介导的自身免疫导致胰岛 β 细胞的选择性破坏,胰岛素分泌减少和绝对缺乏有关。本节主要介绍 2 型糖尿病,其发病除遗传易感性外,主要与现代生活方式有关。

一、糖尿病的诊断

血糖的正常值和糖代谢异常的诊断切点主要依据血糖值与糖尿病并发症的关系来确定。1999 年,世界卫生组织(WHO)提出了基于空腹血糖水平的糖代谢分类标准。

糖尿病常用的诊断标准和分类有 WHO1999 年标准和美国糖尿病学会(ADA)2003 年标准。我国目前采用 WHO(1999 年)糖尿病诊断标准,即血糖升高达到下列三条标准中的任意一项时,就可诊断患有糖尿病。

1. 糖尿病症状 + 任意时间血浆葡萄糖水平≥11.1mmol/L(200mg/dl)或;

2. 空腹血浆葡萄糖(FPG)水平≥7.0mmol/L(126mg/dl)或;

3. OGTT 试验中,餐后 2 小时血浆葡萄糖水平≥11.1mmol/L(200mg/dl)。

糖尿病诊断应尽可能依据静脉血浆血糖,而不是毛细血管血的血糖检测结果。

我国资料显示仅查空腹血糖,糖尿病的漏诊率较高,理想的调查是同时检查空腹及 OGTT 后 2 小时血糖值。但人体的血糖浓度容易波动，且只代表某一个时间"点"上的血糖水平，而且不同的医院检测有时也会出现差别，因此近年来也倾向将糖化血红蛋白（HbA1C）作为筛查糖尿病高危人群和诊断糖尿病的一种方法。HbA1c 结果稳定，不受进食时间及短期生活方式改变的影响；变异性小；检查不受时间限制，患者依从性好。2010 年，ADA 指南已将 HbA1C≥6.5% 作为糖尿病诊断标准之一。但 HbA1C<6.5% 也不能除外糖尿病，需进一步行糖耐量检查。

急性感染、创伤或其他应激情况下可出现暂时血糖增高，若没有明确的高血糖病史，就不能以此诊断为糖尿病，须在应激消除后复查。

二、2 型糖尿病的流行病学

（一）糖尿病患病率

《中国 2 型糖尿病防治指南（2017 年版）》资料显示，30 多年来，我国成人糖尿病患病率显著增加。1980 年，根据我国 14 个省市 30 万人的流行病学资料显示，糖尿病的患病率为 0.67%。1994~1995 年全国 19 省市 21 万人的流行病学调研显示，成人糖尿病患病率为 2.12%。2002 年，城市人群患病率上升到 4.5%。2008 年调查显示，成人糖尿病患病率为 9.7%。2013 年成人糖尿病患病率为 10.9%（《Prevalence and EthnicPattern of Diabetes and Prediabetes in China in2013》）。

（二）糖尿病前期患病率

糖尿病前期是指血浆葡萄糖水平在正常人群与糖尿病人群之间的一种中间状态，又称为糖调节受损（IGR）。糖尿病前期包括两种异常的糖代谢状态，即空腹血糖调节受损（IFG）和糖耐量受损（IGT），或二者兼有。

通俗地讲，糖尿病前期即空腹和（或）餐后血糖已经升高，但还没有达到诊断糖尿病的程度。所有糖尿病患者在其发病过程中均要经过糖调节受损阶段，糖调节受损是 2 型糖尿病的前奏和必经之路，糖调节受损者被认为是糖尿病后备军。糖尿病前期病人，并不是所有人都会最终发展为糖尿病。但其中约有 1/3 的人，如果不进行生活方式的干预，最终必然会走上糖尿病这条路。

《中国 2 型糖尿病防治指南（2017 年版）》根据糖代谢状态分类（WHO1999）指出，糖尿病前期的诊断标准，空腹血糖≥6.1mmol/L，<7.0mmol/L 和 / 或糖负荷后 2h 血糖≥7.8mmol/L，<11.1mmol/L。2017 年，《美国医学会杂志》（JAMA）发表了《Prevalence and EthnicPattern of Diabetes and Prediabetes in China in2013》。该研究报告了我国成人糖尿病前期患病率为 35.7%。

（三）糖尿病流行病学特点

1. 1 型及妊娠糖尿病等其他类型糖尿病少见，以 2 型为主，约占 90%。
2. 男性略多于女性（11.1% 比 9.6%）。
3. 民族间有差异，满汉较多（约 14.7 到 15.0%），藏族较低 4.3%。
4. 经济发达地区明显高于不发达地区，城市高于农村。
5. 未诊断的糖尿病患者人群基数较大，据 2013 年调查显示，未诊断的糖尿病患者约占总数的 63%。
6. 肥胖和超重糖尿病患者显著增加。肥胖人群的糖尿病患者升高了 2 倍。BMI 越高，糖尿病患病率越高。

（四）糖尿病知晓率、治疗率、控制率

2017 年《Prevalence and EthnicPattern of Diabetes and Prediabetes in China in2013》资料显示，我国成人糖尿病知晓率（36.5%）、治疗率（32.2%）和控制率（49.2%）与 2010 年（分别为 30.1%、25.8% 和 39.7%）相比均有一定程度的提高，但与发达国家相比，仍相对较低。

《中国防治慢性病中长期规划（2017-2025）》提出的慢性病防控目标，糖尿病患者管理人数，从基线 2614 万人，到 2020 年和 2025 年分别达到 3500 万人和 4000 万人。

三、2 型糖尿病的危险因素

2 型糖尿病主要是由遗传和环境因素引起外周组织（主要是肌肉和脂肪组织）胰岛素抵抗（insulin resistance，IR）和胰岛素分泌缺陷，导致机体胰岛素相对或绝对不足，使葡萄糖摄取利用减少，从而引发高血糖，导致糖尿病。

1. **遗传因素**　2 型糖尿病有很强的家族聚集性，糖尿病亲属中的患病率比非糖尿病亲属高 4~8 倍。中国人 2 型糖尿病的遗传度为 51.2%~73.8%，一般高于 60%，而 1 型糖尿病的遗传度为 44.4%~53.7%，低于 60%，可见两型的遗传是各自独立的，2 型糖尿病具有更强的遗传倾向。

另外，许多研究提示，与西方人群相比，中国人对 2 型糖尿病的易感性更高。在相同的肥胖程度，亚裔人糖尿病风险增加。与白人相比较，在调整性别、年龄和 BMI 后，亚裔糖尿病的风险比为 1.6。在发达国家和地区的华人，其糖尿病患病率和发病率高于白种人。

2. **肥胖（或超重）**　肥胖是 2 型糖尿病最重要的危险因素之一。不同种族的男女，体质指数（BMI）均与发生 2 型糖尿病的危险性呈正相关关系。我国 11 省市的调查发现，糖尿病和 IGT 患病率随着体重的增加而上升，超重者患糖尿病的相对危险度（RR）为 2.36，而肥胖者的 RR 达 3.43。

3. **身体活动不足**　许多研究发现身体活动不足增加糖尿病发病的危险,活动最少的人与最爱活动的人相比,2 型糖尿病的患病率增加 2~6 倍。有规律的体育锻炼能增加胰岛素的敏感性和改善糖耐量。

4. **膳食因素**　高能量饮食是明确肯定的 2 型糖尿病的重要膳食危险因素。目前认为,摄取高脂肪、高蛋白、高碳水化合物和缺乏纤维素的膳食也可能与发生 2 型糖尿病有关。

5. **早期营养**　有人提出生命早期营养不良可以导致后来的代谢障碍,增加发生 IGT 和 2 型糖尿病的危险。低体重新生儿较高体重新生儿在成长期更容易发生糖尿病,母亲营养不良或胎盘功能不良可以阻碍胎儿胰腺 β 细胞的发育。

6. **糖耐量损害**　IGT 是指患者血糖水平介于正常人和糖尿病之间的一种中间状态。在 IGT 患病率高的人群,糖尿病患病率一般也高。IGT 者在诊断后 5~10 年进行复查时,大约有 1/3 发展为糖尿病,1/3 转化为血糖正常,1/3 仍维持 IGT 状态。如果 IGT 伴有以下因素,即原空腹血糖≥5.0mmol/L,餐后 2 小时血糖≥9.4mmol/L,BMI>25,腹部肥胖和空腹胰岛素水平增加等,更易转化为糖尿病。而改善膳食和增加身体活动有利于降低 IGT 向糖尿病的转化率。

7. **胰岛素抵抗(IR)**　胰岛素抵抗是指机体对一定量的胰岛素的生物学反应低于预期正常水平的一种现象,常伴有高胰岛素血症。胰岛素抵抗是 2 型糖尿病高危人群的重要特征之一。在糖耐量正常或减低的人发展为 2 型糖尿病的过程中,循环胰岛素水平起主要作用。空腹胰岛素水平高的人更易发展为 IGT 或 2 型糖尿病。肥胖者发展成 2 型糖尿病前,先有胰岛素抵抗出现。

8. **高血压及其他易患因素**　高血压患者发展为糖尿病的危险比正常血压者高。其他如文化程度、社会心理因素、出生及 1 岁时低体重、服药史、心血管疾病史等也可能是 2 型糖尿病的易患因素。

总之,糖尿病的发生是遗传与环境因素共同作用所致。遗传因素是糖尿病发生的潜在原因,具有遗传易感性的个体在环境因素如肥胖、身体活动减少、高能膳食、纤维素减少及生活水平迅速提高等因素的作用下,更易于发生 2 型糖尿病。

第五节　冠状动脉粥样硬化性心脏病

冠状动脉粥样硬化性心脏病,简称冠心病,又称缺血性心脏病,是由于冠状动脉发生严重粥样硬化性狭窄或阻塞,或在此基础上合并痉挛,以及血栓形成,引起冠状动脉供血不足、心肌缺血或梗死的一种心脏病。

冠心病是全球性的重大健康问题。2006 年,世界卫生组织公布的全球前五位疾病负担中,冠心病在男性为第二位,在女性为第三位。近 40 余年来,在许多发达国家,由于多种预防策略和预防措施的综合采用,冠心病正在减少,但是在中国及其他许多发展中国家,由于人口老龄化、社会城市化及生活方式变化,该病的发病率及死亡率在不断上升。

一、冠心病的分型、临床表现和诊断方法

1979 年,世界卫生组织将冠心病分为 5 型:①无症状性心肌缺血;②心绞痛;③心肌梗死;④缺血性心肌病;⑤猝死。近 10 余年来趋于将本病分为急性冠脉综合征和慢性冠脉病两大类。前者包括:不稳定性心绞痛、非 ST 段抬高性心肌梗死和 ST 段抬高性心肌梗死,也有将冠心病猝死也包括在内;后者包括稳定型心绞痛、冠状动脉正常的心绞痛、无症状性心肌缺血和缺血性心力衰竭(缺血性心肌病)。

如出现典型的心绞痛,或发生心肌梗死,临床上可基本明确冠心病的诊断。典型心绞痛的特点有:

1. **诱因** 常由于身体活动、情绪激动、饱餐、寒冷或心动过速而诱发。也可发于夜间。

2. **部位及放射部位** 典型部位为胸骨体上中段的后方,也可在心前区,常放射至左肩、内侧臂至小指及无名指,或至颈部、咽部、下颌骨,少数可放射于其他不典型部位或放射部位疼痛更显著。心前区疼痛范围如手掌大小、界线不清。

3. **性质** 压迫、紧缩或发闷,有时有窒息和濒死感,疼痛可轻可重,重者伴焦虑、冷汗。一般针刺样或刀扎样疼痛多不是心绞痛。疼痛发作时患者往往不自觉停止原来的活动,直至症状缓解。而不像胆绞痛、肾绞痛和胃肠疼痛,患者多辗转不安。

4. **持续时间及缓解** 疼痛出现后,常逐渐加重,1~5 分钟而自行缓解,偶尔可长达 15 分钟,休息或舌下含化硝酸甘油而缓解。

在有临床症状的冠心病患者中,大约 1/3~1/2 以急性心肌梗死为首发表现。急性心肌梗死临床症状差异极大,有 1/3 的患者,发病急骤,极为严重,未及医院就已死于院外;另有 1/4~1/3 患者无自觉症状或症状很轻未就诊。其突出的症状为胸痛,疼痛较心绞痛更剧烈,呈压榨性或绞窄性,难以忍受,患者有濒死感,烦躁不安;部位及放射部位与心绞痛相同,持续时间持久,多在半小时至几个小时或更长,休息和含化硝酸甘油不能缓解,常需要使用麻醉性镇痛剂。急性心肌梗死的诊断根据典型的临床表

现、特征性心电图改变和血清酶学的升高,一般并不困难。

对无急性心肌梗死病史,也无典型心绞痛的患者,需要综合冠心病危险因素、年龄、性别、临床病史,其他心脏病的排除等方面综合考虑,但确诊需要有冠状动脉狭窄的病理解剖学依据。目前,诊断冠状动脉狭窄的金标准,仍为冠状动脉造影检查。近年来,多层螺旋 CT(multislice computed tomography,MSCT)冠状动脉成像,日益成为冠状动脉检查的一项重要检查手段。临床上,通常在冠状动脉狭窄程度≥50% 的患者进行运动可诱发心肌缺血,故一般将≥50% 的冠状动脉狭窄称为有临床意义的病变。

二、冠心病流行病学

1990 年以来,我国心血管病死亡率呈明显上升趋势,心血管病死亡率和死因构成比均居首位。2015 年,我国城市和农村心血管病死亡率分别为 264.284/10 万和 298.42/10 万,心血管病死因构成比分别为,42.61% 和 45.01%。全国 33 个省监测资料显示,2013 年心血管病死亡人数 372.24 万,比 1990 年增加 46%,其中缺血性心脏病、缺血性脑卒中和出血性脑卒中死亡人数分别增加 91%、143.3% 和 18%。根据生命损失年估计,卒中和缺血性心脏病是我国人群死亡和过早死亡的主要原因。

我国流行病学研究表明,与欧美等西方国家相比,我国人群冠心病发病率较低,而卒中发病率较高,冠心病、卒中发病率存在较大的地区差异,总趋势为北方高于南方。近年来,一些地区监测报告显示,缺血性卒中发病率仍在增高,而出血性卒中发病率有所下降,急性冠心病事件发病率也在持续增高,且中青年男性增幅较大。2012~2013 年,全国卒中流行病学调查显示,20 岁以上人群卒中年龄标化发病率 246.28/10 万人年,估计我国每年新发卒中人数 2400 万。根据《中国心血管病报告 2016》,目前主要心血管病现患人数 2.9 亿,其中高血压 2.7 亿,卒中 1300 万,冠心病 1100 万。

三、冠心病危险因素

(一)高血压

高血压是发生冠心病的重要危险因素,无论是收缩压还是舒张压增高,发生冠心病的危险性都随之增高。血压愈高,动脉粥样硬化程度愈严重,发生冠心病或心肌梗死的可能性也愈高。美国一项研究表明,血压超过 160/90mmHg 者,比血压在该水平以下者的冠心病患病率高 2.3 倍;舒张压超过 12.5kPa(94mmHg)者患冠心病的危险性比正常血压者高 3.6 倍;高血压患病年龄越早,以后患冠心病的危险性越大。美国 Framingham 研究对 5209 例 30~60 岁男性的 16 年随访研究发现,心力衰竭、缺血性脑血管病、冠心病和间歇性跛行 4 种主要心血管疾病的患病率,均随血压升高而增加。我国上海工厂工人的队列研究结果提示,无论男性或女性,高血压组各年龄亚组的冠心病患病率均高于对照组。按人年发病率计算,男性高血压患者发生冠心病的相对危险度为 3.87,女性为 4.21。

(二)血脂异常和高胆固醇血症

人群血清总胆固醇水平与冠心病的发病率和死亡率成正比。胆固醇在体内与蛋白质结合成脂蛋白,其中低密度脂蛋白胆固醇(LDL-C)为粥样斑块中胆固醇的主要来源,高密度脂蛋白胆固醇(HDL-C)与冠心病的发生呈负相关。血清胆固醇水平升高的年龄越早,今后发生冠心病的机会也越多。

(三)超重和肥胖

肥胖是冠心病的易患因素。肥胖能使血压和血清胆固醇升高。国外有一项研究显示:体质指数每增加 10%,则血压平均增加 6.5mmHg,血清胆固醇平均增加 0.48mmol/L。35~44 岁男性体质指数增加 10%,其冠心病危险性增加 38%,体重增加 20%,冠心病危险性增加 86%。

(四)糖尿病

糖尿病患者发生心血管疾病的危险性增加 2~4 倍,且病变更严重、更广泛、预后更差、发病年龄更早。冠心病是糖尿病患者最常见的并发症之一。有糖尿病的高血压患者,患冠心病的机会较无糖尿病的高血压患者高一倍。

(五)生活方式

1. **吸烟**　烟中含有许多有害物质,可引起冠状动脉痉挛,诱发心绞痛和心肌梗死。一氧化碳造成的缺氧,可损伤动脉内膜,促进动脉粥样硬化的形成。吸烟者冠心病死亡的危险性随着吸烟量的增加而增加,存在剂量 - 反应关系。戒烟者较吸烟者冠心病的死亡率低。戒烟时间越长者,冠心病死亡率也越低。

2. **饮食**　冠心病高发地区人们的饮食中往往富含脂肪,尤其是肉和乳制品。植物油和鱼富含不饱和脂肪酸,有降低甘油三酯和低密度脂蛋白水平的作用。膳食纤维有降低血脂的作用。我国膳食中碳水化合物的比例相对较高,但近年来,膳食中脂肪比重正在逐步上升,膳食纤维正随着食物加工的精细程度的增加而减少。

3. **身体活动**　随着生活方式的现代化,身体活动及体力劳动强度趋向减少及下降,冠心病的危险度增加。缺乏身体活动的人患冠心病的危险是正常活动量者的 1.5~2.4 倍。

(六) 多种危险因素的联合作用

冠心病是多种因素引起的,联合危险因素越多,动脉粥样硬化或发生合并症的可能性越大。有研究显示,具有三种主要危险因素的个体(血清胆固醇≥6.46mmol/L,舒张压≥90mmHg,有吸烟史),其冠心病患病率与完全没有这三种因素的人相比高 8 倍,比具有两种危险因素者高 4 倍。

(七) 其他

冠心病家族史在其发病中具有重要作用,是一独立的危险因素。精神紧张、忧虑、时间紧迫感等与冠心病发病的关系还不明确,但对已患有冠心病的患者,可诱发其急性发作。

第六节　脑　卒　中

脑卒中是指一组发病急骤的脑血管病,而后者的含义更广,包括中枢神经系统的所有动脉和静脉系统的病变。脑卒中又称急性脑血管病事件,由于其临床表现和古代中医对“中风”的描述有很多类似之处,因而在我国,又常将脑卒中俗称为“脑中风”或“中风”。我国 1995 年将脑血管病分为 10 类,其中脑卒中包括蛛网膜下腔出血、脑出血和脑梗死。由于脑出血和脑梗死有许多共同的危险因素,在我国也远较蛛网膜下腔出血多见,因此日常所称的脑卒中主要是指此两类疾病,也是本节阐述的主要内容。

从预防医学的角度来看,脑卒中和冠心病的基本病变都在血管系统,又有着共同的危险因素。因此,在预防医学中,常将脑卒中和冠心病归入“心脑血管病”,或称为“心血管病”。

一、脑卒中的临床表现和诊断

(一) 脑梗死

脑梗死也称缺血性脑卒中,指因脑部血液循环障碍,缺血、缺氧,引起局限性脑组织的缺血性坏死或软化,出现相应的神经功能缺损。根据发病机制,通常分为脑血栓形成、脑栓塞和腔隙性脑梗死。

脑梗死的临床特征主要有:①多数在安静时急性起病,活动时起病者以心源性脑梗死多见,部分病例在发病前可有短暂性脑缺血(TIA)发作。②病情多在几小时或几天内达到高峰,脑栓塞起病尤为急骤,一般数秒至数分钟内达到高峰。部分患者症状可进行性加重或波动。③临床表现决定于梗死灶的大小和部位,主要为局灶性神经功能缺损的症状和体征,如偏瘫、偏身感觉障碍、失语、共济失调等,部分可有头痛、呕吐、昏迷等全脑症状。

头颅 CT 和标准头颅磁共振(MRI)在发病 24 小时内常不能显示病灶,但可以排除脑出血,发病 24 小时后逐渐显示低密度梗死灶。MRI 弥散加权成像(DWI)可以早期显示缺血组织的大小、部位。

(二)脑出血

脑出血是指非外伤性脑实质内的出血,其临床特点为:①多在情绪激动或活动时急性起病;②突发局灶性神经功能缺损症状,常伴有头痛、呕吐,可伴有血压增高、意识障碍和脑膜刺激征。

头颅 CT 扫描是诊断脑出血安全有效的方法,可准确、清楚地显示脑出血的部位、出血量等。脑出血 CT 扫描示血肿灶为高密度影,边界清楚,CT 值为 75~80Hu;在血肿被吸收后显示为低密度影。脑出血后不同时期血肿的 MRI 表现各异,对急性期脑出血的诊断 CT 优于 MRI,但 MRI 检查对某些脑出血患者的病因探讨会有所帮助。

(三)蛛网膜下腔出血

蛛网膜下腔出血是指脑组织表面血管破裂后,血液流入蛛网膜下腔。颅内动脉瘤和脑血管畸形是其最常见原因。

蛛网膜下腔出血主要症状为突发剧烈头痛,持续不能缓解或进行性加重;多伴有恶心、呕吐;可有短暂的意识障碍及烦躁、谵妄等精神症状,少数出现癫痫发作;其突出体征是脑膜刺激征明显。

头颅 CT 是诊断蛛网膜下腔出血的首选方法,若显示蛛网膜下腔内高密度影可以确诊。本病诊断明确后,应尽量行全脑 DSA 检查,以确定出血原因。

二、脑卒中流行病学

参见冠心病流行病学。

三、脑卒中的危险因素

脑卒中的危险因素,除年龄、性别、种族和家族遗传性等不可干预的因素外,尚有许多已明确的可干预性危险因素,如高血压、心脏病、糖尿病、吸烟、酗酒、血脂异常、颈动脉狭窄等。

(一)高血压

国内外几乎所有研究均证实,高血压是脑出血和脑梗死最重要的危险因素。脑卒中发病率、死亡率的上升与血压升高有着十分密切的关系。这种关系是一种直接的、持续的、并且是独立的。近年研究表明,老年人单纯收缩期高血压(收缩压≥160mmHg,舒张压<90mmHg)是脑卒中的重要危险因素。国内有研究显示:在控制了其他危险因素后,收缩压每升高10mmHg,脑卒中发病的相对危险度增加49%,舒张压每增加5mmHg,脑卒中发病的相对危险度增加46%。东亚人群(中国、日本等)汇总分析结果,血压升高对脑卒中发病的作用强度约为西方国家人群的1.5倍。控制高血压可明显减少脑卒中,同时也有助于预防或减少其他靶器官损害,包括充血性心力衰竭。一项中国老年收缩期高血压临床随机对照试验结果显示,随访4年后,降压治疗组脑卒中的死亡率降低58%。

(二)心脏病

各种类型的心脏病都与脑卒中密切相关,无论在何种血压水平,有心脏病的人发生脑卒中的危险都要比无心脏病者高两倍以上。心房纤颤是脑卒中的一个非常重要的危险因素。国外研究显示,非瓣膜病性房颤的患者每年发生脑卒中的危险性为3%~5%,大约占血栓栓塞性脑卒中的50%。其他类型心脏病包括扩张型心肌病、瓣膜性心脏病(如二尖瓣脱垂、心内膜炎和人工瓣膜)、先天性心脏病(如卵圆孔未闭、房间隔缺损、房间隔动脉瘤)等也对血栓栓塞性脑卒中增加一定的危险。据总体估计,缺血性脑卒中约有20%是心源性栓塞。有些研究认为,高达40%的隐源性脑卒中与潜在的心脏栓子来源有关。急性心肌梗死后近期内有0.8%的人发生脑卒中,6年内发生脑卒中者约为10%。

(三)糖尿病

糖尿病是脑血管病重要的危险因素。欧美国家流行病学研究表明,2型糖尿病患者发生脑卒中的危险性增加两倍。1999年国内通过对"首钢"923例糖尿病患者1:1配对研究,分析调查脑血管病的危险因素,发现糖尿病使脑卒中的患病危险增加2.6倍,其中缺血性脑卒中的危险比对照组增加3.6倍。脑血管病的病情轻重和预后与糖尿病患者的血糖水平以及病情控制程度有关。

(四)血脂异常

大量研究已经证实血清总胆固醇(TC)、低密度脂蛋白(LDL)升高,高密度脂蛋白(HDL)降低与缺血性脑血管病有密切关系。应用他汀类等降脂药物可降低脑卒中的发病率和死亡率。有3项关于他汀类药物的大规模二级预防研究(北欧的4S、美国的CARE以及澳大利亚的LIPID试验)显示他汀类药物预防治疗可使缺血性脑卒中发生的危险减少19%~31%。另一方面,曾有研究表明,血清总胆固醇水平过低(<4.1mmol/L)时可增加

出血性脑卒中死亡的危险,但近期发表的一项大型随机对照试验(HPS)未证实该结果。

(五) 吸烟

经常吸烟是一个公认的缺血性脑卒中的危险因素,其危险度随吸烟量的增加而增加。大量前瞻性研究和病例对照研究结果证实,吸烟者发生缺血性脑卒中的相对危险度约为 2.5~5.6。

长期被动吸烟也可增加脑卒中的发病危险。Bonita 和其同事发现,在去除年龄、性别、高血压、心脏病和糖尿病史的影响后,长期被动吸烟者脑卒中的发病危险比不暴露于吸烟环境者的相对危险度增加 1.82 倍,且在男性和女性中都有显著意义。

(六) 饮酒

人群研究显示,酒精摄入量和出血性脑卒中有直接的剂量相关性。但饮酒与缺血性脑卒中的关系目前仍然有争议。国外有研究认为饮酒和缺血性脑卒中之间呈"J"形曲线关系,即与不饮酒者相比,每天喝酒两个"drink"(1 个"drink"相当于 11~14g 酒精含量),每周饮酒 4 天以上时对心脑血管可能有保护作用。也就是说,男性每天喝白酒不超过 50ml(1 两,酒精含量 <30g),啤酒不超过 640ml,葡萄酒不超过 200ml(女性饮酒量需减半)可能会减少心脑血管病的发生。而每天饮酒大于 5 个"drink"者发生脑梗死的危险性明显增加。酒精可能通过多种机制导致脑卒中增加,包括升高血压、导致高凝状态、心律失常、降低脑血流量等。但国内尚无饮酒与脑卒中之间关系的大样本研究报道。

(七) 颈动脉狭窄

国外一些研究发现,65 岁以上人群中有 7%~10% 的男性和 5%~7% 的女性颈动脉狭窄大于 50%。北美症状性颈动脉狭窄内膜切除试验显示,在狭窄程度为 60%~99% 的人群中,脑卒中年发病率为 3.2%(经 5 年以上观察)。同侧脑卒中年发病危险在狭窄 60%~74% 的患者中为 3.0%,狭窄程度在 75%~94% 的患者中上升为 3.7%,而狭窄 95%~99% 的患者中则降为 2.9%,颈动脉完全闭塞的患者中仅为 1.9%。

(八) 肥胖

肥胖人群易患心脑血管病已有不少研究证据。这与肥胖导致高血压、高血脂、高血糖有关。国内对 10 个人群的前瞻性研究表明,肥胖者缺血性脑卒中发病的相对危险度为 2.2。

近年有几项大型研究显示,腹部肥胖比体质指数(BMI)增高或均匀性肥胖与脑卒中的关系更为密切。Walker 等人调查了年龄在 40~75 岁的 28 643 名男性健康自由职业者。在调整了年龄等其他影响因素后,相对于低体质指数的男性而言,高体质指数者脑卒中相对危险度为 1.29,但以腰 / 臀围比进行比较时其相对危险度为 2.33。

有人研究了女性超重和脑卒中之间的关系,发现随着 BMI 的增加其缺血性脑卒中的相对危险度也随之增加。BMI 在 27~28.9 时相对危险度为 1.75,29~31.9 时为 1.90,到 32 以上时为 2.37。还有一些证据显示 18 岁以后体重增加也会增加缺血性脑卒中的危险。因此认为男性腹部肥胖和女性 BMI 增高是脑卒中的一个独立危险因素。

(九) 其他危险因素

1. 高同型半胱氨酸血症　根据美国第三次全国营养调查和 Framingham 病例 - 对照研究的数据分析结果,高同型半胱氨酸血症与脑卒中发病有相关关系。同型半胱氨酸的血浆浓度随年龄增长而升高,男性高于女性。一般认为(国外标准)空腹血浆同型半胱氨酸水平在 5~15μmol/L 之间属于正常范围,≥16μmol/L 可定为高半胱氨酸血症。美国研究提出高同型半胱氨酸血症的人群特异危险度(attributable risk):男性 40~59 岁为 26%,≥60 岁为 35%;女性 40~59 岁为 21%,≥60 岁为 37%。国内有关同型半胱氨酸与脑卒中关系的前瞻性研究或病例对照研究目前可查资料不多,尚需进一步研究。叶酸与维生素 B_6 和 B_{12} 联合应用,可降低血浆半胱氨酸水平,但是否减少脑卒中发生目前有争议。

2. 代谢综合征　"代谢综合征"是一种近期认识并引起广泛重视的综合征,1988 年由 Reaven 首次提出,1999 年被 WHO 完善。其特征性因素包括腹型肥胖、血脂异常、血压升高、胰岛素抵抗(伴或不伴糖耐量异常)等。胰岛素抵抗是其主要的病理基础,故又被称为胰岛素抵抗综合征。由于该综合征聚集了多种心脑血管病的危险因素,并与新近发现的一些危险因素相互关联,因此,对其诊断、评估以及适当的干预有重要的临床价值。

3. 缺乏体育活动　规律的体育锻炼对减少心脑血管病大有益处。适当的体育活动可以改善心脏功能,增加脑血流量,改善微循环,也可通过降低升高的血压、控制血糖水平和降低体重等控制脑卒中主要危险因素的作用来起到保护性效应。规律的体育活动还可提高血浆组织型纤溶酶原激活物(t-PA)的活性和高密度脂蛋白胆固醇(HDL-C)的水平,并可使血浆纤维蛋白原和血小板活动度降低。

4. 饮食营养不合理　有研究提示,每天吃较多水果和蔬菜的人脑卒中相对危险度约为 0.69(95% 可信区间为 0.52~0.92)。每天增加 1 份(或 1 盘)水果和蔬菜可以使脑卒中的危险性降低 6%。另外,食盐量过多可使血压升高并促进动脉硬化形成,中国、日本以及欧洲的一些研究都确认它与脑卒中的发生密切相关。

5. 口服避孕药 关于口服避孕药是否增加脑卒中的发生率目前并无定论。多数已知的脑卒中与口服避孕药有关的报道是源于早期高剂量的药物制剂研究为基础的,对雌激素含量较低的第二代和第三代口服避孕药,多数研究并未发现脑卒中危险性增加。但对 35 岁以上的吸烟女性同时伴有高血压、糖尿病、偏头痛或以前有血栓病事件者,如果应用口服避孕药可能会增加脑卒中的危险。故建议在伴有上述脑血管病危险因素的女性中,应尽量避免长期应用口服避孕药。

6. 促凝危险因素 目前认为与脑卒中密切相关的主要促凝危险因素包括血小板聚集率、纤维蛋白原、凝血因子Ⅶ等。调控促凝危险因素对心脑血管疾病的预防具有不可忽视的作用。但促凝危险因素(或称高凝状态)与脑卒中的确切关系仍需进一步研究。

第七节 慢性阻塞性肺疾病

慢性阻塞性肺疾病(COPD)是一种以气流受限为特征的疾病,其气流受限不完全可逆、进行性发展,与肺部对香烟烟雾等有害气体或有害颗粒的异常炎症反应有关。COPD 主要累及肺,但也可引起全身(或称肺外)的不良效应。

COPD 与慢性支气管炎和肺气肿密切相关。慢性支气管炎是指在除外慢性咳嗽的其他已知原因后,患者每年咳嗽、咳痰 3 个月以上,并连续两年者。肺气肿则指肺部终末细支气管远端气腔出现异常持久的扩张,并伴有肺泡壁和细支气管的破坏而无明显的肺纤维化。当慢性支气管炎、肺气肿患者肺功能检查出现气流受限,并且不能完全可逆时,则可以诊断为 COPD。如患者只有"慢性支气管炎"和(或)"肺气肿",而无气流受限,则不能诊断为 COPD。

COPD 目前居全球死亡原因的第 4 位,世界银行/世界卫生组织公布,至 2020 年 COPD 将位居世界疾病经济负担的第 5 位。近期对我国 7 个地区 20 245 人的成年人群进行调查,COPD 患病率占 40 岁以上人群的 8.2%。

一、COPD 的临床表现和诊断

(一)症状和体征

COPD 的主要症状包括:①慢性咳嗽:通常为首发症状。初起咳嗽呈间歇性,早晨较重,以后早晚或整日均有咳嗽,但夜间咳嗽并不显著。也有部分病例虽有明显气流受限但无咳嗽症状。②咳痰:咳嗽后通常咳少量黏液性痰,少数病例咳嗽不伴咳痰。③气短或呼吸困难:这是 COPD 的标志性症状,早期仅于劳力时出现,后逐渐加重。④喘息和胸闷。⑤全身性症状:如体重下降、食欲减退、外周肌肉萎缩和功能障碍、精神抑郁和(或)焦虑等。

COPD 早期体征可不明显。随疾病进展,可出现桶状胸、呼吸变浅、频率增快,肺叩诊呈过度清音,两肺呼吸音减低,肺部干、湿啰音等体征;低氧血症者可出现黏膜及皮肤发绀,伴右心衰竭者可见下肢水肿、肝大。

(二)实验室检查及其他监测指标

1. 肺功能检查　吸入支气管舒张剂后 $FEV_1/FVC<70\%$ 者,可确定为不能完全可逆的气流受限。

2. 胸部 X 线检查　COPD 早期 X 线胸片可无明显变化,以后出现肺纹理增多、紊乱等非特征性改变;主要 X 线征为肺过度充气。并发肺动脉高压和肺源性心脏病时,除右心增大的 X 线征外,还可有肺动脉圆锥膨隆,肺门血管影扩大及右下肺动脉增宽等。

3. 血气检查　血气异常首先表现为轻、中度低氧血症。随疾病进展,低氧血症逐渐加重,并出现高碳酸血症。

(三)诊断

COPD 的诊断应根据临床表现、危险因素接触史、体征及实验室检查等资料综合分析确定。凡具有吸烟史和(或)环境职业污染接触史和(或)咳嗽、咳痰或呼吸困难史者均应进行肺功能检查。存在不完全可逆性气流受限是诊断 COPD 的必备条件。肺功能测定指标是诊断 COPD 的金标准。用支气管舒张剂后 $FEV_1/FVC<70\%$ 可确定为不完全可逆性气流受限。

二、COPD 的危险因素

引起 COPD 的危险因素包括个体易感因素以及环境因素两个方面,两者相互影响。

(一)个体因素

某些遗传因素可增加 COPD 发病的危险性。支气管哮喘和气道高反应性是 COPD 的危险因素,气道高反应性可能与机体某些基因和环境因素有关。

(二)环境因素

1. 吸烟　为 COPD 重要发病因素。吸烟者肺功能的异常率较高,FEV1 的年下降率较快,吸烟者死于 COPD 的人数较非吸烟者为多。被动吸烟也可能导致呼吸道症状以及 COPD 的发生。

2. 职业性粉尘和化学物质　职业性粉尘及化学物质(烟雾、变应原、工业废气及室内空气污染等)的浓度过大或接触时间过久,可导致与吸烟无关的 COPD 发生。接触某些特殊的物质、刺激性物质、有机粉尘及变应原能使气道反应性增加。

3. 空气污染　化学气体如氯、氧化氮、二氧化硫等,对支气管黏膜有刺激和细胞毒性作用。空气中的烟尘或二氧化硫明显增加时,COPD 急性发作显著增多。其他粉尘如二氧化硅、煤尘、棉尘、蔗尘等也刺激支气管黏膜,使气道清除功能遭受损害,为细菌入侵创造条件。烹调时产生的大量油烟和生物燃料产生的烟尘与 COPD 发病有关,生物燃料所产生的室内空气污染可能与吸烟具有协同作用。

4. 感染　呼吸道感染是 COPD 发病和加剧的重要因素。病毒感染可能对 COPD 的发生和发展起作用;肺炎链球菌和流感嗜血杆菌可能为 COPD 急性发作的主要病原菌。儿童期重度下呼吸道感染和成年时的肺功能降低及呼吸系统症状发生有关。

第八节　其他常见慢性病

国务院办公厅在 2017 年 1 月发布的《中国防治慢性病中长期规划(2017—2025 年)》中,所称的慢性病主要包括心脑血管疾病、恶性肿瘤、慢性呼吸系统疾病、糖尿病和口腔疾病以及内分泌、肾脏、骨骼和神经等疾病。这一表述既指出了我国当前慢性病的主要类别,也明确了我国当前慢性病健康管理的主要疾病范围。其中,口腔疾病和以骨质疏松症为代表的骨骼疾病虽然已经成为危及人民健康的常见慢性病,但却尚未引起医疗机构和广大民众的足够重视。2017 年 4 月,原国家卫生计生委发布《全民健康生活方式行动方案(2017—2025 年)》,并把深入开展"三减三健"("三减"即减盐、减油、减糖,"三健"即健康口腔、健康体重、健康骨骼)专项行动作为实现全民健康生活方式行动目标的重要抓手。该方案把健康口腔、健康体重和健康骨骼作为健康生活方式行动的核心内容,充分说明口腔、体重和骨骼的健康已经成为全民生活方式的重要管理目标。本节主要从健康管理学的角度简要介绍超重或肥胖、骨质疏松症以及口腔健康的相关概念和诊断、主要原因、危险因素或主要危害。

一、超重或肥胖

超重或肥胖在全球范围内广泛流行,已成为严重的公共卫生问题。近二十年来,我国超重或肥胖的患病率逐年增长,对我国居民的健康构成重大威胁。《中国居民营养与慢性病状况报告(2015 年)》显示,全国 18 岁及以上成人超重率为30.1%,肥胖率为11.9%,比2002年上升了7.3和4.8个百分点;6~17岁儿童青少年超重率为9.6%,肥胖率为6.4%,比2002年上升了5.1和4.3个百分点。因此,对体重的管理应该引起广大居民和健康管理从业人员的高度重视。

(一)超重或肥胖的概念及判断标准

超重是指体重超过了相应身高所对应的正常标准,且介于正常和肥胖之间的身体状态,肥胖则是指体重在超重的基础上继续增加,并达到相应身高所对应的另一个标准后所呈现的一种超体重身体状态。

目前,用来判断超重或肥胖的指标主要是体质指数(body mass index,BMI),它是一种计算身高比体重的指数,计算方法是体重(kg)与身高(m)平方的比值,单位是(kg/m²)。目前我国成人BMI的切点为:$18.5 \leqslant BMI < 24kg/m^2$为正常,$24 \leqslant BMI < 28kg/m^2$为超重,$BMI \geqslant 28kg/m^2$为肥胖。

需要注意的是,BMI的优点是综合考虑了身高和体重两个因素,与肥胖相关性高,可操作性强,适用范围广,不受性别影响,但对于因肌肉发达而非脂肪过多所致的体重增加并不适用。

(二)超重或肥胖的主要原因

鉴于超重和肥胖的区别仅在于体重超过正常标准的程度不同,二者具有基本相同的原因,且有关研究主要集中在肥胖上,故以肥胖为代表讨论肥胖的主要原因。肥胖形成的原因比较复杂,但常常是遗传因素和环境因素共同作用的结果,而环境因素主要是指包括饮食因素或活动因素在内的生活方式因素,此外,心理因素、社会因素和经济因素等也在肥胖的形成中发挥一定的作用。大量研究表明,从代谢的角度看,无论是什么原因,肥胖的发生是基于代谢紊乱,因此,可以说代谢紊乱是肥胖从基因到临床表现的中间环节。

1. **遗传因素**　肥胖有明显的家族聚集倾向,在家族遗传中,血缘关系越近,肥胖发生的概率越高。随着基因组学研究的快速进展,人们发现,由于基因多态性上的差异,各年龄层都有肥胖易感人群,加之膳食结构变化后肠道菌群发生的适应性变化,使得这类具有遗传易感性人群对三大宏量营养素(碳水化合物、蛋白质、脂肪)的应答出现显著差异,进而造成肥胖的发生。此外,节俭基因假说认为,人类的祖先为适应贫穷和饥饿的环境,逐渐形成储存剩余能量的能力,在长期的进化过程中,遗传通过选择能量储存关联基因即"节俭基因",使人类在食物短缺的情况下得以生存,但当它暴露于食物供给丰富的现代生活方式时,节俭基因的能量储备能力反而成了人类的负担,导致能量过剩,从而引起肥胖。

2. **饮食因素**　与肥胖相关的饮食因素主要有能量摄入过多和营养

素缺乏。成人肥胖多因摄入过多油炸食物、高脂食物、含糖食物和酒精类饮料，使摄入的能量远远超过人体的需要，从而导致过剩的能量转化为身体脂肪。此外，脂肪代谢需要许多营养素的参与，如果相关营养素缺乏，就会导致脂肪代谢障碍，从而引起超重或肥胖。如维生素 B_2、维生素 B_6 及烟酸缺乏时就会影响脂肪转化为能量；饮水不足会影响脂肪代谢；蛋白质缺乏，会使机体基础代谢率下降，使机体能量消耗减少，从而导致体内脂肪的积蓄。

3. 活动因素　身体活动不足、体育锻炼少或久坐不动生活方式使机体能量消耗减少，从而导致机体能量过剩，引起肥胖。

4. 其他因素　心理因素、社会因素和经济因素也会在不同程度上直接或间接影响饮食习惯，从而增加肥胖的风险。部分人群面对压力时会选择不断大量进食来试图消除不良情绪，甚至暴饮暴食，以致身体能量过剩。有研究表明，教育程度低、社会层次低或收入水平低与肥胖也有一定的关系。

二、骨质疏松症

骨质疏松症是一种与增龄相关的全身性、代谢性骨骼系统疾病，随着人口老龄化日趋严重，骨质疏松症已成为我国面临的重要公共健康问题。早期流行病学调查显示：我国 50 岁以上人群骨质疏松症患病率女性为 20.7%，男性为 14.4%；60 岁以上人群骨质疏松症患病率明显增高，女性尤为突出。据估算，2006 年我国骨质疏松症患者已近 7000 万，骨量减少者已超过 2 亿人。尽管缺乏新近的流行病学数据，但估测我国骨质疏松症和骨量减少人数已远超过以上数字。骨质疏松症早期常无明显感觉，常常不被人重视，当发展到一定程度时，出现疼痛、驼背、身高降低或骨折等特征性的表现，后期严重影响生命质量，且致残率较高，因此，健康管理机构和健康管理从业人员应高度重视骨质疏松高危人群的早期筛查和及时干预。

（一）骨质疏松症的定义及诊断标准

目前国内外仍沿用 1994 年 WHO 的骨质疏松症定义：骨质疏松症是一种进行性的骨骼系统疾病，其特征是骨组织的骨量低，骨骼微结构退化伴骨脆性增加和易骨折。

骨质疏松症的诊断一般以骨量减少、骨密度（BMD）下降和（或）发生脆性骨折等为依据。目前，骨密度检测仍被认为是早期诊断的重要指标，此外，近年来骨代谢生化指标对骨质疏松症的早期诊断越来越受到广泛关注，这些指标主要包括骨矿物质、骨代谢调控激素和骨转化标志物，但目前认为，双能 X 线骨密度吸收测定（DXA）测量骨密度，仍是骨质疏松症诊断的主要检查依据。

（二）骨质疏松的主要危险因素

骨质疏松的主要危险因素包括性别、年龄、种族、身材、体重、家族骨折史、钙和维生素 D 摄入量、每日日照时长、活动量、吸烟史、饮酒、饮茶或咖啡、过早绝经、绝经时间、绝经后是否激素替代治疗、怀孕次数、患影响骨代谢的疾病、应用影响骨代谢的药物等。骨质疏松症的高危人群主要分布在绝经后的女性和 50 岁以上男性，其次是钙和维生素 D 缺乏、吸烟、过量饮酒和咖啡、身体活动少、性激素低下等人群。

三、口腔健康

2015 年，第四次全国口腔健康流行病学调查显示，中国 5 岁儿童龋患率为 70.9%，12 岁儿童龋患率为 34.5%，与十年前相比，5 岁和 12 岁儿童龋患率分别上升了 5.8 和 7.8 个百分点。调查牙周病发现，35~44 岁居民中，口腔内牙石检出率为 96.7%；牙龈出血检出率为 87.4%，与十年前相比，上升了 10.1 个百分点。由此可见，口腔疾病患病率和发病率均较高，是影响我国居民健康的常见病和多发病，已经成为危及居民健康的主要公共卫生问题之一，应该引起高度重视。

（一）口腔健康的定义和判断标准

2010 年 WHO 提出口腔健康包括："无口腔颌面部慢性疼痛、口咽癌、口腔溃疡、先天性缺陷如唇腭裂、牙周（牙龈）疾病、龋病、牙齿丧失以及影响口腔的其他疾病和功能紊乱。"

判断口腔健康的标准包括以下三个方面，即具有良好的口腔卫生、健全的口腔功能，以及没有口腔疾病。口腔健康应具备以下要素：

（1）没任何疼痛和不适。

（2）良好的功能：咀嚼、吞咽和语言功能。

（3）心理方面：外观正常、不影响自尊、个人满意。

（4）社会方面：不影响社会交流。

（二）口腔疾病对全身健康的主要危害

口腔疾病主要包括龋病和牙周病，是造成牙齿丧失，影响居民健康和生活质量的主要口腔疾病。大量研究表明，口腔疾病不仅影响口腔的生理功能，同时也对全身健康产生不同程度的影响，甚至成为一些全身疾病的危险因素。

1. 心血管疾病　心血管疾病的主要病理基础是动脉粥样硬化，炎症已经成为动脉粥样硬化的一个直接影响因素。越来越多的证据显示，口腔感染,特别是牙周感染会提高患者外周血中的 C 反应蛋白及其他生物标记物的浓度,导致系统性炎症的水平升高,并通过多种机制参与或促进动脉粥样硬化的形成,从而增加心血管疾病的发病风险。

2. **呼吸道疾病**　口腔慢性病灶可以增加呼吸道感染的发病率。当口腔卫生状况降低后,易使呼吸道致病菌增殖而发生感染,同时随着牙菌斑的形成和变化,使呼吸道致病菌更易寄生于口腔,最终通过吸入方式造成肺部感染。

3. **糖尿病**　大量研究证实了糖尿病与牙周炎之间存在双向相关关系,一方面糖尿病是牙周炎的危险因素,另一方面牙周炎作为慢性炎症对糖尿病的代谢调控具有负面影响,从而影响血糖的控制和增加糖尿病并发症的风险。

4. **早产和低体重儿**　研究表明,牙周致病菌可通过孕妇菌血症和胎盘通道引起宫内感染,从而导致早产和低体重儿等不良妊娠结局,其中早产是牙周疾病对妊娠妇女最重要的危害。

5. **其他疾病影响**　研究发现,口腔疾病与慢性胃炎、胃溃疡、类风湿性关节炎和肾病等多种疾病有关,而且与儿童的生长发育有着密切的关系。

（陈向大　田京发　吴海云）

参 考 文 献

1. 卫生部疾病控制司 . 慢性病防治中国专家共识 . 心脑血管病防治,2012,12(5):349.
2. 武留信,曾强 . 中华健康管理学 . 北京:人民卫生出版社,2016.
3. 王培玉 . 健康危险因素概论 . 中华健康管理杂志,2011,5(1):38-40.
4. 白书忠 . 健康管理师健康体检分册 . 北京:人民卫生出版社,2014.
5. 中华人民共和国卫生部 . 中国恶性肿瘤预防与控制规划纲要(2004-2010),2004.
6. 中华人民共和国卫生部疾病预防控制局,中国疾病预防控制中心 . 中国慢性病报告 .2006.
7. 陈万青,郑荣寿,张思维,等 .2013 年中国恶性肿瘤发病和死亡分析 . 中国肿瘤,2017, 26(1):1-8.
8. 国家基层高血压防治管理指南(2017)国家心血管中心,北京:科学技术文献出版社 . 2017.
9. 中国心血管病报告 2017,国家心血管病中心 . 中国循环杂志,2018,(1)
10.《2015 中国居民营养与慢性病状况报告》正式发布 . http://www.labagd.com/Item/ 14257.aspx
11.《中国防治慢性病中长期规划(2017—2025 年)》正式发布 .http://www.gov.cn
12. Wang L,Gao P,Zhang M . Prevalence and Ethnic Pattern of Diabetes and Prediabetes in China in 2013. JAMA,2017,317(24):2515-2523.
13. 中国心血管病预防指南 2017 协作组,中华心血管病杂志编委会 . 中国心血管病预防指南(2017). 中华心血管病杂志,2018,46(1):10-25.

14. 中华医学会呼吸病学分会慢性阻塞性肺疾病学组.慢性阻塞性肺疾病诊治指南（2007年修订版）.中华结核与呼吸病杂志,2007,30(1):8-17.

15. 中华人民共和国卫生计生委疾病预防控制局.全民健康生活方式行动方案(2017-2025年),2017.

16. 中华医学会健康管理学分会,中国营养学会,中国医疗保健国际交流促进会生殖医学分会,中国健康促进基金会,浙江省临床营养中心.超重或肥胖人群体重管理专家共识.中华健康管理学杂志,2018,12(3):200-207.

17. 中华医学会内分泌学分会肥胖学组.中国成人肥胖症防治专家共识.中华内分泌代谢杂志,2011,27(9):711-717.

18. 中国超重/肥胖医学营养治疗专家共识编写委员会.中国超重/肥胖医学营养治疗专家共识.中华糖尿病杂志,2016,8(9):525-536.

19. 白书忠.健康管理师 健康体检分册.北京:人民卫生出版社,2014.

20. 中国健康促进基金会.中华健康管理学.北京:人民卫生出版社,2016.

21. 中华医学会骨质疏松与骨矿盐疾病分会.原发性骨质疏松症诊疗指南(2017).中华骨质疏松和骨矿盐疾病杂志,2017,10(5):413-443.

22. 邱贵兴.中国骨质疏松性骨折诊疗指南.中华骨与关节外科杂志,2015,8(5):371-375.

23. 中国牙病防治基金会.中国居民口腔健康行为指南.北京:人民卫生出版社,2015.

24. 国家卫生公益性行业科研专项专家组.我国城乡居民牙病综合防治模式专家共识.中华口腔医学杂志,2014,49(10):577-578.

第五章

流行病学和医学统计学基本知识

流行病学和医学统计学是预防医学中的主干学科,其基本概念、基本知识和基本技能的学习和掌握对健康管理师科学思维方式的培养、知识结构的完善和专业工作能力的提高有重要意义。

第一节 流行病学的基本知识

说到流行病学,一般人经常联想到某种传染病,事实上,在现代医学中,流行病学经常被看成一种重要的方法学。作为健康管理师,我们为什么需要学习流行病学和医学统计学知识呢,先来看看一个案例

【案例】

小王是北京海淀区万寿路社区卫生服务中心的一名健康管理师,需要针对本社区老年(年龄≥60岁)常见慢性病患者进行健康管理,计划两年之内增加高血压、糖尿病等的建档率和随访干预覆盖率,五年之内减少因高血压、糖尿病发病和死亡等指标,那么他应该从什么地方开始动手呢?

小王提出的问题是:

1. 该小区人群一般人口学特征如年龄、职业、婚姻状况、性别等情况如何分布?

2. 该小区人群常见慢性病(高血压、糖尿病、周围血管疾病、冠心病等)患病率如何?

3. 影响这些慢性病患者的危险因素有哪些?特别是可改变和调整的生活方式方面的危险因素?进而如何进行干预?

4. 社区中高血压、糖尿病患者的远期心血管病(主要是冠心病和脑

卒中)发病和死亡风险如何,怎样预测?

5. 在进行 12 个月的干预后,如何评价效果?

在明确这些问题之后,小王才能在充分调查本小区的基线情况下制订干预计划,实施干预方案。

具体的万寿路社区慢性病健康管理相关流程示意图见图 5-1:

(1) 需要收集的健康信息包括社区人群性别、年龄等一般情况;目前健康状况和疾病家族史;膳食、身体活动、吸烟、饮酒等生活方式情况;体格检查如身高、体重、血压等;以及其他实验室检查如血脂、血糖水平等,收集患者近期在其他专科和门诊所作的相关特殊检查如冠脉造影、脑部 CT 结果报告单。

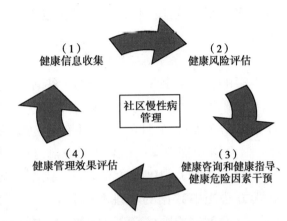

图 5-1　万寿路社区慢性病健康管理相关流程示意图

(2) 根据所收集的健康信息,对个人的健康状况及未来患病或死亡的危险性用数学模型进行量化评估。其主要目的是帮助个体全面认识健康风险,以便进一步制订个性化的健康干预措施并对其效果进行评估。

(3) 在前两部分的基础上,以多种形式来帮助个人采取行动、纠正不良的生活方式和习惯,控制健康危险因素,实现个人健康管理计划的目标。

(4) 根据评价内容和评价指标,可将评价分为形成评价、过程评价、效应评价和结局评价这 4 种类型。

在第一步程序中,即了解社区健康信息的过程中,对于这些患病情况的摸底(基线调查),需要进行横断面调查(一种观察性流行病学研究设计),调查现阶段整个社区老年人群慢性病患病情况,这是整个社区老年人群慢性病健康管理的干预计划的基础。而限于经费,不可能对全社区的人口进行普查,这时可以应用统计学原理设计随机抽样调查对象进行横断面调查,即在社区总人群(目标人群)当中,抽取一部分(样本人群,例如社区总人口的 10%~20%),分析搜集信息,应用统计推断方法将样本人群的基线情况外推至目标人群。

在小王的研究设计中,为了便于实施,采用分层整群抽样方法在全地区抽取 2082 例老年人(年龄 60~95 岁),其中男性 943 例,女性 1139 例,占万寿路地区老年人口的 11.4%。

　　在第二步程序中,即根据收集到的社区健康信息进行分析处理。需要对每个慢性病如高血压患者进行风险评估,根据评估的结果将这些高血压患者分成高危、中危和低危人群以便进行分级管理,分别施以不同的健康危险因素干预方案,如在评估过程中采用疾病预测模型,即统计学概率论的方法来得出患病危险与危险因素之间的关系模型(该模型能同时考虑多种健康危险因素)。这类方法的典型代表是 Framingham 的冠心病模型。

　　第三步程序中,涉及更多的是健康教育和健康促进等具体的健康危险因素的干预和针对个体的健康咨询及指导。

　　在第四步程序中,要对健康管理中干预进行评估,尤其是干预的效果评估,如经过 12 个月的健康教育和健康促进,该社区人群的高血压知晓率[高血压知晓率 =(社区中知晓自己患有高血压的人数)/(社区中患有高血压的总人数)×100%]、治疗率、控制率等提高多少,这些还涉及医学统计学方法当中数据的整理和分析。

　　下面就着重介绍流行病学的基本概念。

一、基本概念

(一)流行病学的定义

　　流行病学是研究疾病、健康状态和事件在人群中的分布、影响和决定因素,用以预防和控制疾病,促进健康的学科。

　　该定义的基本内涵有四点:①它的研究对象是人群,是研究所关注的具有某种特征的人群;②它不仅研究各种疾病,而且研究健康状态和事件;③它的重点是研究疾病、健康状态和事件的分布、影响和决定因素;④最重要的是,它的落脚点是为预防和控制疾病,促进健康提供科学的决策依据。

(二)流行病学的任务

　　流行病学的任务大体上可以分为三个阶段,第一阶段的任务是"揭示现象",即揭示流行(主要是传染病)或分布(其他疾病、伤害与健康)的现象。第二阶段为"找出原因、影响或决定因素",即从分析现象入手找出流行与分布的规律、原因或影响因素。第三阶段为"提供措施",即合理利用前两阶段的结果,找出预防或干预的策略与措施。依序完成上述三个阶段的任务,才算完整的流行病学工作。结合健康管理的实际,流行病学第一、二和三阶段的任务对应的就是"健康信息收集"、"健康风险评估"、"健康指导和健康危险因素干预"。

（三）流行病学研究的方法

常见的流行病学方法及分类见图 5-2。

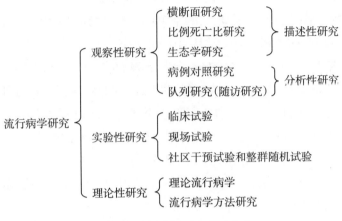

图 5-2　流行病学研究方法分类

二、常用指标

（一）率和比

1. 比例（proportion）　是表示同一事物局部与总体之间数量上的比值，分子和分母的单位相同，而且分子包含于分母之中。常用 $P=a/(a+b)$ 来表示。

比例有两类，一类是反映事物静止状态内部构成成分占全体的比重，通常也称构成比例，它是可以反映某种概率的数值。另一类为发生频率比例，它与动态的发生变化概率密切相关，反映一定时间内，发生某种变化者占全体的比例。

2. 率（rate）　是表示在一定的条件下某现象实际发生的例数与可能发生该现象的总例数之比，来说明单位时间内某现象发生的频率或强度。一般用百分率、千分率、万分率或 10 万分率表示。

率 ＝（某现象实际发生的例数 / 可能发生该现象的总人数）×k

式中，$k=100\%$、$1000‰$、$10\,000/$ 万、$100\,000/10$ 万。

率必须包括受累人群数量（可以是某病的临床症状、死亡、残疾、实验室异常等）、被观察到的受累人群所处的总体数量和规定的时间三方面内容才能构成"率"。

（二）发病指标

1. 发病率

（1）定义：发病率（incidence rate）是指一定时期内特定人群中某病新

病例出现的频率。

发病率 =（一定时期某人群中某病新病例数 / 同期暴露人口数）×k

式中，k =100%、1000‰、10 000/ 万或 100 000/10 万。

计算发病率时，可根据研究的病种及研究的问题特点来选择时间单位。一般多以年为时间单位，常用 10 万分率来表示。

（2）暴露人口数：发病率的分子为新发病例数，新病例是指观察期间发生某病的患者，有时一个人在观察期间内可能多次发生同种疾病，可分别计算为几个新病例。分母中所规定的暴露人口也称危险人口，是指在观察期间内观察地区的人群中有可能发生所要观察疾病的人，才能作为分母；对那些不可能患该病的人，如研究传染病的发病率时，已获得免疫者不应包括在分母之中。由于在实际工作中暴露人口数不易获得，一般使用年平均人口数。

（3）用途：发病率是一个重要和常用指标，对于传染病以及死亡率极低或不致死的疾病尤为重要，反映患该病的风险。常用来描述疾病的分布，探讨发病因素，提出病因假设和评价防治措施的效果。

（4）注意事项：发病率的准确性受很多因素的影响，如报告制度不健全、漏报、诊断水平不高等，在比较不同地区人群的发病率时，应考虑年龄、性别构成不同，即进行发病率的标化。

2. 患病率

（1）定义：患病率（prevalence rate）亦称现患率、流行率。患病率是指在特定时间点一定人群中某病新病例和旧病例的人数总共所占的比例。

患病率 =（特定时间点某人群中某病新旧病例数 / 同期观察人口数）×k

式中，k =100%、1000‰、10 000/ 万或 100 000/10 万。

（2）影响因素：影响患病率的因素很多，但患病率主要受发病率和病程的影响，当某地某病的发病率和病程在相当长的时间内保持稳定时，则患病率（P）、发病率（I）和病程（D）三者之间存在下述关系：

$$患病率 = 发病率 × 病程$$

即　　　　　　　　　　　　　$P=I×D$。

因而可以根据患病率和发病率计算出平均病程。

（3）用途：患病率对于病程短的疾病价值不大，而对于病程长的一些慢性病的流行状况能提供有价值的信息，可反映某地区人群疾病的分布以及某疾病的疾病负担程度。可依据患病率来合理地计划卫生设施、人力物力及卫生资源的需要，研究疾病流行因素，监测慢性病的控制效果。

（4）患病率与发病率的区别：①患病率的分子为特定时间点所调查人群中某病新旧病例数，而不管这些病例的发病时间；发病率的分子为一定时期暴露人群中新发生的病例数;②患病率是由横断面调查获得的疾病频率,衡量疾病的存在或流行情况,是一种静态指标,其本质上是一种比例,不是一种真正的率。而发病率是由发病报告或队列研究获得的单位时间内的疾病频率和强度,为动态指标,是一种真正的率。

(三) 死亡指标

1. 死亡率 (mortality rate)　是指某人群在单位时间内死于所有原因的人数在该人群中所占的比例。死亡率是测量人群死亡危险最常用的指标。其分子为死亡人数,分母为该人群年平均人口数。常以年为单位时间。

死亡率 =(某人群某年总死亡人数 / 该人群同年平均人口数)×k

式中,k =1000‰或 100 000/10 万。

死于所有原因的死亡率是一种未经调整的死亡率,称为粗死亡率 (crude death rate)。

按疾病的种类、年龄、性别、职业、种族等分类计算的死亡率称为死亡专率 (specific death rate)。

2. 病死率 (fatality rate /case fatality)　表示一定时期内患某病的全部患者中因该病而死亡的比例。病死率与死亡率不同,病死率并非真正的率,只是一个比值。

病死率 =(一定时期内因某病死亡人数 / 同期确诊的某病病例数)×100%

如果某病的死亡专率与发病专率处于比较稳定的状态,病死率也可由死亡专率与发病专率推算而得。

某病病死率 =(该病死亡率 / 该病发病率)×100%

病死率通常用于病程短的急性病,如各种急性传染病、脑卒中、心肌梗死及肿瘤等,以衡量疾病对人生命威胁的程度。病死率受疾病严重程度和医疗水平的影响,同时也与能否被早期诊断、诊断水平及病原体的毒力有关。因此,用病死率评价不同医院的医疗水平时,应注意不同医院入院患者的病情严重程度及医院的医疗设备条件等因素的影响。

在不同场合下病死率的分母是不同的,如计算住院患者中某病的病死率,分母为该病患者的住院人数;如计算某种急性传染病的病死率,其分母为该病流行时的发病人数。

3. 生存率 (survival rate)　又称存活率,是指患某种病的人(或接受某种治疗措施的患者)经 n 年的随访,到随访结束时仍存活的病例数占观察病例的比例。

n 年生存率 =(随访满 n 年的某病存活病例数 /

随访满 n 年的该病病例数)×100%

生存率常用于评价某些慢性病如恶性肿瘤、心血管病等病程长、病情较重、致死性强的疾病的远期疗效。应用该指标时，应确定随访开始日期和截止时间。开始日期一般为确诊日期、出院日期或手术日期；截止时间可以是 1 年、3 年、5 年、10 年，即计算 1 年、3 年、5 年或 10 年的生存率。

为了更充分地利用随访观察所获得的信息，近年来生存率分析较多地应用于多种疾病队列研究中对结局的衡量。

（四）相对危险度

1. 相对危险度（relative risk, RR）或率比（rate ratio）　是指暴露组发病率（I_e）与非暴露组发病率（I_0）之比，它反映了暴露与疾病的关联强度。

计算公式：　　　　　　　　　$RR = I_e / I_0$

RR 的意义：说明暴露组的发病危险是非暴露组的多少倍。

相对危险度（RR）无单位，比值范围在 0 至 ∞ 之间。$RR=1$，表明暴露与疾病无联系；$RR<1$，表明存在负联系（提示暴露是保护因子）；反之 $RR>1$ 时，表明两者存在正联系（提示暴露是危险因子）。比值越大，联系越强。

例如，Doll 和 Hill 调查了英国 35 岁以上男性医生吸烟习惯与肺癌死亡率的关系，不吸烟人群的肺癌年死亡率（I_0）为 0.07‰，而中度吸烟者（15~24 支 / 日）的肺癌年死亡率（I_e）为 1.39‰。其 $RR = I_e / I_0 = 1.39 \div 0.07 = 19.9$，说明吸烟者死于肺癌的危险性是不吸烟者的 19.9 倍。

2. 比值比（odds ratio, OR）　又称优势比、交叉乘积比。指病例组中暴露人数与非暴露人数的比值除以对照组中暴露人数与非暴露人数的比值。

与 RR 相同，OR 反映暴露者患某种疾病的危险性较无暴露者高的程度。若能满足以下两个条件，则 OR 值接近甚至等于 RR 值：①所研究疾病的发病率（死亡率）很低；②所选择的研究对象代表性好。

例如，小王的社区横断面调查发现，吸烟致男性间歇性跛行（周围血管疾病）的比值比为 2.22，而女性的比值比是 1.92，可以认为男性中，吸烟者发生间歇性跛行的危险性是不吸烟者的 2.22 倍，在女性中，吸烟者发生间歇性跛行的危险性是不吸烟者的 1.92 倍。

（五）归因危险度（人群公共卫生意义）

1. 归因危险度

（1）定义：归因危险度（attributable risk, AR）或率差（rate difference, RD）是指暴露组发病率与非暴露组发病率之差，它反映发病归因于暴露因素的程度。

（2）计算公式：　　　　　　　$AR = I_e - I_0 = I_0(RR-1)$

（3）AR 的意义：表示暴露者中完全由某暴露因素所致的发病率或死亡率。

仍使用 Doll 和 Hill 的英国医生数据计算，$AR=1.39‰-0.07‰=1.32‰$。表明在每日吸 15~24 支香烟者当中由于吸烟所致的肺癌死亡率为 1.32‰。

2. 归因危险度百分比　归因危险度百分比（$AR\%$）是指暴露人群中由暴露因素引起的发病在所有发病中所占的百分比。

计算公式：　　　　　　　　$AR\%=\left[(I_e-I_0)/I_e\right]\times100\%$

按上例数据计算：　　$AR\%=(1.39-0.07)/1.39=94.96\%$

它表示在每日吸 15~24 支香烟者中有 94.96% 的肺癌是由吸烟所致。

3. 人群归因危险度百分比　人群归因危险度百分比（$PAR\%$）表示全人群中由暴露引起的发病在全部发病中的比例。

$$PAR\%=\left[(I_t-I_0)/I_t\right]\times100\%$$

式中，I_t 为全人群发病率。

或　　　　　　　　$PAR\%=\{P_0(RR-1)/\left[P_0(RR-1)+1\right]\}\times100\%$

式中，P_0 为某因素在人群中的暴露率。

用上例数据，且当男性人群的吸烟率为 60%：

$$PAR\%=\{0.6(19.8-1)/\left[0.6(19.8-1)+1\right]\}\times100\%=91.85\%$$

表示英国男性医生中 91.85% 的肺癌是由吸烟所致。

$PAR\%$ 不仅考虑了暴露因素的 RR，而且与某因素在人群中的暴露率（P_0）有关。其公共卫生学意义是：完全控制该暴露因素后人群中某病发病（或死亡）率可能下降的程度。

三、常用的研究方法

（一）现况调查

现况调查属于描述性流行病学研究方法之一。

描述性流行病学研究（descriptive epidemiological study）是指利用已有的资料或特殊调查的资料（包括实验室检查结果），描述疾病或健康状况在不同时间、地点和人群中的分布特征，为进一步开展分析流行病学研究提供病因或流行因素的线索。它包括暴发调查、病例及病例组分析、筛检、生态学研究和现况调查等研究方法。本章仅介绍最常用的现况调查。

1. 概念　现况调查（prevalence survey）是指在某一人群中应用普查或抽样调查等方法收集特定时间内有关变量、疾病或健康状况的资料，以描述目前疾病或健康状况的分布及某因素与疾病的关联。从时间上说，现况调查是在特定时间点进行的，即在某一时点或在短时间内完成，这个时间点犹如一个断面，故又称之为横断面研究（cross-sectional study）。它所收集的资料既不是过去的记录，也不是常规报告资料或随访的调查资料，而是调查当时所得到的疾病、健康和其他有关资料。

现况调查是通过完成某特定时间该人群健康经历的一个"快照",提供某病频率和特征的信息。现况调查强调在一定时间内,这个时间应尽可能短一些,如果调查的时间拖延过长,则有可能所研究的疾病或因素发生变化,使调查结果的分析和解释较为困难。

2. 目的

(1) 描述疾病或健康状况的分布:通过现况调查可以描述疾病或健康状况的三间分布,发现高危人群,分析疾病或健康状况的频率与哪些环境因素、人群特征等因素有关。例如,小王通过高血压社区抽样调查,可以了解万寿路地区老年人群高血压的患病率,以及高血压在年龄、性别、职业中的分布。

(2) 发现病因线索:描述某些因素或特征与疾病或健康状况的联系以确定病因假设,供分析流行病学研究。例如,小王在对社区冠心病的现况调查中发现冠心病患者中有高血压、高血脂、肥胖等因素的比例明显高于非冠心病人群,从而提出高血压、高血脂和肥胖致冠心病的病因假设。

(3) 适用于疾病的二级预防:利用普查或筛选等手段,可早期发现患者,实现"早发现,早诊断,早治疗"的目的。例如,1972~1974年我国江苏省进行的三次麻风病全民普查,发现了大量早期麻风病患者,并及时进行了治疗,对控制麻风病的流行、降低麻风畸残的发生率有很大作用。

(4) 评价疾病的防治效果:如定期在某一人群中进行横断面研究,收集有关暴露与疾病的资料,通过这种类似前瞻性研究的调查结果,可考核和评价某些疾病防治措施的效果。

(5) 疾病监测:在某一特定人群中长期进行疾病监测,可对所监测疾病的分布规律和长期变化趋势有深刻的认识和了解。

(6) 其他:现况调查还可以用于衡量一个国家或地区的卫生水平和健康状况、卫生服务需求的研究、社区卫生规划的制定与评估和有关卫生或检验标准的制定,为卫生行政部门的科学决策提供依据。

3. 方法及种类

(1) 普查(census):即全面调查,是指在特定时点或时期、特定范围内的全部人群(总体)均为研究对象的调查。普查的优点是不存在抽样误差,但不适用于患病率低且无简便易行诊断手段的疾病。

(2) 抽样调查(sampling survey):是通过抽样的方法,对特定时点、特定范围内的人群的一个代表性样本进行调查,以样本的统计量来估计总体参数所在范围。抽样的优点是节省时间、人力和物力资源,但设计实施复杂,且不适用于变异较大的研究对象或需要普查普治的疾病。

抽样可以分为非随机抽样和随机抽样,前者如典型调查或偶遇抽样等。随机抽样的样本必须遵循随机化的原则,即保证总体中每一个对象都有非零的概率被选入作为研究对象,以保证样本的代表性。常见的随机抽样方法有单纯随机抽样、系统抽样、分层抽样、整群抽样和多阶段抽样。

4. 优缺点

(1) 优点:现况调查中常用的是抽样调查。抽样调查的样本一般来自人群,即从一个目标群体中,随机地选择一个代表性样本来进行暴露与患病状况的描述研究,故其研究结果有较强的推广意义,以样本估计总体的可信度较高。其次,现况研究是在收集资料完成之后,将样本按是否患病或是否暴露来分组比较,即有来自同一群体的自然形成的同期对照组,使结果具有可比性。最后现况研究往往采用问卷调查或采样监测等手段收集研究资料,故一次调查可同时观察多种因素,是疾病病因探索过程中不可缺少的基础性工作之一。

(2) 局限性:现况研究中,由于调查时疾病与暴露因素一般同时存在,难以确定先因后果的时相关系。再则,现况研究调查得到的是某一时点的是否患病情况,故不能获得发病率资料,除非在一个稳定的群体中,连续进行同样的现况调查。另外,如果在一次现况研究进行过程中,研究对象中一些人若正处在所研究疾病的潜伏期或者临床前期,则极有可能会被误认为是正常人,使研究结果发生偏倚,低估该研究群体的患病水平。

5. 研究实例　前文中小王调查北京万寿路社区老年人群中高血压的患病率。调查方法为基于人群的横断面现况研究,应用分层整群抽样方法选择调查 2334 例老年人,他们的年龄为 60~95 岁,其中男性 943 例,女性 1391 例,占万寿路地区老年人口的 11.4%,高血压诊断所依据的标准是《中国高血压防治指南》。结果发现北京城区老年人群中高血压的患病率为 67.9%,男性为 64.4%,女性为 70.4%。该次横断面调查的结论是:高血压 在北京城市老年人群中(尤其是女性)患病率较高。

(二) 队列研究

探讨疾病的病因是医学研究的重要任务之一,前述的现况研究由于其因与果同时存在,故其在病因研究中的作用有限。而分析性流行病学方法则更常用于验证病因假设,其最常见的两类为队列研究和病例对照研究。

1. 概念　队列研究(cohort study),亦称群组研究。是将特定的人群按其是否暴露于某因素或按不同暴露水平分为 n 个群组或队列,追踪观察一定时间,比较两组或各组发病率或死亡率的差异,以检验该因素与某疾病有无因果联系及联系强度大小的一种观察性研究方法。可用于检验病因假设、评价预防效果和研究疾病自然史。

2. 方法　见图5-3。

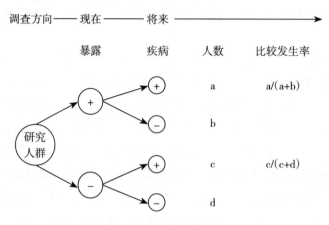

图 5-3　队列研究原理示意图

3. 类型

（1）前瞻性队列研究：研究对象的确定与分组由研究开始时是否暴露来决定，研究结局需随访观察一段时间才能得到。

（2）历史性队列研究：研究工作现在开始，而研究对象是过去某个时间进入队列的。特点是追溯到过去某时期决定人群对某因素的暴露史，然后追踪至现在的发病或死亡情况。

（3）双向性队列研究：该方法是以上两个方法的结合。根据历史档案确定暴露与否，随访至将来的某个时间确定结局，故又称混合性队列研究。

4. 特点

（1）在时序上是由前向后的，在疾病发生前开始进行，故属于前瞻性研究；

（2）属于观察性对比研究，暴露与否是自然存在于研究人群，而不是人为给予的；

（3）研究对象根据暴露与否分组，这与实验性研究的随机分型不同；

（4）是从"因"到"果"的研究；

（5）追踪观察的是两组间的发病率或死亡率差异，如 $RR = [a/(a+b)]/[c/(c+d)]$。

5. 队列研究的优缺点

（1）优点：在疾病发生前按是否暴露于某因素分组，所获资料完整，无回忆偏倚；可计算暴露组和非暴露组的发病率，能测量两组间的特异危险度和相对危险度；一次调查可观察多种结果，并能了解疾病的自然史；能直接估计暴露因素与发病的联系强度,且先因后果,时间关系明确,所得联系比较确实可靠;暴露因素的作用可分等级,便于计算剂量-效应关系;样本量大,结果稳定;在有完整资料记录的条件下,可作回顾性历史队列研究。

(2)局限性:观察时间长、费人力、花费高,不能在较短时间内得到结果;准备工作繁重,设计的科学性要求高,实施难度大;暴露人年计算工作量较为繁重;研究罕见病时需要大量研究对象,因而不易收集到完整可靠的资料,故不适用于罕见病的研究。

6. 研究实例　20世纪上半叶,英国发现肺癌的死亡率与支气管炎、肺结核以及其他病不同,呈迅速上升趋势,而且与烟草的消耗量有平行关系,这种分布状况使卫生工作者考虑肺癌与吸烟之间是否存在联系。所以,Doll 与 Hill 在1948年开始进行病例对照研究,发现肺癌患者中吸烟的比例明显高于对照组,吸烟有可能是肺癌的病因。在此基础之上,他们从1951年开始又进行了队列研究,以证实此病因假设。他们选择英国医生作为研究对象,发函调查了59 600名医生的一般情况与吸烟状况,来自40 701名医生的调查表可供分析。按吸烟与否分成暴露组与非暴露组,然后进行随访,详细记录发病与死亡情况,并对收集到的资料进行多方核对。此研究持续了几十年,1964年报告资料表明,35岁及以上年龄组,每年不吸烟者的肺癌死亡率为0.07‰,而每日吸烟1~14支者的肺癌死亡率为0.57‰,为不吸烟者的8.1倍;15~24支者为1.39‰,为不吸烟者的19.9倍;25支及以上者为2.27‰,为不吸烟者的32.4倍。可见吸烟者患肺癌的危险性远远高于不吸烟者,且呈明显的剂量-效应关系(表5-1)。

表5-1　35岁以上人群每年每1000人口肺癌死亡率与吸烟量的关系

年龄组	不吸烟者肺癌死亡率(‰)	吸烟者肺癌死亡数(‰)		
		1~14支/日	15~24支/日	25支以上/日
35~44	0.05(1)	0.07(1)	0.00	0.11(1)
45~54	0.00	0.31(3)	0.62(9)	0.75(8)
55~64	0.00	0.48(3)	2.31(20)	3.88(26)
65~74	0.00	2.69(9)	5.16(17)	6.48(14)
75~	1.11(2)	2.68(6)	7.27(8)	16.33(8)
合计	0.07(3)	0.57(22)	1.39(54)	2.27(57)

注:括号内为肺癌死亡人。

(三)病例对照研究

队列研究的结果可靠,科学性强,然而耗时和花费较大。病例对照研究省时、省力，故应用更为广泛。

1. 概念 病例对照研究（case-control study）为选择一组患所研究疾病的患者与一组无此病的对照组，调查其发病前对某个（些）因素的暴露状况，比较两组中暴露率和暴露水平的差异，以研究该疾病与这个（些）因素的关系。

2. 方法 见图5-4。

3. 特点

（1）在疾病发生后进行，研究开始时已有一批可供选择的病例。

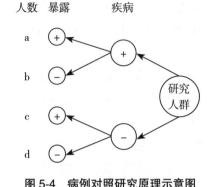

图5-4 病例对照研究原理示意图

（2）研究对象按发病与否分成病例组与对照组。

（3）被研究因素的暴露状况是通过回顾调查或信息收集获得的。

（4）若按因果关系进行分析，结果已发生，是由果及因的推理顺序。

（5）经两组暴露率或暴露水平的比较，分析暴露与疾病的联系。如 $OR=ad/bc$。

4. 优缺点 病例对照研究所需样本量小，病例易获取，因此工作量相对小，所需物力、人力较少，易于进行，出结果快；可以同时对一种疾病的多种病因进行研究；适合于对病因复杂、发病率低、潜伏期长的疾病进行研究；在某些情况下，还可以对治疗措施的疗效与副作用作初步评价。但是，由于受回忆偏倚的影响，选择合理的对照又较困难，因此结果的可靠性不如队列研究。此外，不能计算暴露与无暴露人群的发病率及相对危险度（RR），只能计算比值比（OR）。

5. 实例 "A型性格"是一种有过强的竞争性及高度的时间紧迫感的人格类型。1978年美国心肺血液病中心的专家会议确认在就业的美国公民中A型性格是冠心病的主要危险因素之一。它是否为中国人群中的冠心病易患行为模式？国内有学者尝试探讨A型性格与冠状动脉病变的关系。病例选择为经冠状动脉造影确诊的冠心病患者，对照设医院对照（含冠状动脉造影正常者和ECG平板运动试验阴性的其他科室住院者）和人群对照（为一中型企业健康普查人群中经ECG平板运动试验检查阴性者中完全随机抽样获得）。A型性格采用全国冠心病与A型行为类型协作组1985年制定的《A型性格问卷》及5级评分法。问卷主要由竞争意识、时间紧迫感和结果可信程度评定三部分试题构成。由专业人员按统一的方式要求受试者按确诊冠心病前两年的情况在30分钟内填完。冠心病的其他危险因素按统一的调查表询问受试者的一般人口学特征，既往高血压、高血脂等心血管疾病史及家族史,烟酒及膳食习惯等。冠状动脉病变指数:按造影所示病变部位及支数、狭窄程度及范围,结合 AHA(美国心脏病协会)规定的节段法进行评判。实际统计分析 339 人,即病例组 139 人,医院对照 83 人、人群对照 117 人。

主要结果:①病例组与医院和人群两个对照组之间在年龄、性别、居住地及工作年限、职业构成等方面经均衡性检验,均无显著性差异,说明各组间可比性较好;② A 型性格者发生冠状动脉病变的危险性:A 型性格者与 B 型性格者相比,男性发生冠状动脉病变的 *OR* 值为 6.33(3.58~11.22),女性为 5.05(1.85~13.83);③性格评分等级与冠状动脉病变的关系(表 5-2):随评分等级的增高,即 A 型性格特征愈典型,冠状动脉病变发生的危险性和比例愈高,累计指数越多,病变程度愈严重,呈明显的正剂量 - 效应关系,其趋势检验均有非常显著的统计学意义;④控制和调整了各因素的混杂后,A 型性格与冠状动脉病变的发生依然密切相关。

表5-2　性格类型与冠状动脉疾病程度间关系的对比分析

性格类型	冠状动脉造影显示病变支数					冠状动脉平均病变指数	冠状动脉病变发生比例(%)
	0	痉挛	1	2	3		
B	10	0	3	1	2	5.75	37.50
B-	15	1	3	4	3	6.73	38.50
M	3	1	2	1	3	11.20	60.00
A-	8	3	16	12	17	14.07	80.36
A	8	1	12	15	15	15.71	82.35

(四) 实验性研究

实验性研究(experimental study)的基本性质是研究者在一定程度上掌握着实验的条件,主动给予研究对象某种干预措施。实验研究又称干预研究(interventional trial)。其主要研究类型有临床试验、现场试验、社区试验和类实验等。实验性研究的基本特点包括:①属于前瞻性研究:实验性研究必须是干预在前,效应在后,所以是前瞻性研究;②随机分组:严格的实验流行病学研究应采用随机方法把研究对象分配到实验组或对照组,以控制研究中的偏倚和混杂,如果条件受限不能采用随机分组方法,两组基本特征应该均衡可比;③设立对照组:实验组和对照组应来自同一个总体,其基本特征、自然暴露因素等应相似。一些研究中,因此受实际条件所限,不能随机分组或设立平行的对照组,称为“类实验”或“准实验”;④有干预措施:这是与观察性研究的一个根本的不同之处。由于干预措施是研究者为了实现研究目的而施加于研究对象,因此容易产生伦理学问题。

1. 临床试验 (clinical trial) 是在临床上评价新药、新疗法疗效的一种试验，是临床治疗措施在正式应用之前的最后人体应用试验。它是运用随机分配的原则将试验对象（者）分为试验组和对照组，给前者某种治疗措施，不给后者这种措施或给予安慰剂，经过一段时间后评价该措施的效果与价值的一种前瞻性研究。临床试验的目的是观察和论证某个或某些研究因素对研究对象产生的效应或影响（其具体方法和设计原则可参见本书循证医学及相关章节）。

2. 社区试验(community trial) 也有人称生活方式干预试验(lifestyle intervention trial)是以尚未患所研究疾病的人群作为整体进行试验观察，常用于对某种预防措施或方法进行考核或评价。社区试验接受干预的基本单位是整个社区，有时也可以是某一人群的各个亚群，如某学校的班级。

如果某种疾病的危险因子分布广泛，不易确定高危人群时，也需要采用社区试验。例如，前文中万寿路人群中血清胆固醇升高和吸烟（均为心脑血管病的危险因素）很普遍，确定高危人群就必须对人群进行详细的筛查。这样做不但费用高，而且需要人群的大力配合。在这种情况下，就应该采取针对整个人群的干预措施以降低危险因素的暴露（危险因素可以通过现况调查发现）。社区试验时所选择的两个社区，在各个方面应尽量相似。按随机原则选择一个社区作为实验组进行干预，另一个社区作为对照组不进行干预。干预结束后，对两个社区进行随访调查，监测疾病的发病率和可疑危险因素的暴露情况。最终两个社区疾病和可疑危险因素暴露水平的差异就是干预的结果。

（五）诊断试验的评价研究

1. 诊断试验的相关概念

（1）定义：诊断试验（diagnostic test）是对疾病进行诊断的试验方法。它包括各种实验室检查、病史体检所获得的临床资料、X 线、超声诊断等各种公认的诊断标准，并且利用这些资料和技术标准对疾病和健康状况得出确切的结论。

（2）诊断指标：诊断试验的指标可分为以下三类：①客观指标，即能用客观仪器测定的指标，很少依赖诊断者的主观判断和被诊断者的主诉，如用体温计测定体温、用 X 线片观察肺部或骨骼病变等；②主观指标，即完全根据被诊断者的主诉来决定，如疼痛、乏力、食欲缺乏等；③半客观指标，即根据诊断者的主观感知判断，如肿物的硬度、大小等。

（3）诊断标准：由于在一个人群中有病与无病的数值有重叠情况，所以诊断指标确定之后,就应该确定一个诊断标准(诊断界值)用以区别正常与异常。确定诊断标准的方法有生物统计学方法、临床判断法和 ROC 曲线法。

在临床上,对同一种疾病应用不同的诊断标准进行诊断,会得到不同的结果。适宜诊断标准的确定是要求达到最小的误诊率和漏诊率。因此,在选择诊断标准时一般要遵循以下原则:①对于一些严重疾病,如能早期诊断则可获得较好的治疗效果,而漏掉一个可能的病例则其后果严重,此时应尽可能保证所有的患者都被诊断出来,即选择敏感度较高的指标;②对于治疗效果不理想的疾病,且确诊及治疗费用又较昂贵时,或者误诊一个非患者为患者时后果严重,造成严重的精神负担,则可选择特异度较高的诊断标准;③当假阳性和假阴性的重要性相等时,一般以正确指数最大时所对应的临界点为最佳诊断界值。

2. 诊断试验的评价指标

(1) 真实性(validity):又称有效性,是指筛检试验或诊断试验所获得的测量值与实际情况的符合程度。评价真实性的指标有以下几种:

1) 灵敏度(sensitivity,Se):也称真阳性率,即实际有病且按该诊断试验被正确地判为有病的概率。灵敏度只与病例组有关,理想的试验灵敏度应为 100%。

2) 特异度(specificity,Sp):也称真阴性率,即实际无病按该诊断试验被正确地判为无病的概率。特异度只与非病例组有关,理想的试验特异度为 100%。

3) 假阴性率(false negative rate):也称漏诊率或第二类错误(β),即实际有病但根据该诊断试验被定为非病者的概率。灵敏度越高,漏诊越少,理想的试验假阴性率应为 0。

4) 假阳性率(false positive fate):也称误诊率或第一类错误(α),即实际无病但根据该诊断试验被定为有病的概率。特异度越高,误诊越少,理想的试验假阳性率应为 0。

5) 正确诊断指数(Youden index,):系指灵敏度和特异度之和减去 1,正确诊断指数可用于两个诊断方法的比较,理想的正确诊断指数为 100%。

(2) 可靠性(reliability):又称信度,指相同条件下同一试验对相同人群重复试验获得相同结果的稳定程度。可靠性高,说明试验结果受随机误差的影响不大。其评价指标有以下几种:

1) 变异系数(coefficient of variance,CV):当某试验是做定量测定时,可用变异系数来表示可靠性。即所测平均数的标准差与测定的均数之比;

比值越小,可靠性越好。

2)符合率(agreement rate):又称准确度(accuracy),当某试验做定性测定时,同一批研究对象两次诊断结果均为阳性与均为阴性的人数之和占所有进行诊断试验人数的比率。

3)诊断试验的一致性分析:若要衡量临床医生的诊断水平如何,他们之间对同一人群的诊断结果是否存在差异,可采用 Kappa 分析。Kappa 分析所得值,是评价不同地点或不同操作者对同一试验结果一致性的指标,该值考虑了机遇因素对一致性的影响并加以校正,从而提高了判断的有效性。

(3)收益:诊断试验的收益评价可通过计算预测值这个更为客观的指标来完成。它是反映诊断试验结果与实际符合的概率,包括阳性预测值和阴性预测值。

1)阳性预测值(positive predictive value,$+PV$):是指试验阳性结果中真正患病的比例。患病率相同时,特异度越高,阳性预测值越好,临床医生越有理由判断阳性结果为患者。

2)阴性预测值(negative predictive value,$-PV$):是指试验阴性结果中真正未患病的比例。患病率相同时,诊断试验的灵敏度越高,则阴性预测值越好,临床医生更有把握判断阴性结果为非患者。

3. 诊断试验的评价标准

(1)同金标准诊断方法进行同步盲法比较:在对一项新的诊断试验进行研究和评价时,只有以金标准为基础进行考核,才能获得准确的结果。但实际工作中金标准的选择有时是比较困难的,此时,可用目前公认的、最好的临床诊断试验作为金标准。

(2)研究对象的代表性:为保障试验结果的代表性和可推论性,所选择的病例组和非病例组最好是目标人群的一个随机样本。对象的选择具有统一的临床诊断标准和纳入研究的标准。

(3)要有足够的样本量。

(4)诊断界值的确定要合理:既要考虑该试验检验的目的(筛检或确诊),也要兼顾灵敏度和特异度。

(5)不仅评价真实性,也评价可靠性。

(6)试验的方法和步骤要具体,有可操作性。

4. 提高诊断质量的方法

(1)联合试验:为提高诊断效率,医生可应用多个试验对同一疾病作出诊断,通常采用两个或两个以上的诊断试验,根据每个试验的结果来综合判断最后的结果。联合试验主要包括平行(并联)实验(parallel test)和系列（串联）实验（serial test）。

1）平行（并联）实验：即几个试验中只要有一个试验呈现阳性即诊断为阳性。其优点是灵敏度增高，漏诊率降低；但同时特异度降低，误诊率增高。

2）系列（串联）实验：即几个试验中有一个阴性即诊断为阴性，全部阳性才能判为阳性。其优点是特异度增高，误诊率降低；缺点为灵敏度降低，漏诊率增高。

（2）选择患病率高的人群：一方面可使新发现的病例数增加；另一方面可使阳性预测值升高，试验成本下降，其结果使试验的效率提高。

（六）筛检试验的评价研究

1. 筛检试验的相关概念　筛检试验（screen test）通过快速的检验、检查或其他措施，将可能有病但表面上健康的人，同那些可能无病的人区分开来。筛检试验不是诊断试验，仅是一种初步检查，对筛检试验阳性者或可疑阳性者，必须进行进一步确诊，以便对确诊患者采取必要的措施。在目标人群中实施有计划、有目的的筛检工作时，也称之为筛检项目。

与诊断试验不同，筛检试验是把患者及可疑有该病的人与健康人区别开来，而诊断试验是进一步把患者与可疑有病但实际无病者区别开来。因此，筛检是第一步，诊断是第二步，治疗是第三步。

2. 筛检的主要用途　筛检试验或筛检方法应当简单易行、敏感、廉价和有效，且要应用广泛。筛检的主要用途有：

（1）筛检最初用于早期发现那些处于临床前期或临床初期的可疑患者，以进行早诊断和早治疗，提高治愈率或延缓疾病的发展，改善预后。如检查空腹血糖筛检糖尿病，对空腹血糖升高者进一步确诊检查，达到早诊断、早治疗糖尿病的目的。

（2）近年来，筛检试验越来越多地应用于发现某些疾病的高危个体，以预防疾病的发生。如筛检高血压以预防脑卒中，筛检高胆固醇血症以预防冠心病等。

（3）开展流行病学监测，了解疾病的患病率及其趋势，为公共卫生决策提供科学依据。在前文中，小王要对社区的老年高血压进行长期健康管理，需要开展高血压及其健康危险因素的流行病学监测，为评价干预效果、调整或制订进一步干预计划准备。

（4）了解疾病的自然史。通过对人群疾病的筛检，可以了解疾病处于不同病理生理变化及不同临床时期的状态变化，了解疾病发生、发展的过程。如糖尿病患者在发生糖尿病之前，一般都要经过空腹血糖损害或糖耐量减低的时期，在此时期进行正确的行为干预和（或）药物治疗，可以延缓糖尿病的发生。

在健康管理过程中,对接受健康管理的人筛检的目的,主要是早期发现患者和发现高危人群。如果是对集体单位人群的健康管理,筛检目的还可以包括了解该人群某病患病情况的变化等,以制定应对策略,进行集体干预。

3. 筛检试验的评价指标 筛检试验的真实性评价指标是灵敏度和特异度,计算方法与诊断试验的评价指标相同,计算公式详见诊断试验部分。

4. 筛检试验的类型和方法

(1)筛检的类型:医学筛检有多种形式,各有其目的,按筛检对象的范围分类,可分为群体筛检和选择性筛检。群体筛检是指当疾病的患病率较高时,需要开展普遍筛检,筛检的对象可以是一定范围的整个人群。选择性筛检是将工作重点集中在高危险人群组,如在 40 岁以上的超重肥胖人群中筛检糖尿病。

(2)筛检的方法

1)单项筛检:即用一种筛检试验检查某一种疾病。如阴道细胞学涂片查宫颈癌。

2)多项筛检:多种筛检方法联合使用。例如同时进行胸透、查血沉、痰中结核菌检查发现可疑肺结核,然后再进一步检查作明确诊断。

5. 筛检的应用原则 制订筛检计划时,要明确目的,估计效果,不要浪费卫生资源,不给患者和社会带来压力。何种疾病适合进行筛检,一般考虑以下原则:

(1)合适的疾病:筛检的疾病应是当地当前对公众危害大的疾病或缺陷,如发病率或死亡率高,易致伤残的疾病。

1)筛检的疾病应具有可识别的潜伏期或早期症状期。

2)对疾病的自然史,包括从潜伏期发展到临床期、疾病结局的过程应有足够的了解。

3)对被筛检和诊断出来的病例应有有效而易被群众接受的治疗方法。

(2)合适的筛检试验:筛检试验的方法必须快速、简单、经济、有效,且乐于被群众所接受。

(3)合适的筛检计划

1)筛检计划应是一个连续的过程,应对可疑病例提供诊断、治疗的方便。对筛检试验阴性者,还应进行定期检查。

2)要考虑筛检、诊断和治疗整个过程的成本与效益问题。

以上原则要根据具体情况来考虑,但有时很难满足上述各项要求。

从以上原则考虑,建议目前筛检慢性病,主要考虑高血压、糖尿病、超重和肥胖、慢性阻塞性肺疾病,以及宫颈癌、乳腺癌等,筛查技术路径比较成熟、早期早治疗效果好的肿瘤。

第二节　医学统计学的基本知识

一、基本概念

(一)医学统计学的定义和研究对象

1. **定义**　统计学(statistics)通常被定义为"关于数据收集、表达和分析的普遍原理和方法"。医学统计学则可定义为"根据统计学的原理和方法,研究医学数据收集、表达和分析的一门应用学科"。

2. **研究对象**　医学统计学的研究对象是具有不确定性的医学数据,其基本的研究方法是通过收集大量资料(data),通常是人、动物或生物材料的测量值,发现蕴含其中的统计学规律。

(二)医学统计学的主要内容

1. **统计设计**　包括调查设计和实验设计。调查设计主要有抽样方法、调查技术、质量控制技术等;实验设计主要有各种实验设计模型、分组方法、样本量估计等。由于统计设计关系到资源分配的可行性、数据收集的正确性和结论的科学性,一旦出现设计上的失误或缺陷,有可能导致整个研究的失败。因此,统计设计是保证统计描述和推断正确的基础。

2. **统计描述**　对原始数据进行归纳整理,用相应的统计指标,如率、均数等,表示出研究对象最鲜明的数量特征,必要时选择统计表或统计图。

3. **统计推断**　在统计描述的基础上,对统计指标的差别和关联性进行分析和推断。

(三)医学统计资料的类型

在医学研究中,试验或观察结果常按分组因素和反应变量分别记录。分组因素为研究者根据试验目的施加的干预,如不同治疗药物、不同治疗期限等。在某些不能施加干预的观察性研究中,研究者感兴趣的因素,如年龄、性别等,也可看作分组因素。在流行病学研究中,这些因素又称为危险因素。反应变量是指施加干预后的研究对象的生物反应,如是否治愈、是否死亡、红细胞计数、血压值等。统计资料类型通常针对反应变量而言,如表 5-3 中的收缩压、舒张压、药物不良反应等。在计算统计指标时,各个反应变量又可进一步划分为计量资料、计数资料和等级资料三类。

1. 计量资料　亦称数值变量,为定量测量的结果,通常用专用仪器测量,并有计量单位,如身高(cm)、体重(kg)等。计量资料有连续性的特点,如身高可以是 175cm、175.1cm、175.11cm 等。

2. 计数资料　计数资料是定性观察的结果。有二分类和多分类两种情况。二分类观察结果只有两种相互对立的属性,如"阳性"或"阴性"、"死亡"或"存活"、"正常"或"异常";多分类的定性观察结果有两种以上互不包含的属性,如新生儿出生缺陷、某病患者的死亡原因等。这类资料之所以称为计数资料,因为在统计时通常将各种观察结果按属性分类计数,如阳性人数、阴性人数、死于某病的人数等。

3. 等级资料　介于定量测量和定性观察之间的半定性观察结果,通常有两个以上等级,如阴性、阳性、强阳性,治愈、好转、有效、无效等。

等级资料与计数资料又可统称为分类变量(categorical variable)。它们的区别在于,等级资料虽然也是多分类资料,但各个类别间还存在大小或程度上的差别。

许多实际资料有多个反应变量,而且包括不同的资料类型,如表 5-3 中的收缩压、舒张压属于计量资料;有无药物不良反应属于计数资料;服药依从性属于等级资料。

表 5-3　108 例高血压患者随访记录汇总表

编号	随访方式	收缩压	舒张压	服药依从性	药物不良反应
11-00325	门诊	146mmHg	95mmHg	规律	无
11-00326	门诊	130mmHg	84mmHg	规律	无
11-00328	家庭	128mmHg	90mmHg	间断	有
⋮	⋮	⋮	⋮	⋮	⋮
11-00457	电话	142mmHg	90mmHg	不服药	有

(四)医学统计工作的基本步骤

研究设计、收集资料、整理资料和分析资料是统计工作的 4 个基本步骤。这 4 个步骤是紧密联系不可分割的,某一环节发生问题,都将影响最终的统计分析结果。

1. 研究设计(design)　按研究者是否对观察对象施加干预(即处理因素),可以分为调查设计和实验设计两大类。调查设计(不加干预)主要是了解客观实际情况的现场工作。实验设计(加干预)根据研究对象不同分为动物实验和临床试验(或现场试验)。无论是调查设计,还是实验设计均包括专业设计和统计学设计两个方面。专业设计是运用专业理论技术知识进行设计,统计学设计是运用统计学知识和方法进行设计。两者应相互结合,缺一不可。

2. 收集资料(collection of data) 的任务是取得准确可靠的原始数据。

(1) 统计资料的来源:①经常性资料。一般指医疗卫生工作中的原始记录。如医疗卫生工作记录和报告单(卡)、医院各科门诊病历、住院病例、健康检查记录等;②一时性资料。根据专题调查或实验研究的需要而临时设计的调查表或调查问卷,如临床试验的病例报告单、动物实验的数据记录等。

(2) 统计资料的要求:原始资料是统计工作的基本依据,把好收集资料这一关,要求做到:①资料必须完整、正确和及时;②要有足够的数量;③注意资料的代表性和可比性。

3. 整理资料(sorting data) 任务是整理原始数据,使其系统化、条理化,以便进一步计算指标和分析。

(1) 原始数据的检查与核对:检查核对原始数据有无错漏,以及数据间的相互关系是否合乎逻辑,并予以必要的补充、修正与合理的剔除。对原始记录的检查核对,应在调查现场完成,而整理资料过程则是从不同角度、用不同方法进一步净化数据。它包括:①统计数据的常规检查。如检查原始记录的数据有无错误和遗漏;调查项目是否按要求或填表说明填写;统计表格的行栏合计应与总计相符。②数据的取值范围检错。可利用频数分布表检查是否有异常值的出现。③数据间的逻辑关系检错。逻辑检查是为了查明资料项目之间是否有矛盾,例如,乙型肝炎病史与乙型肝炎血清标志物检查结果是否矛盾。

(2) 数据的分组设计和归纳汇总:按资料的性质和数量特征分组,以反映事物的特点。例如,整理某药物治疗消化性溃疡后的疗效资料,除了得到总的治愈人数外,还可以按年龄、性别、病情轻重等多种特征进行分组,得出各组的治愈人数和治愈率,才能对药物疗效与疾病有关因素进行分析。常用的分组方法有以下两类:①质量分组:按事物的性质或类型分组,这种方法多适用于分类变量资料或等级资料。如患者按性别、病情轻重等分组作为分组变量;疗效按治愈、好转和无效等分组作为结局变量。根据研究需要,有时也可将计量资料转换成计数资料或等级资料,进行质量分组。例如,舒张压<90mmHg为正常血压,舒张压≥90mmHg为高血压,这样将测定到的血压值(数值变量)转化为正常和非正常这种两分类变量资料。②数量分组。按观察值的大小进行分组,这种方法多适用于数值变量的资料。分几组合适要根据研究内容的特点和分析目的来定。例如

冠心病多发于中、老年人。年龄分组时,应把中、老年组分得细些,如 5 岁一组;青、少年组分得粗些,如 10 岁一组。

4. **分析资料(analyzing data)** 任务是按研究设计的要求,结合资料的类型计算有关指标,阐明事物的内在联系和规律。主要包括:

(1)用一些统计指标、统计图表等方式表达和描述资料的数量特征和分布规律,不涉及由样本推论总体的问题。

(2)对样本统计指标作参数估计和假设检验,并结合专业知识解释分析结果,目的是用样本信息推断总体特征。

(五)统计学的几个重要概念

1. **同质与变异** 研究对象具有相同的背景、条件、属性称为同质(homogeneity);同一性质的事物,其个体观察值(变量值)之间的差异,在统计学上称为变异(variation)。统计学所研究的对象是以同质为基础,并具有变异的事物或现象。例如,调查 1998 年所有 20 岁健康男大学生的身高。它的同质基础是同一地区、同一年份、同为 20 岁健康男大学生;这些 20 岁健康男大学生的身高值有的相同,有的不尽相同,存在差异,这种身高值之间的差异就是变异。

2. **总体与样本** 总体(population)是根据研究目的确定的同质观察单位的全体,更确切地说,是同质的所有观察单位某种变量值的集合。这里的观察单位亦称个体,是统计研究中最基本的单位。有的总体是在确定的同质基础上明确了一定时间、一定空间的有限个观察单位,称为有限总体。有时总体是抽象的,观察单位数是无限的,该总体称无限总体。

医学研究中的很多情况是无限总体,而即使是有限总体,由于总体较大,要收集所有观察单位的数据既费时、费力还容易产生差错,很多时候是不必要和不必须的,所以医学研究的资料多数是通过抽样研究去获得。即从总体中随机抽取有代表性的一部分观察单位,其测量值(或观察值)的集合称为样本(sample)。抽样研究的目的是用样本信息推论总体特征。

3. **参数与统计量** 参数(parameter)指总体指标,如总体均数、总体率、总体标准差等。统计量(statistic)指样本指标,如样本均数、样本率、样本标准差等。一般情况下,参数是未知的,需要用统计量去估计。用统计量推论参数的方法,统计学上称为参数估计和参数检验。

4. **误差** 任何周密设计的科学研究,都不可能没有误差(error)。医学科学研究中的误差通常指测量值与真实值之差,其中包括系统误差和随机测量误差;以及样本指标与总体指标之差,即抽样误差。系统误差应该通过周密的研究设计和调查(或测量)过程中的严格质量控制措施予以解决；随机测量误差及抽样误差都属于随机误差，随机测量误差是不可避免的，但应尽量的小；抽样误差是抽样机遇所致，是客观存在，不可避免的。这种误差可以通过统计方法估计，也可通过增大样本含量使其减小。

5. 概率与频率　概率（probability）是对总体而言，频率（frequency）是对样本而言。概率指某随机事件发生的可能性大小的数值，常用符号 P 来表示。随机事件的概率在 0 与 1 之间，即 $0 \leqslant P \leqslant 1$，常用小数或百分数表示。$P$ 越接近 1，表明某事件发生的可能性越大，P 越接近 0，表明某事件发生的可能性越小。频率指一次实验结果计算得到的样本率。统计中的许多结论都是带有概率性的。一般常将 $P \leqslant 0.05$ 或 $P \leqslant 0.01$ 称为小概率事件，表示某事件发生的可能性很小。

二、统计描述

（一）数值变量资料的统计描述

1. 频数表　相同观察结果出现的次数称为频数。将所有观察结果的频数按一定顺序排列在一起便是频数表（frequency table）。编制频数表的主要目的，一是简化数据，二是便于考察观察结果的分布特征。

定量测量结果通常不一一列出各测量值的频数。此时，应将所有测量值中最小值与最大值之间的范围划分成若干等长度的组段，以各个组段内的变量个数作为频数。由于样本量有限，组段的数量不宜过多或过少，通常取 10 个左右，组段长度（组距）的选取以方便阅读为原则。各组段首尾相接，每个组段都有下限 L 和上限 U（在频数表中，上限通常省略），测量值 x 的归组统一规定为 $L \leqslant x < U$。起始组段的下限和最后一组的上限应分别包含最小值和最大值。

2. 频数分布图　为了更直观地反映计量资料的分布特点，可进一步绘制频数分布图，以评分组段（每段 2 分）为底，相应频数为高作一系列密闭的矩形，如图 5-5 所示。频数分布图又称直方图，它能直观地反映连续变量各种取值出现的机会。

3. 描述集中趋势的指标

（1）算术均数：当资料服从对称分布时，统计中常采用算术均数描述其平均水平（或集中趋势）。算术均数简称均数（mean），习惯上用 μ 表示总体均数，用 $\bar{x}$ 表示样本均数。在实际工作中，总体均数 μ 经常是未知的，多数情况下需要计算的是样本均数 $\bar{x}$。

（2）中位数（median）：指一组由小到大顺序排列的观测值中位次居中的那个观测值。全部观测值中大于和小于中位数的观测值的个数相等，各占总例数的 50%。

对于对称分布的资料,理论上说中位数和均数的计算结果是一致的。对于不对称资料(或称偏态资料),采用均数来描述资料的平均水平是不合适的,此时可考虑用中位数代替。

中位数具有不受两端特大或特小值影响的特点,当资料的一端或两端无确定数值时,算数均数不能计算,而中位数却可以。

(3) 几何均数(geometry mean):是描述偏态分布资料集中趋势的另一种重要指标。它尤其适用于描述以下两类资料的集中趋势:①等比资料,如医学上血清抗体滴度、人口几何增长资料等;②对数正态分布资料(有些正偏态分布的资料,原始数据经过对数转换后服从正态分布),如正常成人血铅值或某些疾病的潜伏期等。

4. 描述离散趋势的指标

(1) 方差与标准差:是描述对称分布资料离散趋势的重要指标。方差与标准差的数值越大,说明观测值的变异度越大,即离散程度越大,此时的数据就会越分散,均数的代表性越差。

(2) 极差:亦称全距(range),用符号 R 表示。极差是一组观察值中最大值与最小值之差,用于反映观察值变异的范围大小。极差大,说明变异度大。用极差描述变异度大小,简单明了。但缺点是:①除最大值和最小值外,不能反映组内其他数据的变异度,因此用它来描述资料的离散趋势是粗略的;②易受个别特大值、特小值的影响,即不够稳定。

(3) 百分位数(percentile):是一个位置指标,用符号 P_x 表示。将由小到大顺序排列的观察值分成 100 等份,对应于第 $x\%$ 位的观察值即为第 x 百分位数,P_{50} 百分位数就是中位数,所以,中位数是一个特定的百分位数,百分位数常用于描述偏态分布资料在某百分位置上的水平及确定偏态分布资料医学参考值范围。

(4) 变异系数(coefficient of variation):用符号 CV 表示,即标准差 s 与均数 $\bar{x}$ 之比用百分数表示,公式为

$$CV = (s/\bar{x}) \times 100\%$$

(二)分类资料的统计描述

1. 频数表　如前所述,分类资料的变量值是定性的,表现为互不相容的属性或类别。在一个样本中,相同情形出现的次数称为频数,将互不相容的各情形的频数用统计表的形式列出就是频数表。

定性观察结果通常能明确划分出二分类或多分类的类别。例如表 6-3 的 108 例患者资料中,随访方式可按表 5-4 列出频数表。表 5-4 中频率等于频数除以合计数之商,各分类结果频率之和等于 100%。累积频率是将

频率依次累加的结果。

表 5-4　108 例患者随访方式频数表

类别	频数	频率（%）	累积频数	累积频率（%）
门诊随访	51	47.2	51	47.2
家庭随访	23	21.3	74	68.5
电话随访	34	31.5	108	100.0
合计	108	100.0		

2. 相对数　包括比例（proportion）和率（rate）。见本章第一节。

三、统计表和统计图

（一）统计表

统计表是以表格的形式，表达被研究对象的特征、内部构成及研究项目分组之间的数量关系。

1. 统计表的结构　包括标题、标目、线条、数字等部分，有些统计表还有备注。标题是表格的总名称，如表 5-4 的标题为"108 例患者随访方式频数表"。标目包括横标目和竖标目，横标目说明横行数字的属性，位于表格的左侧，如表 5-4 中的"类别"一栏中的"门诊随访、家属随访、电话随访"；纵标目说明每一列数字的属性，位于表格的第一横行，如表 5-4 中的"频数、频率、累积频数、累积频率"。

2. 制表原则和要求

（1）制表原则：重点突出，简单明了。一张表只有一个中心内容，明确显示需要说明的问题。主谓分明，层次清楚。合理安排横纵标目，使人一目了然。

（2）制表的基本要求

1）标题：概括说明表的内容，位于表的上方，内容简洁扼要。

2）标目：用以指明表内数字含义，横标目为主语，表示被研究事物；纵标目为谓语，表示被研究事物的各项统计指标。

3）线条：除必需的顶线、底线、标目线以外，应尽量减少其他不必要的线条，不使用竖线、斜线。

4）数字：一律使用阿拉伯数字，应准确无误；同一指标的数字的小数位应一致，位次对齐。

（二）统计图

统计图是通过点的位置、线段的升降、直条的长短和面积的大小来表现事物的数量关系。其特点是直观、形象、利于对比等。

1. 制图的基本要求

（1）根据资料的性质和分析目的,选择合适的图形。

（2）统计图要有标题,位于图体下方的中央位置。

（3）绘制有坐标轴的图形,纵、横轴要有标目,标注原点、尺度、单位等,纵横轴的比例以 5∶7 为宜。

（4）同一张图内比较不同事物时,须用不同颜色或样式的线条区别表示,并附图例说明。

2. 常用统计图的类型

医学研究和卫生统计中常见的统计图有很多种,根据适用的资料类型可分为:常用于描述计量资料的直方图、折线图、误差条图、箱式图和散点图,常用于描述计数资料的直条图、圆图和百分条图等。实际应用中要结合数据类型和分析目的选用合适的统计图,也可在图中添加辅助线或将多个图形组合成一个图,以便更直观、形象地展示研究结果。

（1）直方图:直方图主要用于表示连续变量的频数分布情况,图中直条连续排布,各直条宽度代表各组段组距,直条高度代表相应组段频数或频率。通过图 5-5 可直观地了解到在 194 名被调查社区老年人中,跌倒风险评分主要集中在 10 分左右,评分在 6 分到 16 分的老年人占了绝大部分。为方便对比两组连续变量的分布情况也可以将两个直方图绘制在同一坐标系内。

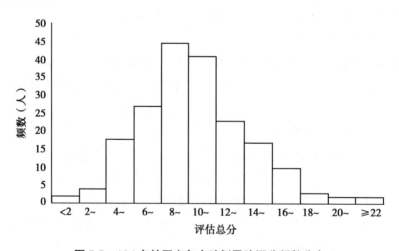

图 5-5　194 名社区老年人跌倒风险评分频数分布

（2）折线图:折线图用于描述一个变量随另一个变量的变化而变化的趋势和幅度,通常是变量随时间的变化情况。绘制折线图时横轴和纵轴的刻度均可以不从"0"开始,用短直线依次连接相邻各点,注意不应将折线绘制成光滑曲线。由图 5-6 可知,甲患者连续 5 日收缩压的波动幅度

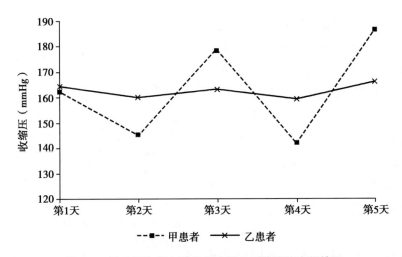

图 5-6　甲乙两名高血压患者连续 5 天收缩压变化情况

要大于乙患者,但两名患者连续 5 日收缩压的平均水平接近。

　　(3) 误差条图:常用于比较多组连续变量的均值和标准差(或可信区间),直条的高度表示均值,直条顶端用"T"型图标或"工"型图标表示标准差(或可信区间),图标中竖线长度表示标准差的大小(或可信区间范围)。

　　(4) 箱式图:当连续变量为偏态分布时,用误差条图展示多组间比较不够恰当,可使用箱式图比较多组间的平均水平和变异

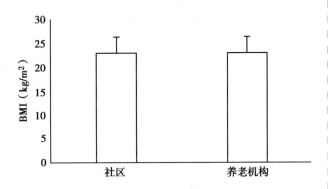

图 5-7　社区与养老机构老年人 BMI 比较

程度。箱式图由中部的箱体和两端的"T"型图标构成,箱体的上下端分别表示上下四分位数(P75 和 P25),箱体高度为四分位数间距,箱体中的横线表示中位数所在位置,箱体两端的"T"型图标的短横线位置通常为最小值和最大值,当数据中存在离群值时,也常表示去除离群值后的最小值和最大值。由图 5-8 可见,社区老年人跌倒风险总分的平均水平略高于养老机构老年人,从箱体高度可知社区老年人跌倒风险总分的变异程度也大于养老机构老年人。

　　(5) 直条图:直条图常用于比较统计指标数值的大小和对比关系,各等宽直条间隔排布,直条高度表示统计指标的数值大小。直条可竖向排布也可横向排布,根据分组标志或统计指标多少可以分为单式条图和复

式条图。单式直条图具有一个统计指标和一个分组标志,如图 5-9 中社区和养老机构是分组标志,老年人跌倒高危率是要比较的统计指标。复式条图可同时比较一个统计指标多种分组标志或一个分组标志多个统计指标的差异,如图 5-10 中分组标志为社区和养老机构,比较的统计指标为 80~90 岁老年人跌倒高危率和跌倒认知率。由图 5-10 可见,相较于养老机构老年人,社区老年人跌倒高危率高而跌倒认知率低。

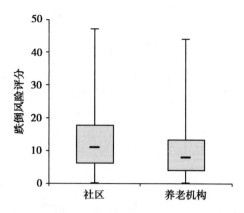

图 5-8　社区与养老机构老年人跌倒风险总分箱式图

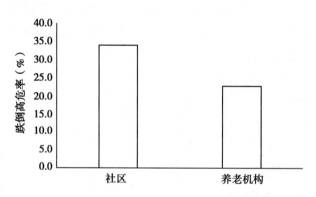

图 5-9　社区与养老机构 80~90 岁老年人跌倒高危率比较

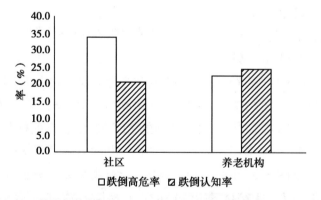

图 5-10　社区与养老机构 80~90 岁老年人跌倒高危率及跌倒认知率

（6）圆图:圆图用于表示构成比,圆的总面积为 100%,圆内各扇形区域表示各部分所占比例。绘制时各扇形的排布顺序通常按比例从大到小或分类的自然顺序由 12 点位置起始,顺时针排布,每 3.6 度角为 1%。

（7）百分条图：当要同时比较多组构成比时，采用百分条图比圆图更为直观便捷。百分条图中直条的全长代表100%，其中每段的长度对应该部分在全体中的占比。图5-12显示，调查对象中社区老年人的年龄构成和养老机构老年人的年龄构成有一定差异，社区老年人中80~90岁组占比最高，达到46.7%，养老机构老年人中70~80岁组占比最高，达到39.1%。总体来看社区老年人中80岁以上者占比为55.6%，高于养老机构的36.6%。

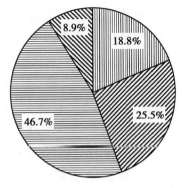

图 5-11　415 名社区老年人年龄构成情况

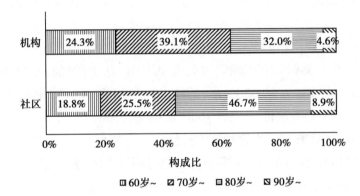

图 5-12　415 名社区老年人与 350 名养老机构老年人年龄构成比较

四、统计推断

统计推断是用样本信息推断总体特征，包括总体参数的估计和假设检验，它是统计学的核心内容。数值变量资料的统计推断主要包括总体均数估计、t 检验、方差分析以及数值变量资料的秩和检验；分类变量资料的统计推断包括总体率的估计以及分类变量的 z 检验、χ^2 检验和秩和检验。限于篇幅和培训目标的要求，本节仅摘要介绍假设检验的基本原理、基本步骤和注意事项，其具体的检验方法（如 χ^2 检验、t 检验、方差分析和秩和检验等）和相关的统计表格（t 界值表和 χ^2 界值表等）可参见相关医学统计学专著。

（一）假设检验的基本原理

假设检验（hypothesis test），亦称为显著性检验（significance test），是统计推断的核心，也是实际应用最广的内容。

通常把需要判断的总体特征叫做"统计假设",简称假设,利用样本信息判断假设是否成立的统计方法称为假设检验。假定总体分布类型已知,对其参数进行假设检验称为参数检验,如假定总体服从正态分布,对总体均数进行 z 检验、t 检验、方差分析等;若总体分布类型未知,或偏态分布资料,此时对总体分布类型不做任何假设,其假设检验不是对总体参数进行检验,称为非参数假设检验,如秩和检验等。

(二)假设检验的基本步骤

1. 建立检验假设,确定检验水准。

(1)根据统计推断目的提出对总体特征的假设,检验假设有两种:

1)无效假设,又称零假设,用 H_0 表示。一般将欲否定的假设设为 H_0。它是计算检验统计量的基础。

2)备择假设,用 H_1 表示。H_1 是与 H_0 相互对立的假设,当 H_0 被拒绝时,则接受 H_1。

(2)确定检验水准:检验水准,也称为显著性水准,符号为 α,是事先确定的允许犯 I 类错误的概率,也是是否拒绝 H_0 的界值。通常把 α 取为小概率事件界值,如 $\alpha=0.05$ 或 $\alpha=0.01$。当然研究者可以根据研究目的规定 α 的大小,一些探索性研究 α 可取 0.10 或更高。

2. 选定检验方法,计算检验统计量   要根据统计推断的目的、研究设计的类型和样本量的大小等条件,选用不同的检验方法和计算相应的统计量。实际应用时,应注意各种检验方法的适用条件。

检验统计量是在 H_0 假设的条件下计算出来的,其抽样分布在统计推断中是十分重要的。不同检验方法要用不同的公式计算现有样本的统计量值(如 χ^2、t 值、F 值等)。

3. 确定 P 值,做出推断结论 P 值的含义是指从 H_0 所规定的总体中做随机抽样,获得等于及大于(或等于及小于)现有样本的检验统计量值的概率。然后将概率 P 与检验水准 α 比较,从而得出结论。当 $P \leq \alpha$ 时,按所取检验水准 α,拒绝 H_0,接受 H_1,可以认为差别有统计学意义,两总体均数不相等;当 $P > \alpha$ 时,按所取的检验水准 α,不拒绝 H_0,差别无统计学意义,即不能认为两总体均数不相等。然后结合实际资料作出专业结论。

综上所述,假设检验的基本思想是首先针对研究总体建立假设,在假设成立的前提下,通过计算样本统计量判断抽到目前样本的可能性是否为小概率事件,若为小概率事件,则拒绝 H_0;否则,不拒绝 H_0。

(三)假设检验的注意事项

1. 检验方法的正确选择   每种检验方法有其适用的条件,应根据研究目的、设计方案、研究变量的类型、资料的分布、样本大小等进行选择。定量资料符合参数检验条件,应选用参数检验,其中两个独立样本均数比较可用 t 检验,多个独立样本均数比较可用方差分析;配对设计资料可用配对设计 t 检验,随机区组资料可用随机区组设计的方差分析等。定量资料不符合参数检验条件的可用非参数检验,根据资料设计类型选择相应的秩和检验。

2. 结果的解释 正确解释"差别有统计学意义"的含义。一般情况,假设检验中 $P \leqslant 0.05$,称为差别有统计学意义;$P \leqslant 0.01$,称为差别有高度统计学意义。此时由于样本信息不支持 H_0,因此"拒绝 H_0,接受 H_1",可以认为两个总体均数不同。α 愈小,拒绝 H_0 时犯 I 类错误的概率越小,越有理由相信 H_0 不真,但这不意味着两个总体均数相差很大,差别的大小及差别有无实际意义应根据专业知识来确定。当"不拒绝 H_0"时,称为差别无统计学意义,不能认为两个总体均数相差不大,或一定相等。即应同时考虑其统计学意义与临床意义,例如,某进口的抗高血压药(价高)与传统的复方降压片(价廉)的临床试验结果显示:新药组较传统药组的降压幅度仅提高了 1mmHg,其提高临床疗效的作用并不明显,但因其为大样本(两组各 1000 例)试验,故差异有统计学意义($P<0.001$)。

(何 耀 赵发林 刘 淼)

参 考 文 献

1. 陈君石,黄建始.健康管理师.北京:中国协和医科大学出版社,2007.
2. 李立明.流行病学.第 5 版.北京:人民卫生出版社,2003.
3. 王建华.流行病学.第 6 版.北京:人民卫生出版社,2003.
4. 郭祖超.医学统计学.北京:人民军医出版社,1999.
5. 黄悦勤.预防医学.北京:北京大学医学出版社,2004.
6. 方积乾.卫生统计学.第 5 版.北京:人民卫生出版社,2003.
7. 李康,贺佳.医学统计学.第 7 版.北京:人民卫生出版社,2018.

第六章 健康教育学

健康教育与健康促进的理论与实践与健康管理有着密切的联系。两者在分析问题、解决问题的思路上基本一致,都是以基线资料收集—需求评估—干预实施—效果评价为主线,只是方法上健康管理引入了健康风险评估和管理学的理念,另外两者关注的重点不尽相同。健康教育的主要对象是群体,而健康管理对个体的关注更多。同时,健康教育本身就是健康管理干预实施过程中的主要手段之一。因此,学习健康教育的理论与方法对理解、丰富健康管理的理论和实践大有帮助,本章将介绍健康教育与健康促进的基本概念、健康传播的基础知识、健康行为学的基本理论,以及健康教育计划的设计、实施与评价。

第一节　健康教育与健康促进概述

20 世纪 70 年代以来,健康教育在全球迅速发展,完整的学科体系已逐步形成。尤其近 20 年来,全球性健康促进活动的兴起,健康教育与健康促进在卫生保健总体战略中的地位得到了全世界的关注,健康教育与健康促进的内涵、特征、研究领域等诸多问题正处于不断的探讨发展和完善之中。

一、健康教育、健康促进的含义与联系

1. 健康教育的含义　健康教育(health education)是通过信息传播和行为干预,帮助个人和群体掌握卫生保健知识、树立健康观念,自愿采纳有利的健康行为和生活方式的教育活动与过程,其目的是消除或减轻影响健康的危险因素,预防疾病,促进健康和提高生活质量。健康教育的着眼点是促进个人或群体改变不良的行为与生活方式。行为的改变以知识、

信念、健康观的改变为基础,因此首先要使个体或群体掌握卫生保健知识,提高认知水平和技能,建立起追求健康的理念,并为此自觉自愿地,而不是勉强地来改善自己的行为与生活方式。

世界各国的健康教育实践经验表明,行为改变是长期的复杂的过程,许多不良行为生活方式仅凭个人的主观愿望仍无法改变,要改变行为必须依赖于支持性的健康政策、环境、卫生服务等相关因素。单纯的健康教育理论在许多方面已无能为力,已经满足不了社会进步与健康发展的新需要,在这种情况下,健康促进开始迅速发展。

2. 健康促进的含义　世界卫生组织给健康促进(health promotion)作如下定义:"健康促进是促进人们维护和提高他们自身健康的过程,是协调人类与他们环境之间的战略,规定个人与社会对健康各自所负的责任"。美国健康教育学家格林(Lawrence W. Green)指出:"健康促进是指一切能促使行为和生活条件向有益于健康改变的教育与环境支持的综合体"。其中,环境包括社会的、政治的、经济的和自然的环境,而支持即指政策、立法、财政、组织、社会开发等各个系统。1995 年,WHO 西太区办事处发表《健康新视野》(*New Horizons in Health*)重要文献,指出"健康促进是指个人与其家庭、社区和国家一起采取措施,鼓励健康的行为,增强人们改进和处理自身健康问题的能力。"健康促进的基本内涵包含了个人和群体行为改变,以及政府行为(社会环境)改变两个方面,并重视发挥个人、家庭、社会的健康潜能。

1986 年,在首届国际健康促进大会通过的《渥太华宣言》中明确指出,健康促进涉及 5 个主要活动领域:

(1) 建立促进健康的公共政策:健康促进的含义已超出卫生保健的范畴,各个部门、各级政府和组织的决策者都要把健康问题提到议事日程上。明确要求非卫生部门建立和实行健康促进政策,其目的就是要使人们更容易作出更有利健康的抉择。

(2) 创造健康支持环境:健康促进必须为人们创造安全的、满意的和愉快的生活和工作环境。系统地评估快速变化的环境对健康的影响,以保证社会和自然环境有利于健康的发展。

(3) 增强社区的能力:确定问题和需求是社区能力建设最佳的起点。社区人民有权、有能力决定他们需要什么以及如何实现其目标。因此,提高社区人民生活质量的真正力量是他们自己。充分发动社区力量,积极有效地参与卫生保健计划的制订和执行,挖掘社区资源,帮助他们认识自己的健康问题,并提出解决问题的办法。

(4) 发展个人技能:通过提供健康信息,教育并帮助人们提高作出健康选择的技能,来支持个人和社会的发展。这样,就使人们能够更好地控制自己的健康和环境,不断地从生活中学习健康知识,有准备地应付人生各个阶段可能出现的健康问题,并很好地应付慢性病和外伤。学校、家庭、工作单位和社区都要帮助人们做到这一点。

(5) 调整卫生服务方向:健康促进中的卫生服务责任由个人、社会团体、卫生专业人员、卫生部门、工商机构和政府等共同分担。他们必须共同努力,建立一个有助于健康的卫生保健系统。同时,调整卫生服务类型与方向,将健康促进和预防作为提供卫生服务模式的组成部分,让最广大的人群受益。

3. 健康教育与健康促进的联系　健康促进是一个综合的调动教育、社会、经济和政治的广泛力量,改善人群健康的活动过程,它不仅包括一些旨在直接增强个体和群体知识技能的健康教育活动,更包括那些直接改变社会、经济和环境条件的活动,以减少它们对个体和大众健康的不利影响。健康教育是健康促进的基础和先导,一方面健康教育在促进行为改变中起重要作用,另一方面健康教育对激发领导者拓展健康促进的政治意愿,促进群众的积极参与,促成健康促进的氛围的行为有着重要的作用,因此离开了健康教育,健康促进就会是无源之水,无本之木。同时,政府的承诺、政策、法律、组织等社会支持条件和社会、自然环境的改善对健康教育强有力的支撑,而健康教育如不向健康促进发展,其作用就会受到极大限制。

二、健康教育在健康管理中的应用

(一) 健康教育与健康管理的区别与联系

从健康教育和健康管理的内涵和基本操作步骤来看,两者都运用了基线资料收集—需求评估—干预实施—效果评价的管理过程,在计划前研究和评估中,都会采用定量的问卷调查和一些定性的方法寻找问题的原因和可能的解决问题的办法,只不过健康教育主要侧重在知识、态度、信念、行为方面,而健康管理还重视从体格检查的资料获得信息、强调对生活方式和行为的长期、连续的管理。在制订计划中,健康教育更加重视目标人群的知识、态度和行为的改变,而健康管理的计划要在风险评估的基础上,提出针对个人的个性化的措施。在实施的过程中,健康教育通常运用教育、传播乃至政策的策略,针对目标人群进行教育和干预,而健康管理通常运用对个体进行生活方式的干预和健康、疾病的咨询和指导。在评价方面,健康教育会进一步细分为过程评价、效应评价和结局评价,健康管理也类似,只是内容更侧重于行为的监测和健康指标的改善以及健康风险的变化(表 6-1)。

表 6-1 健康教育与健康管理的区别和联系

	健康教育	健康管理
内涵	有计划、有组织、有评价的教育活动和过程	健康监测、健康维护以及生活方式管理、疾病管理的过程
侧重点	知识、信念和行为改变,提高人们的健康素养	健康风险评估、健康危险因素管理、改善人们的健康水平
对象	个体和群体,侧重群体	个体和群体,侧重个体
基本步骤	需求评估—计划制订—干预实施—效果评价	信息收集—风险评估—干预、咨询、指导—效果评估
干预方法	信息传播、行为干预	行为干预、健康和疾病的咨询与指导、生活方式管理、疾病管理
效果评价	活动实施、人群参与情况 知识、信念、行为的变化 健康指标的改善	健康相关行为、生活方式的改变 健康指标的改变 健康状况的提高、病情的改善 疾病或死亡风险的改变

(二)健康教育在健康管理中的作用

健康管理是把健康监测和维护、健康相关行为以及治疗和康复都纳入管理并实施干预,干预手段主要是非临床的方法,即教育和管理,因此,健康教育无论是针对个体的健康管理、还是针对群体的健康管理,都是一种非常基本和重要的方法和策略。

(1)在个体健康管理中的作用:针对个体的健康信息收集问卷的设计原理与健康教育常用的问卷相似,内容中所包含的行为和生活方式相关问题以及健康教育需求等问题在健康教育的问卷中也经常问及。在对个体进行的健康教育干预时,要应用健康教育中常用的人际传播和行为干预策略,因此,熟悉和掌握健康教育的理论和实践技能是实现有效的个体健康管理的基础。

(2)在群体健康管理中的作用:在健康管理领域,健康管理师除了要做个体化的健康管理外,还面临着社区、企事业单位、学校等以场所、人群为基础的群体健康干预。健康教育和健康促进是群体健康管理工作的重要工具、方法和策略。健康教育计划设计、实施和评价的基本步骤与健康管理的信息收集—健康风险评估—教育、干预—效果评价基本一致。与个体信息收集相类似,群体信息收集的问卷内容也与健康教育常用的问卷相近。在群体健康干预中,健康管理师要运用到比针对个体更加全方位、多样化的手段,创造有利于健康的社会/社区环境以及工作和家庭氛围包括健康促进的社会动员策略、群体行为干预的理论与方法、大众传播和人际沟通的技巧与方法。

第二节　健康相关行为改变的理论

健康教育和健康管理都非常关注行为和生活方式,同时,行为是一种复杂的活动,生活方式更是已经形成的行为定型,行为和生活方式的改变是一个相当复杂、艰苦的过程,是一件说起来容易,做起来艰难并且痛苦的事。一些常用的行为理论可以帮助健康管理师充分地解释行为,找到改变行为的可能途径,有些行为干预理论也可以直接用来指导行为的干预。下面介绍行为诊断的方法和几个比较成熟的理论模式——"知信行"模式、健康信念模式、自我效能理论以及行为改变的阶段理论。

一、"知信行"模式

"知信行"是知识、信念和行为的简称,健康教育的知—信—行(knowledge,attitude,belief,and practice,KABP 或 KAP)模式实质上是认知理论在健康教育中的应用。知信行模式认为:卫生保健知识和信息是建立积极、正确的信念与态度,进而改变健康相关行为的基础,而信念和态度则是行为改变的动力。只有当人们了解了有关的健康知识,建立起积极、正确的信念与态度,才有可能主动地形成有益于健康的行为,改变危害健康的行为。

知信行理论可以简单地表示为图 6-1 所示:

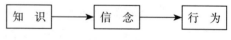

图 6-1　知信行模式

例如,吸烟作为个体的一种危害健康的行为已存在多年,并形成了一定的行为定式。要改变吸烟行为,使吸烟者戒烟,首先需要使吸烟者了解吸烟对健康的危害,戒烟的益处,以及如何戒烟的知识,这是使吸烟者戒烟的基础。具备了知识,吸烟者才会进一步形成吸烟有害健康的信念,对戒烟持积极态度,并相信自己有能力戒烟,这标志着吸烟者已有动力去采取行动。

但是,要使知识转化为行为改变,仍然是一个漫长而复杂的过程,有很多因素可能影响知识到行为的顺利转化,任何一个因素都有可能导致行为形成/改变的失败。在健康教育实践中,常常遇到"知而不信"、"信而不行"的情况,"知而不信"的可能原因在于:所传播信息的可信性、权威性受到质疑、感染力不强,不足以激发人们的信念;"信而不行"的可能原因在于:人们在建立行为或改变行为中存在一些不易克服的障碍,或者需要付出较大的代价,这些障碍和代价抵消了行为的益处,因此不产生行动。由此可见,只有全面掌握知、信、行转变的复杂过程,才能及时、有效地消除或减弱不利影响,促进形成有利环境,进而达到改变行为的目的。

二、健康信念模式

健康信念模式(health belief model,HBM)理论强调感知(perception)在决策中的重要性,影响感知的因素很多,是运用社会心理学方法解释健康相关行为的理论模式。该理论认为信念是人们采纳有利于健康的行为的基础,人们如果具有与疾病、健康相关的信念,他们就会采纳健康行为,改变危险行为。人们在决定是否采纳某健康行为时,首先要对疾病的威胁进行判断,然后对预防疾病的价值、采纳健康行为对改善健康状况的期望和克服行动障碍的能力作出判断,最后才会作出是否采纳健康行为的决定(图 6-2)。

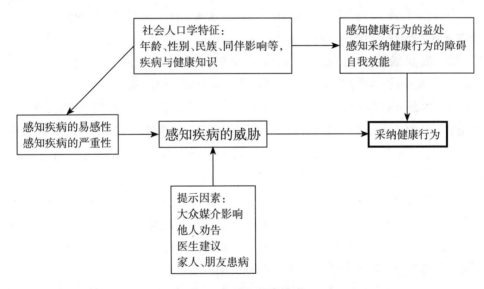

图 6-2　健康信念模式

来源:Irwin M. Rosenstock,Historical Origins of the Health Belief Model,Health Education Monographs,2(4),1974

在健康信念模式中,是否采纳有利于健康的行为与下列因素有关:

1. 感知疾病的威胁(perceived threat)　对疾病威胁的感知由对疾病易感性的感知和对疾病严重性的感知构成。对疾病易感性和严重性的感知程度高,即对疾病威胁的感知程度高,是促使人们产生行为动机的直接原因。

(1)感知疾病的易感性(perceived susceptibility):指个体对自身患某种疾病或出现某种健康问题的可能性的判断。人们越是感到自己患某疾病的可能性大,越有可能采取行动避免疾病的发生。

(2)感知疾病的严重性(perceived severity):疾病的严重性既包括疾病对躯体健康的不良影响,如疾病会导致疼痛、伤残和死亡,还包括疾病引起的心理、社会后果,如意识到疾病会影响到工作、家庭生活、人际关系等。人们往往更有可能采纳健康行为,防止严重健康问题的发生。

2.感知健康行为的益处和障碍

(1)感知健康行为的益处(perceived benefits of action):指人体对采纳行为后能带来的益处的主观判断,包括对保护和改善健康状况的益处和其他边际收益。一般而言,人们认识到采纳健康行为的益处,或认为益处很多,则更有可能采纳该行为。

(2)感知健康行为的障碍(perceived barriers of action):指个体对采纳健康行为会面临的障碍的主观判断,包括行为复杂、时间花费、经济负担等。感觉到障碍多,会阻碍个体对健康行为的采纳。

因此,个体对健康行为益处的感知越强,采纳健康行为的障碍越小,个体采纳健康行为的可能性越大。

3.自我效能　自我效能是后被补充到健康信念模式中的一个因素,强调自信心对产生行为的作用。参见下文自我效能模式。

4.提示因素(cues to action):指的是诱发健康行为发生的因素,如大众媒介的疾病预防与控制运动、医生建议采纳健康行为、家人或朋友患有此种疾病等都有可能作为提示因素诱发个体采纳健康行为。提示因素越多,个体采纳健康行为的可能性越大。

5.社会人口学因素　包括个体特征,如年龄、性别、民族、人格特点、社会阶层、同伴影响,以及个体所具有的疾病与健康知识。具有卫生保健知识的人更容易采纳健康行为。对不同类型的健康行为而言,不同年龄、性别、个性特征的人采纳行为的可能性相异。

下面以针对高血压病的低钠盐饮食行为为例,介绍健康信念模式的应用。某人60岁,近期查体发现患有原发性高血压(简称高血压),由于几十年来饮食口味很咸,医生建议他要把每天的钠盐摄入量降下来。如果他认识到自己口味很咸的饮食习惯会导致高血压(感知疾病的易感性),高血压可能导致脑卒中,脑卒中可能带来严重的后遗症甚至导致死亡(感知疾病的严重性),他相信控制钠盐的摄入对控制血压有好处(感知健康行为的益处),同时他觉得改掉多年来养成的饮食习惯太难了(感知健康行为的障碍),但是他相信自己通过努力可以逐渐把口味变淡(自我效能),在这种情况下,医生的建议(提示因素)帮助他做出减盐的决定,综合以上因素,这位患者可能逐渐采纳低钠盐饮食行为。

三、自我效能理论

自我效能是美国心理学家班杜拉在 1977 年提出来的。自我效能（self-efficacy）指个体对自己组织、执行某特定行为并达到预期结果的能力的主观判断。即个体对自己有能力控制内、外因素而成功采纳健康行为并取得期望结果的自信心、自我控制能力。自我效能是人类行为动机、健康和个体成就的基础，是决定人们能否产生行为动机和产生行为的一个重要因素。因为只有人们相信他们的行动能够导致预期结果，才愿意付出行动，否则人们在面对困难时就不会有太强的动机也不愿长期坚持。自我效能高的人，更有可能采纳所建议的有益于健康的行为。

自我效能可以通过以下 4 种途径产生和提高。①自己成功完成过某行为：一次成功能帮助人们增加其对熟练掌握某一行为的期望值，是表明自己有能力执行该行为的最有力的证据；②他人间接的经验：看到别人成功完成了某行为并且结果良好，而增强了自己通过努力和坚持也可以完成该行为的自信心；③口头劝说：通过别人的劝说和成功经历的介绍，对自己执行某行为的自信增加；④情感激发：焦虑、紧张、情绪低落等不良情绪会影响人们对自己能力的判断，因此，可通过一些手段消除不良情绪，激发积极的情感，从而提高人们对自己能力的自信心。

四、行为改变的阶段理论

1982 年，美国心理学家 Prochaska 和 DiClemente 首次提出行为改变的阶段理论，描述和解释了吸烟者在戒烟过程中行为变化的各个阶段以及在每个阶段主要的变化过程。该理论的主要依据是：人的行为变化是一个过程而不是一个事件，而且每个改变行为的人都有不同的需要和动机，只有针对其需要提供不同的干预帮助，才能促使教育对象向下一阶段转变，最终采纳有益于健康的行为。

行为改变的阶段理论，把行为转变分为 5 个阶段，对于成瘾行为来说，还有第 6 个阶段即终止阶段：

（1）没有打算阶段（pre-contemplation）：在最近 6 个月内，没有考虑改变自己的行为，或者有意坚持不改变，他们不知道或没意识到自己存在不利于健康的行为及其危害性，对于行为转变没有兴趣，或者觉得浪费时间，或者认为自己没有能力改变自己的行为。处于该阶段的人不喜欢阅读、谈论或考虑与自身行为相关的问题或内容，有些人甚至有诸多理由为自身的行为辩解。

（2）打算阶段（contemplation）：在最近 6 个月内，人们开始意识到问题的存在及其严重性,意识到改变行为可能带来的益处,也知道改变行为需要代价,因此在益处和代价之间权衡,处于犹豫不决的矛盾心态。

(3)准备阶段(preparation):在最近30天内,人们郑重地做出行为改变的承诺,如向亲属、朋友宣布自己要改变某种行为,并有所行动,如向别人咨询有关行为改变的事宜,购买自我帮助的书籍,制订行为改变时间表等。

(4)行动阶段(action):在6个月内,人们已经开始采取行动,但是由于许多人的行动没有计划性,没有设定具体目标、实施步骤,没有社会网络和环境的支持,最终导致行动的失败。

(5)维持阶段(maintenance):改变行为已经达到6个月以上,人们已经取得行为转变的成果并加以巩固,防止复发。许多人在取得了行为改变的初步成功后。由于自身的松懈、经不起外界的诱惑等原因造成复发。

(6)终止阶段(termination):在某些行为,特别是成瘾性行为中可能有这个阶段。在此阶段中,人们不再受到诱惑,对行为改变的维持有高度的自信心。可能有过沮丧、无聊、孤独、愤怒的情绪,但能坚持、确保不再回到过去的行为习惯上去。研究表明,一般20%的人达到这个阶段。经过这个阶段便不会再复发。

处在不同阶段的人,以及从前一个阶段过渡到下一个阶段时,会发生不同的心理变化过程。从无打算到打算阶段,主要经历对原有不健康行为的重新认识,产生焦虑、恐惧的情绪,对周围提倡的健康行为有了新认识,然后意识到应该改变自己的不健康行为;从打算阶段到准备阶段,主要经历自我再评价,意识到自己应该抛弃不健康的行为;从准备阶段到付诸行动,要经历自我解放,从认识上升到改变行为的信念,并做出改变的承诺;当人们一旦开始行动,需要有许多支持条件来促使行动进行下去,如建立社会支持网络、社会风气的变化、消除促使不健康行为复发的事件、激励机制等。

行为的干预首先要确定目标人群所处的阶段,然后有针对性地采取干预措施,才能取得预期的效果。表6-2中以戒烟为例,提出了针对不同阶段使用的干预策略。

表 6-2　戒烟干预在不同阶段使用的干预策略

变化阶段	干预策略
没有打算阶段	普及吸烟对健康危害的知识,让人们对吸烟行为感到恐惧、焦虑、担心等,意识到在自己周围环境中,吸烟已经成为一种不健康行为
打算阶段	刺激人们尽快行动,让他们充分认识吸烟的坏处,应该改变这种行为
准备阶段	要求人们做出承诺,使他们的行动得到监督

续表

变化阶段	干预策略
行动阶段	了解戒烟有哪些困难和阻碍,如何克服
维持阶段	建立社会支持网络,取得家庭成员、同事和朋友的支持;对家庭、工作场所的戒烟行为给予奖励,或举办戒烟竞赛,形成一种以不吸烟为荣的社会风气
终止阶段	较长期的随访,当戒烟者遇到其他生活问题时给予他们支持,帮助防止反复

实践中,为保证行为干预的有效性,健康管理师必须先了解人们在不同的行为阶段的不同需求,然后有针对性地采取措施帮助他们进入下一阶段。在第1、2阶段,应重点促使人们进行思考,认识到危险行为的危害、权衡改变行为的利弊,从而产生改变行为的意向、动机;在第3阶段,应促使他们做出决策,尽快开始改变危害健康的行为;在第4、5阶段,应改变环境来消除或减少诱惑,通过自我强化和学会信任来支持行为改变。如干预效果不理想或不成功,对象的行为会停留在某一阶段甚至倒退。

第三节　健 康 传 播

健康传播是健康教育、健康管理重要的干预措施之一。要成功地达到预防疾病、促进健康的目标,必须依赖于个体和社会的有效参与,因此需要广泛深入地开展健康传播活动。

一、传播的基本概念与模式

1. 传播的基本概念　传播一词的本意为"共同分享",它通常是指人与人之间通过一定的符号进行的信息交流与分享,是人类普遍存在的一种社会行为。健康传播是传播学的一个分支和部分,它是指以"人人健康"为出发点,运用各种传播媒介渠道和方法,为维护和促进人类健康的目的而制作、传递、分散、交流、分享健康信息的过程。健康传播是健康教育与健康促进的重要手段和策略。

2. 传播模式　拉斯韦尔五因素传播模式是美国著名社会学家、政治学家、传播学的奠基人之一哈罗德·拉斯韦尔(H. D. Lasswell)在1948年提出了一个被誉为传播学研究经典的传播过程的文字模式,即"一个描述传播行为的简便方法,就是回答下列5个问题:①谁(who)?②说了什么(says what)?③通过什么渠道(through what channel)?④对谁(to whom)?⑤取得什么效果(with what effect)?"这就是拉斯韦尔五因素传播模式(又称5W模式,图6-3)。

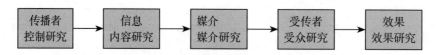

图 6-3　拉斯韦尔五因素传播模式

（1）传播者（communicator）：是指在传播过程中"传"的一端的个人（如有关领导、专家、医生、讲演者、节目主持人、教师等）或团体（如报社、电台、电视台等）。他是信息传播的主动发出者和媒介的控制者。

（2）信息与讯息（information and message）：信息泛指情报、消息、数据、信号等有关周围环境的知识；而讯息是由一组相关联的信息符号所构成的一则具体的信息，是信息内容的实体。信息必须转变为讯息才能传播出去。但在一般情况下，"信息"和"讯息"两者常混用，实际上就是传播者所要传播的而受传者所要接受的内容。

（3）媒介渠道（media and channel）：是讯息的载体，传递信息符号的中介、渠道。一般特指非自然的电子类、印刷类及通俗类传播媒介。如纸条、传单、信件、挂历、书刊、杂志、报纸、广告牌、电话机、传真机、收音机、电视机、光碟（LD，VCD，DVD）、计算机互联网络及手机短信等新型的流媒体。人际传播是一种借助自然媒介传播信息的渠道。

（4）受传者（audience）：是指在传播过程中"受"的一端的个体或团体的谈话者、听众、观众的总称。受传者一般被视为信息传播中的被动者，但其却拥有接受或不接受和怎样接受传播的主动选择权。个人或个别团体的受传者称为受者、受方，若多数则简称为受众。

（5）效果（effect）：指受传者接受信息后，在情感、思想、态度、行为等方面发生的反应。

二、人际传播

1. 人际传播的概念　人际传播也称人际交流，是指人与人之间进行直接信息沟通的一类交流活动。这类交流主要是通过语言来完成，但也可以通过非语言的方式来进行，如动作、手势、表情、信号（包括文字和符号）等。人际传播可以分成个人之间、个人与群体之间、群体与群体之间三种形式。

2. 人际传播的特点

（1）直接的人际传播不需要任何非自然的媒介。因此，人际传播简便易行，不受机构、媒介、时空等条件的限制。所以在健康教育的传播活动中，人际传播是广泛应用的基本传播形式。

（2）就传播活动中信息的发出者和接受者而言，在同一次人际传播活动中交流的双方可以互为传播者和受传者。

（3）由于人际传播中的反馈及时，所以双方的交流也就容易充分。交流的双方都可以即时了解对方对信息的接受情况和自己的传播效果，这样就能够及时地调整自己的传播策略和技巧，以提高传播的针对性。在健康管理的人际传播活动中，健康管理师应该根据传播的目的、信息内容和传播对象的反馈随时了解传播效果，随时调整传播技巧，以提高传播效果，实现传播目标。这种在传播活动过程中即时收集反馈、即时调整传播技巧的特点在大众传播中就无法做到。

（4）相对大众传播而言，人际传播的信息量比较少；覆盖的范围比较小；传播的速度也比较慢。在一定时限内，人际传播的信息覆盖的人群远不及大众传播。

（5）在人际传播活动中，特别是在多级的人际传播活动中，信息容易走样。这是因为接受者的理解能力、知识背景、接受习惯，以及记忆力等原因造成的。因此，在开展人际传播活动时要特别注意对传播者的培训，使其理解、记忆和掌握信息的内容，并在传播活动的实际开展过程中注意对信息质量的监测。

三、大众传播

1. 大众传播的含义　大众传播是指职业性信息传播机构和人员通过广播、电视、电影、报纸、期刊、书籍等大众媒介和特定传播技术手段，向范围广泛、为数众多的社会人群传递信息的过程。

2. 大众传播的特点

（1）传播者是职业性的传播机构和人员，并需要借助非自然的特定传播技术手段；

（2）大众传播的信息是公开的、公共的，面向全社会人群；

（3）大众传播信息扩散距离远，覆盖区域广泛，速度非常快；

（4）大众传播对象虽然为数众多，分散广泛，互不联系，但从总体上来说是大体确定的；

（5）大众传播是单向的，很难互换传受角色，信息反馈速度缓慢而且缺乏自发性。

但随着大众传播中"热线"形式的开通与流行，部分弥补了传受双方信息反馈的不足。利用大众传播渠道开展健康教育，可以使健康信息在短时间内迅速传及千家万户，提高人们的卫生意识。加强对大众传播的特点和客观规律的研究，将有助于改变健康传播的质量，提高健康传播的效果。

四、传播材料制作

健康传播材料是指配合健康教育与健康促进活动使用的印刷材料与声像材料。在制订健康传播计划时首先应考虑在现有的传播材料中选择可利用的材料,使用这些材料可以节约时间和资源。但是,在现有的信息或材料不充足时,需要制作新的传播材料,材料制作应遵循以下六个程序。

1. 分析需求和确定信息 在制订传播材料之前,首先需要以查阅文献、受众调查等方法对目标人群所处的外部环境、有关政策、组织机构能力、媒介资源、文化背景、生活习俗、宗教信念和健康需求等进行调查分析,为初步确定符合目标人群需求的健康传播材料提供依据,从而保证传播材料的针对性和可行性。

2. 制订计划 在需求分析基础之上,根据信息内容和技术、资源条件等,制订出详细材料制作计划,计划应包括确定目标人群、材料种类、数量、使用范围、发放渠道、使用方法、预试验与评价方案、经费预算、时间进度等。

3. 形成初稿 初稿的设计过程就是讯息的研究与形成过程。要根据确定的信息内容和制作计划,设计出材料初稿,印刷材料的初稿包括文字稿和画稿;录像带的初稿应有文字稿和重点画面:录音带初稿也应有文字稿。医护健康教育人员在初稿形成过程中要把好信息关,并根据目标人群的文化程度和接受能力决定信息复杂程度和信息量的大小。

4. 传播材料预试验 预试验是指在材料最终定稿和投入生产之前,健康教育传播材料设计人员一定要在一定数量的目标人群的典型代表中进行试验性使用,从而系统收集目标人群对该讯息的反应,并根据反馈意见对材料进行反复修改的过程。预试验的目的是通过了解目标人群是否理解材料传播的信息内容,是否喜欢材料的表现形式和视觉舒适度,以及讯息的易读性、实用性、可接受性、趣味性等,以便为修订、完善和确定健康材料提供反馈意见,从而保证材料制作的质量和传播效果。

传播材料预试验的方法有多种。大多数预试验可以通过在目标人群的典型代表中进行小范围的预调查而实现。预试验的方法主要采用定性研究的快速评估方法,包括重点人群专题小组讨论、中心场所阻截式调查、可读性测试、个人访谈、把关人调查、音像资料观摩法等。根据传播材料的性质不同,需采用不同的预试验方法。一般讲,凡是适用于群体教育的材料,都可以用专题小组访谈的形式。例如,宣传画、画册、歌曲、广播稿、电视录像片、幻灯片、戏剧及其他形式的文艺节目等。用于文化层次较高的文字材料,可以先发给大家单独阅读,再组织小组讨论,这是由于有文化素养的人常常更加自信,不易受到小组中其他成员的影响。而用于文盲、半文盲人群的印刷性材料、折页,则应个别地进行预试验。

5. 材料的生产发放与使用　预试验结束后,将材料终稿交付有关负责人员审阅批准,按照计划安排制作和生产。确定和落实材料的发放渠道,以保证将足够的材料发放到目标人群手中,同时对材料的使用人员(社区积极分子、专职健康教育人员、兼职健康教育人员)进行必要的培训,使他们懂得如何有效地使用这些材料。

6. 监测与评价　在材料使用过程中,认真监测材料的发放和使用情况,在实际条件下对材料的制作过程、制作质量、发放与使用状况、传播效果等做出评价,以便总结经验,发现不足,用以指导其他的传播材料制作活动和计划。如此循环往复,形成健康传播材料制作的不断循环发展的过程。参与评价的工作人员最好不是直接的材料制作者和相关人员,以利于评价结果的公正性。

五、常用人际传播形式与传播媒介

(一)人际传播的应用

1. 讲课　指健康管理师充当"教师",主要通过语言和文字的方式,向目标人群传达健康知识、信息、技能,启发目标人群的健康意识、动机的过程。

(1)讲课准备:首先要了解教育对象的特点,如年龄、职业、文化程度,关注哪些健康问题,目前的健康知识、技能水平等。根据教育对象的特点,设计培训内容和方法。查阅资料,包括知识、信息、数据、图片、图表等。将讲授内容按照便于培训对象学习、理解的逻辑关系制作成幻灯片(PPT)。PPT在讲授过程中,既能成为讲授者把握内容和时间的依据,也是培训对象重要的学习材料。

(2)PPT设计与制作:选择庄重、明快的幻灯片设计,如背景颜色为蓝色、白色,页面设计简单;文字颜色与背景颜色反差大,文字显示效果好;每一页面上文字少,字号在24~32为宜,便于阅读;适当修饰页面,如加入装饰图案、插图、动画,使幻灯片看上去不沉闷。

2. 同伴教育　所谓同伴,指的是年龄相近、性别相同,或具有相同背景、共同经验、相似生活状况,或由于某种原因使其有共同语言的人,也可以是具有同样生理、行为特征的人(如孕妇、吸烟者、吸毒者、某种疾病的患者)。同伴教育就是以同伴关系为基础开展的信息交流和分享。同伴教育有正式与非正式之分,非正式的同伴教育可以随时发生,但目的并不十分明确,也没有事先确知的教育目标,非正式的同伴教育可以发生在任何人们感到方便的地方,如办公室、宿舍、车间、社区,甚至街头巷尾。正式的同伴教育有明确的目标,较为严格的设计和组织,正在成为健康教育与促进项目中的一种以人际交流为基础的教育干预方法。下面主要介绍正式同伴教育的组织实施方法。

(1) 征募同伴教育者:同伴教育者应具备如下的品质和能力,①在与同伴交流时,思维敏捷、思路清晰,并且有感召力;②具备良好的人际交流技巧,包括倾听技巧;③具有与目标人群相似的社会背景,如年龄、性别、社会地位等;④应为目标人群所接受和尊敬,并成为目标人群中的一员;⑤应持客观态度、公正立场;⑥有实现项目目标的社会责任感;⑦充满自信,富有组织和领导才能;⑧有一定的时间和精力投入工作;⑨对同伴教育所涉及的内容有符合社会健康观的认识,在同伴中应成为行为的典范。

(2) 培训同伴教育者:通过对教育目的、教育内容和人际交流技巧培训,使同伴教育者①了解项目目标,干预策略与活动,了解同伴教育在其中的作用,以及如何与其他干预活动进行配合;②掌握与教育内容有关的卫生保健知识和技能;③掌握人际交流基本技巧和同伴教育中使用的其他技术,如组织游戏、辩论,电脑使用、幻灯放映等。

(3) 实施同伴教育:以一定的组织方式在社区、学校、工作场所等地开展同伴教育。在活动开始前,应注意场地、桌椅、使用仪器设备等的准备和调试,保证同伴教育活动质量。

(4) 同伴教育评价:主要关注同伴教育实施过程和同伴教育者的工作能力,可以采用研究者评价、同伴教育对象评价、同伴教育者自我评价的形式进行。

3. 演示与示范　是教育者结合教育内容,采用实物或模型,进行实际操作演示,使教育对象学习掌握规范的操作步骤的教育方法。

(1) 演示的准备

1) 实物(模型)的准备:教育者需要首先列出演示过程清单,然后准备清单上所需实物或模型,并根据演示程序将实物(模型)摆放整齐,将相关仪器调试完毕。比如演示正确的洗手方法,最好选择有洗手池的地方,并准备好肥皂(洗手液)、毛巾(纸巾)等所需物品。另外,也可以准备消毒湿巾,以便演示洗手的替代方法。如果没有洗手池,可以准备盆、桶和舀水的工具(如水瓢),教会培训对象如何运用这些工具实现流动水洗手。

2) 演示场所准备:演示场所应该有足够的空间,方便学员围绕在教育者周围进行近距离观察。有条件时,可以把操作过程拍摄下来制作成录像(或 DVD),在培训时直接播放,这样可以节省实物的消耗,也避免了对演示场所的特殊要求。

(2) 演示过程:教育者按照操作规程,将每一步操作进行分解示范,同时讲解操作要领。操作过程也可以由其他有经验的人进行。在操作过程中,演示者应面对教育对象,便于他们观察操作步骤和细节,同时操作节奏应放慢,关键环节可以适当进行强调和重复,同时用语言强调相关步骤,便于学员学习和领会。操作演示结束后,培训者应向培训对象提问,了解他们是否有不清楚的地方,并对学员的提问做出回答。也可以通过提问,考察学员对操作要点是否掌握。为了进一步巩固学员的知识和对操作要点的把握,最后,还应对关键知识点和操作要点进行小结。

(二) 针对个体的传播材料

传单、折页、小册子等供个人阅读观看的材料都属于面向个体的材料。

1. 传单 设计、制作简单,成本较低,有时由卫生机构设计制作后发放至社区,也可由社区卫生服务机构自行设计制作。传单主要由文字形成简单的信息,用于传播健康知识,倡导健康理念。

(1) 适用场所:放置于社区卫生服务机构,当居民来就诊时发放到他们手中;直接入户发放,每户一份;在开展义诊、举行大型健康讲座时发放。

(2) 设计制作要点:主题突出,一张传单最好只宣传一方面的信息,如一种疾病的预防。内容简洁,最好不是一段一段的文字,而是一条一条的信息,使传单看上去内容清晰明了。每句话文字简明,通俗易懂,便于居民阅读、理解。印刷传单的纸张不能太薄、太粗糙,这样不便于保存,反而容易被丢弃,最终既无法发挥其作用,又造成了浪费和环境破坏。

2. 折页 常用的折页有二折页和三折页,通常彩色印刷,图文并茂、简单明了、通俗易懂,适合文化程度较低的居民,可以宣传知识、倡导理念,也可以具体指导某项操作技能,便于携带和保存。折页可以放置在卫生服务机构的候诊区、诊室、咨询台,供居民自取;也可以门诊咨询或入户访视时发给居民,并进行讲解或演示;还可以组织居民围绕折页的内容进行小组讨论、有奖问答。折页的设计制作要点参见传单。

3. 小册子　大多由专业卫生机构编写、印刷,其形式类似于书籍,以文字为主,信息量大,内容丰富,系统完整,通常包含较多的健康知识、健康行为指导等,有些手册还有完整的故事情节,可读性强。健康手册(小册子)信息量大,适合初中及以上文化程度的居民系统地学习某一方面的知识、技能,如《高血压预防手册》。适用于较为系统、全面地传播健康知识、信息、技术;以文字为主,适宜于有阅读能力的人群使用;可发放到有阅读能力,并且愿意与周围人分享的人手中,如社区骨干,这样可以更好地发挥小册子的作用。使用方法参见折页。

(三)针对群体的传播材料

宣传栏、招贴画/海报、标语/横幅、DVD、报刊/杂志、广播、电视等都属于大众传播材料或媒介。

1. 宣传栏　是社区、医疗卫生机构置于室外、悬挂于走廊墙壁等处的常用的健康教育形式。宣传栏的使用要点如下:

(1)适宜于宣传目标人群共同需要的卫生知识,由于内容可以及时更新,所以能及时跟进健康问题的动态,如国家卫生政策法规、季节性疾病、社区健康问题、重大疾病、重点人群健康教育、不同时期的热点问题、突发公共卫生事件等。

(2)宣传栏要做到字迹清楚、字体大小适合近距离阅读,整体版面美观,适当配以插图美化版面,但不能喧宾夺主。

(3)定期更换,一般1~3个月要进行一次更新。黑板报、没有玻璃橱窗的宣传栏,最好一个月就进行更换,否则可能因为字迹不清影响阅读效果;有橱窗的宣传栏可以持续3个月。

(4)放置地点要选择人们经常通过而又易于驻足的地方,如候诊室、街道旁等;放置高度应以成人看阅时不必过于仰头为宜;同时应是光线明亮的位置,如果挂在医院走廊里,需要有照明。

2. 招贴画或海报　画面通常由少量文字和较为突出的主题图构成。由于招贴画/海报的特点,决定了这种类型的宣传材料更适宜于唤醒人们对健康问题的关注,有时也具有传播健康知识的作用。

招贴画或海报适合使用的场所较为广泛,可以张贴在社区、医院的宣传栏中,也可以张贴在居民楼道、电梯里,以及社区卫生服务中心(站)室内。

招贴画或海报的设计和制作要点如下:

(1)信息简洁、突出。

(2)内容中最好有图示,字数不宜过多。

(3)字体大小合适,站在距离1m处,能看清其上的宣传文字。

（4）书写规范，字迹清晰，不写错别字，不写繁体、异体字；尽量不要竖写，如果要竖写，应自右而左，标题居右。

（5）数字一般用阿拉伯数字，尽量不要用英文、化学名称、学术用语。

3. 标语和横幅　这种形式一般都是为了制造舆论、渲染气氛而采用，也可以用来传播卫生知识中的关键信息，或者是传播与目标受众健康密切相关的政策内容。标语和横幅这种形式的特点是文字少，字号大，既可以用来做短期挂放，如纸质标语、布质横幅等，也可以长期保留，如农村常见的墙体标语等。

制作标语和横幅的关键是信息内容的选择和制作。一般就要选择最重要的信息进行传播，必须选择与目标受众健康利益密切相关的，对群众认知疾病、预防疾病、保护健康有直接帮助的信息内容，信息还需要简练、通俗，同时，这些信息内容是让群众直接懂得最关键的知识，懂得应该怎么做，而且要制作出一看就懂的一句话来，只有这样才能取得好的效果。

4. DVD　属于影像材料，其特点是直观、生动，以声音和影像的形式传播健康知识、技能，指导人们的行为。此外，DVD 材料可以重复使用，传播的信息稳定，避免在人际传播中信息的损失或由于传播者自己理解局限性而造成的信息偏误。

（1）适用场所：在卫生服务机构的候诊区域、健康教育室播放；发放至企事业单位、学校、社区等场所组织播放；如果内容针对不方便外出的目标人群，如幼儿辅食添加、伤残康复等，可以发放至目标人群家庭使用。

（2）使用要点：适用于健康行为、操作技能的教育、培训与指导，当然也可以用于健康知识的传播、教育；在使用中需要适当的空间，摆放设施设备、坐椅，供人群观看。环境应尽可能具备人文关怀精神，方便、舒适，安静，没有干扰；高度适宜（平视可以看到）、距离合适；需要有配套的设施设备，如影碟机，有专人管理。

（四）针对大众的传播媒介

1. 报纸 / 杂志　报纸的优点是种类多，发行量大，内容深浅适宜，信息量大；读者对内容的选择有主动权；内容可以反复阅读，有利于积累效果；便于保存、检索、方便灵活，随时可读，价格较低廉。缺点是不适于文化水平低的人群；不如电视、广播时效性强；与电视、电影相比，不够生动、活泼、逼真、缺少感染力。

杂志的优点是专业性强，内容比报纸更深入、详尽，具有学术和史料价值；信息量大；有比较固定的读者队伍；比报纸更易长久保存；携带方便,易检索。缺点是出版周期长,时效性不如报纸;要求读者有一定的文化水平和一定的专业知识。

2. 广播/电视 广播的优点:传播速度快,覆盖面广,不受空间的限制,具有最广泛的接受听众;传播对象不受文化程度限制;节目制作简易、方便、迅速。缺点是信息稍纵即逝,听众稍不注意便无法寻找;如不及时录音,内容无法保存,因此缺少记录性,无图像,不直观。

电视的优点是既有音像,又有图像,生动活泼,观众有真实感和现场感,能留下比较深刻的印象;覆盖面广,在电视发射范围内可自由观看;录像带或 DVD 可多次重复,可复制。缺点是设备昂贵;播放时间、内容固定,观众处于被动收看地位。

(五)新型媒介的应用

随着科技的发展和社会的进步,互联网、手机等媒体已经成为开展健康教育的新型手段。

1. 互联网

(1)网站:是网络健康教育方式和手段的综合应用,健康教育网站的建立与管理过程通常是委托网络工程师或网络公司一起完成,从建站目的、建站方向、建站方针、目标访问者等方面入手提出需求、设想、内容。网络干预包括电子邮件、网页、在线视频、游戏和论坛等诸多形式。网络干预更像是一个巨大的信息库,人们通过浏览信息来进行自我教育。网站提供信息相比较于传统的手册、宣传单等媒介更多、更丰富,互动性也在不断增强,专业咨询人员可以在论坛上提出问题并与浏览者共同探讨,或者通过邮件来咨询和回答问题,这些形式都受到网民们的普遍欢迎。

(2)健康管理互动平台:相对于普通的健康网站,健康管理互动平台更具有互动性和针对性,互动平台是互联网支持下的以健康生活方式管理为核心的互动平台系统,近几年发展迅速。健康管理互动平台管理服务系统架构通常包括:

1)使用者操作页面:为个人用户提供自我健康监测及管理功能,为健康管理师/医生提供风险筛查及追踪监控指导流程、为管理者提供后续的客户关系管理及统计分析功能等。

2)健康档案管理模块:用于储存健康体检资料及服药情况等。

3)健康风险评估模块:通过个人化的信息采集与分析来鉴别健康危险因素,估算个人未来的疾病发病风险,以图形化呈现健康趋势分析,并通过与干预措施的衔接来达到维护健康和预防疾病的效果。

4)智能化膳食、运动管理数据库:用于整合分析个人健康信息,产出个性化膳食处方、运动处方,分析反馈相关数据并产生分析报告,动态更新处方。

5)个人健康教育资料库:为个人提供不同类别的健康教育知识及建议。

6)依从性提醒及互动功能:有助于健康管理师及时指导个人执行健康改善行动及建立健康管理师与个人之间的紧密关系。

2. 手机　随着手机的普及和手机功能的提升,手机管理平台的应用近年来也被应用到健康管理领域。患者利用手机程序输入个人信息,将个人的数据无线传输到手机平台。手机平台具有高度的便携性,但具体功能受到手机性能的限制,目前仍处于起步阶段,相对于互联网平台使用较少。

但是利用手机短信方式进行信息传播已经成为常用的手段。短信通常分为一般短信和个性化短信。一般短信是由专家根据大多数人的一般情况设计健康信息短信;个性化短信是根据人群特征的不同(例如性别、年龄、教育程度等)制订有针对性的短信内容。

通过手机短信进行信息传播有一定的优越性。

(1)阅读方便:具有一定的持久性,可以随时翻出短信来阅读,以提醒自己。

(2)即时性:短信具有即时性,可以根据患者的时间适时地发送,还可以通过短信随时进行咨询。

(3)成本低:短信在最初设计阶段需要大量的调查和专家讨论等工作,但是一旦短信系统开发成功后,系统便可自动发送短信,对操作人员的医学专业水平要求相对较低。

当然,短信也有其不足。短信是先期开发出来的一套模式化干预内容,虽然根据心理学和行为学制订了符合人群特点的短信,发送频率也是经过科学研究制订,但是由于其不是针对一个人,在语言上和内容上做不到体现出个性化特点。过长的短信一方面不方便阅读,另一方面可能对接收者造成反感,因此短信一次只能发送几十个字,相对简单的内容有时不能完整表达干预的信息,进而影响干预效果。

第四节　健康教育计划的设计、实施与评价

健康教育亦或健康管理的资料收集—需求评估—干预实施—效果评价这条主线,其实质就是健康教育计划或健康管理计划的设计、实施与评价的全过程。美国著名健康教育学家劳伦斯·格林(Lawrence W. Green)

提出的 PRECEDE-PROCEED 模式就体现了这样一个过程,这个模式也是健康教育领域应用最广、最具权威性的模式。本章将以此为基础介绍健康教育计划的设计、实施与评价。

一、计划设计步骤

(一) 需求评估

健康教育需求评估又称为健康教育诊断,根据 PRECEDE-PROCEED 模式,健康教育诊断包括如下内容:社会诊断、流行病学诊断、行为与环境诊断、教育与组织诊断及管理与政策诊断。

1. **社会诊断**　包括三个方面:评估目标社区或人群的生活质量,并确定影响生活质量的主要健康问题;了解目标社区或人群的社会、经济、文化环境,与健康问题相关的政策,以及社区资源。

2. **流行病学诊断**　在社会学诊断已经确定影响生活质量的主要健康问题之后,运用流行病学方法,进一步明确健康问题的严重性与危害,从而明确社区的主要健康问题、健康问题的主要危险因素,并最终确定应优先干预哪个健康问题的分析过程。

3. **行为与环境诊断**　确定影响健康状况的行为与环境因素,以及确定应该优先干预的行为生活方式以及环境因素。环境因素包括社会因素和物质条件因素,如法规制度、社会经济、文化、医疗卫生、工作环境、生活条件等,这些因素大多超出个人可以控制或改变的范围,但会对人们行为生活方式的改善起到促进或阻碍作用,同时也会影响健康。

行为诊断分析应遵循以下几个程序:

(1) 区分引起健康问题的行为与非行为因素:对已知的一个健康问题必须分析其是否因行为因素的影响所致。以高血压为例,过量饮酒、高盐饮食是行为因素,而遗传倾向、年龄等是非行为因素。

(2) 区别重要行为与不重要行为:有两条原则,①行为与健康问题密切相关,科学研究证明两者有明确的因果关系;②经常发生的行为。如果行为与健康的关系不甚密切或者它们的关系仅仅是间接的,而且行为也很少出现,即可认为是不重要的行为。以心血管疾病的相关行为为例,吸烟与心血管疾病的相关性极强,而且吸烟者为数众多,因此吸烟就成为心血管疾病重要的危险行为。但如是否吃早餐、是否喜欢喝茶等生活行为习惯,与心血管疾病一级预防关系并不十分密切,可认为此行为相对于吸烟来说是次要的行为。

(3) 区别高可变性行为与低可变性行为:所谓高可变性行为与低可变性行为是指通过健康教育干预,某行为发生定向改变的难易程度。通常以下列几点作为判断高可变性和低可变性的标准。高可变性行为是：①正处在发展时期或刚刚形成的行为；②与文化传统或传统的生活方式关系不大；③在其他计划中已有成功改变的实证；④社会不赞成的行为。低可变性行为是：①形成时间已久；②深深地植根于文化传统或传统的生活方式之中；③既往没有成功改变的实例。

由于许多危险因素与多种慢性病是多因多果的关系，大体而言，慢性病的危险因素中可改变的行为危险因素包括：吸烟、过量饮酒、不健康膳食、运动/身体活动不足、长期心理/精神紧张、心情郁闷；而不可改变的因素有年龄、性别、种族、遗传，这些因素虽然不可干预，但对于疾病风险的预测与评估有很大参考意义；健康管理就是要重点干预可改变的行为危险因素，认识不可改变的危险因素，在此基础上掌握管理中间危险因素（如肥胖、高血压、血脂异常等）的方法，同时理解、熟悉一些常见慢性病（如冠心病、糖尿病等）的临床过程和规律（早期识别、常见并发症等），以便开展疾病管理，提高患者对治疗方案的依从性，管理患者的健康相关行为以配合治疗。

4. 教育与组织诊断　　任务是分析影响健康相关行为和环境的因素，从而为制订健康教育干预策略提供依据。影响健康相关行为和环境的因素很多，一部分来源于个体，如个人的心理行为特性，认知、价值观等，另外还有个体的小环境，如亲属、朋友、老师、同事、所处组织的态度与评价，这种影响还来源于社会和物质环境，如宗教文化、法律法规、地理气候、社会服务等。在 PRECEDE-PROCEED 模式中，将影响健康相关行为的因素分为三大类：倾向因素、促成因素和强化因素。

（1）倾向因素：先于行为，又被称为动因因素或前置因素，是产生某种行为的动机、愿望，或是诱发某行为的因素。倾向因素包括知识、态度、信念和价值观、行为动机与意向等，也包括个人技能。

（2）促成因素：又称实现因素，是指促使某种行为动机或愿望得以实现的因素，即实现某行为所必需的技术和资源。包括保健设施、医务人员、诊所、医疗费用、交通工具、个人保健技术。行政的重视与支持，法律政策等也可归结为促成因素。

（3）强化因素：又称加强因素，是激励行为维持、发展或减弱的因素。强化因素既包括正向的强化因素，例如朋友对某些健康行为的肯定；也包括负向的强化因素，例如对不健康行为的批评、谴责，甚至惩罚措施均可对改变不利于健康的行为发挥一定的作用。强化因素可以分为躯体因素、心理因素、经济因素和社会因素。例如，吸烟的人戒烟后，咽炎得以缓解，躯体方面感觉舒适，是躯体强化因素；而戒烟后得到了家人的赞许，是心理强化因素;因为戒烟省下了经济开支,是经济因素;此外,戒烟后可能会失去原有的一些"烟友",对戒烟行为是一个负向的强化因素,也是社会因素。

5. 管理与政策诊断　核心是评估开展健康教育的资源与环境,包括组织资源、外部力量,以及政策环境。在管理诊断中,主要从组织内部和组织间两方面进行分析。组织内分析包括本组织机构的人力资源情况,以往工作经验,组织机构拥有的设备、技术力量,时间与经费是否充足等;组织间分析包括本地区是否有其他开展类似工作的组织机构,他们开展哪些工作,有哪些成功的经验和失败的教训,可以发展成为合作伙伴的组织机构有哪些等;政策诊断主要分析项目与当地卫生规划的关系,地方政府、卫生部门对健康教育工作的重视程度以及投入的资源情况等。

6. 确定优先项目　通过需求评估,可以发现社区的需求是多方面、多层次的,然而,在现实中资源有限的情况下,不可能同时解决众多的健康问题,满足人们多方面的需求,为此,需要在众多的需求中,确定应优先解决的健康问题,优先干预的行为,并以此为基础,确定优先的健康教育项目。

(二)确定健康教育目标

任何一个健康教育计划都必须有明确的目标,它是制订项目干预策略和活动的前提,也是计划实施和效果评价的根据,如果缺乏明确的目标,整个计划将失去意义。

1. 计划的总体目标(goal)　又称计划的目的,指计划执行后预期达到的最终结果。总目标是宏观的、长远的,描述项目总体上的努力方向。例如,在全人群控烟健康教育计划中,其总目标可以提出:"减少由于吸烟造成的呼吸道疾病的患病率",以青少年为目标人群的控烟健康教育项目中,总目标可以是"预防青少年吸烟,造就不吸烟的新一代。"

2. 计划的具体目标(objective)　又称计划的目标,是对总体目标更加具体的描述,用以解释和说明计划总目标的具体内涵。因此,健康教育计划的具体目标需要包含具体的、量化的、可测量的指标,健康教育计划的具体目标,应该能够对以下问题做出回答:

Who——对谁?

What——实现什么变化(知识、信念、行为、发病率等)?

When——在多长时间内实现这种变化?

Where——在什么范围内实现这种变化?

How much——变化程度多大?

根据预期的健康教育项目效果,又可以将具体目标分为健康目标、行为目标,以及教育目标(认知目标)三类。

例如:某社区经过健康教育诊断后,确定心脑血管病是影响社区居民生活质量的主要健康问题,重点干预的行为包括改变高盐、高脂饮食,定期测量血压、血脂,以及高血压患者遵从医嘱服药。其具体目标可以包括:

(1)教育目标:在项目执行三年后。

1)使项目地区 85% 的成年人了解正常的血压水平和血脂水平。

2)使项目地区 85% 的成年人相信改变高危行为有助于控制血压。

3)使项目地区 80% 的成年人掌握测量血压的技术。

(2)行为目标:在项目执行三年后。

1)使项目地区 75% 的成年人能做到每年测量一次血压。

2)使项目地区 90% 的高血压患者能遵从医嘱服药。

(3)健康目标:在项目执行三年后,使项目地区成人高血压患者的血压控制率达到 80%。

由于健康教育项目有一定的周期性,而通过行为改变导致疾病患病率、死亡率发生变化,往往是一个较长期的过程,可能在项目周期内看不到疾病发病率和死亡率的改变。此外,疾病发病率与死亡率的影响因素较多,如预防手段的改善以及医疗服务技术,而不单纯取决于行为生活方式的变化。因此,在确定项目的健康目标时,需要根据实际情况选择适宜的测量指标,例如对于三年周期的高血压防治健康教育项目,可以将"高血压患者的血压控制率"作为健康目标中的测量指标,而为期 10~20 年的同类项目,则可以将高血压发病率、脑卒中发病率等指标设定为具体的健康目标。

(三)制定干预策略

健康教育干预策略是实现健康教育目标的方针、战略,在一定高度上达到目标的途径和方法,是每一项具体干预活动的指导思想。在健康教育诊断过程中,我们已经知道影响健康和健康行为的因素很多,归纳起来可以包括目标人群的认知和技能,物质环境如生活条件、资源、服务等,社会环境如政策、文化等三大方面,为此健康教育干预策略也从上述各方面加以思考。

1. 教育策略　核心是教育人们形成有益于健康的认知和技能,从影响健康的因素角度讲,既作用于倾向因素,也作用于强化因素。在教育策略下,常用的健康教育活动很多,包括:①大众传媒活动如电视节目;②通过印刷媒介开展的活动,如分发小册子;③人际传播活动,如入户指导;④因地制宜的社区活动,如义诊;⑤民俗、文体活动:如庙会、赶集等。

2. **环境策略**　作用对象是影响行为的促成因素,即物质环境、条件,从而使人们采纳健康行为的意愿得以实现。如在某企业职工预防心脑血管病的健康教育中,食堂提供低脂、低盐的食物,在工作场所为职工提供一些锻炼设施等也属于环境策略,上述活动使得目标人群能更加便捷地采纳健康行为。

3. **政策策略**　从两方面作用于人群的健康行为:其一,政策可以支持并促使这些行为得以实现。例如,在"降低孕产妇死亡率,消除新生儿破伤风"项目中采纳了减免住院分娩费用的政策,直接促使孕产妇到医院分娩。此外,政策策略还可以通过影响资源配置、环境改善从而促进健康行为乃至健康。例如,在企业开展预防心脑血管病的健康教育项目中,有了职工运动健身的愿望,有了必要的设施和场地,如果没有调整工作时间的政策支持,人们依然难以真正去运动,因此,需要制定有关工间操制度、轮班制度,确保员工有时间做运动。

(四)制定实施和评价方案

健康教育策略和活动执行的质量如何,是否能按照项目的时间要求完成各项活动,直接关系到项目的成败。因此,健康教育的计划要包含实施和评价方案,后文将就实施和评价进行详细的介绍。

二、计划的实施

健康教育计划的实施是将科学的计划落实为具体操作的过程,是健康教育项目耗费时间最长、动用经费和人力最多的环节,是一个多部门合作,协调行动的复杂过程,也是健康教育项目实现其目标的关键。通常,我们在健康教育 / 健康促进计划的实施阶段,要完成五个方面的工作。

1. **制订实施的工作时间表**　项目实施时间表中,通常要明确开列以下内容:①活动内容;②活动指标,即活动应该达到的要求和标准;③活动时间;④负责人员;⑤活动资源即活动需要的经费、设施设备。工作时间表参考表 6-3 制订。

2. **实施的质量控制**　质量控制的目的是确保项目各项活动的质量都达到要求,符合质量标准。在健康教育 / 健康促进项目的实施阶段,通过对活动质量的监测、及时了解项目进展及各项活动的质量,从而进行质量控制,并最终确保项目在预定的时期内完成,达到质量要求,这样才能确保项目目标的实现。健康教育 / 健康促进项目活动质量监测通常包含以下几方面内容:进度监测、内容监测、数量(健康教育材料或受众)与覆盖范围监测、费用监测以及目标人群监测。

表 6-3　××项目实施时间表

工作内容	负责人	指标	预算(元)	设备物件与材料	说明	实施时间 (2011.8.—2012.7.)
项目启动会	×××　×××	文件	500		会议室	8—9
材料制作	×××　××	材料3种	25 000	录音带2000盘	分发到社区	8—10
社区医生培训2期	×××　×××	总结和名单	5000	教材50本、教室	准备测试题	9—10
大众传播	×××	传播活动记录	500	传单折页	提供稿件材料	10—4
人际传播	×××　×××	传播活动记录	20 000			11—4
监测	×××	监测报告	1800	自行车5辆		10—5
中期效果评估	×××　××	评估报告	3600	自行车12辆	半定量方法	5
终期效果评估	×××　××	评估报告	8000	汽车2辆,20名工作人员	定量调查	6
总结报告	×××	报告材料	200			

实施时间月份：8　9　10　11　12　1　2　3　4　5　6　7

3. 组织机构建设　健康教育/健康促进项目取得成功需要有具备良好技能的项目工作人员,同时也不可缺少多部门合作、组织保障以及政策环境的支持。因此,形成项目实施的组织网络是必不可少的环节。组织网络建设要包含以下内容:①建立项目领导机构,全面对项目工作进行管理和协调;②项目执行机构是具体负责实施和运行各项项目活动的机构,一般情况下由具体的业务机构担任;③组织间协调,需要动员多部门的参与,并协调有关部门在项目中发挥积极作用;④政策与环境支持,通过项目领导小组和协调机制,有效利用和制定有益于项目实施以及卫生工作发展的政策,并通过政策动员资源投入、发展合作伙伴,营造有益于项目实施的环境。

4. 实施人员培训　项目实施人员进行培训,可以为项目的成功建立并维持一支有能力、高效率的工作队伍,在确定适宜的人员队伍后,制订全面的技能发展培训计划,有组织、有步骤地对相关人员进行培训。培训的内容通常包括以下几方面:①项目背景与目标,帮助项目工作人员对项目的意义、目的有比较全面的了解与理解以增加其能动性;②专业知识与技能,尤其是与特定项目相关的专业理论、知识和技能;③项目管理知识与技能。

5. 设施设备与健康教育材料　健康教育/健康促进项目实施阶段,为了确保项目工作与活动的顺利进行,相关设施设备是必要的条件。如体检设备、培训设备、日常办公用品、传播材料、交通工具等。

三、计划的评价

评价是管理的重要环节,准确的评价可以帮助健康教育工作者和健康管理师客观地理解工作的成绩与不足。健康教育计划的评价通常包括形成评价(通过需求评估来完成),过程评价和效果评价。本部分重点讲述过程评价和效果评价,其中效果评价中的近期和中期效果评价也称之为效应评价,即 PRECEDE-PROCEED 模式中 PROCEED 部分的第 7 和第 8 阶段;而远期效果评价又称之为结局评价,即该模式的第 9 阶段。

1. 评价的内容与指标

(1) 过程评价:指对健康教育/健康促进计划实施过程进行的评价,起始于计划实施开始之时,贯穿计划实施的全过程。过程评价着重关注项目是否按计划的数量和质量执行,包括项目计划执行涉及的各个方面。同时还有修正项目计划,使之更符合实际情况的功能,这样才能有效保障项目目标的实现。用于健康管理,过程评价可用来评价健康管理的实施过程,尤其是在开展群体健康管理(企业、单位或社区)时更是常常会用到。

针对目标人群的参与情况、活动的组织情况,要进行下述内容的评价:①哪些个体参与了活动? ②在干预中运用了哪些干预策略和活动? ③这些活动是否在按计划进行? 计划是否做过调整? 为什么调整? 是如何调整的? ④目标人群对干预活动的反应如何? 是否满意并接受这些活动? ⑤目标人群对各项干预活动的参与情况如何? 等等。评价指标可以选择项目活动执行率、干预活动覆盖率、目标人群参与率、有效指数(目标人群参与率 / 预期参与率)、目标人群的满意度等。

(2) 效应评价:在健康教育中,效应评价用来评估健康教育 / 健康促进项目导致的目标人群健康相关行为及其影响因素的变化。与健康结局相比,健康相关行为的影响因素及行为本身较早发生改变,故效应评价又称为近中期效果评价。效应评价的内容包括目标人群的卫生保健知识、健康价值观、对健康相关行为的态度、信念、健康相关行为的变化等。所采用的指标包括卫生知识均分、卫生知识知晓率(正确率)、健康信念持有率、行为流行率、行为改变率等。

健康管理也可用这些指标来评估生活方式管理、行为干预的效果。此外,管理前后患者的依从性的变化也是常用的健康管理效应评估指标。

(3) 结局评价:在健康教育中,结局评价着眼于评价健康教育与健康促进项目实施后导致的目标人群健康状况乃至生活质量的变化。对于不同的健康问题,从行为改变到出现健康状况改善所需的时间长短不一,但均在行为改变之后出现,故结局评价也常被称为远期效果评价。在健康管理中,健康状况的变化尤其被关注,评价的指标就是反映健康状况的生理、心理健康指标:如身高、体重、体质指数、血压、血脂、血糖等生理指标;心理健康指标如人格、抑郁等方面的变化。生活质量的变化需要运用一些专门的工具来反映,如日常活动(activities of daily life)量表等。在健康管理的结局评价中,管理前后的健康风险变化也是常用的评估指标。

2. 效果评价方案　健康教育常用评价方案有 4 种:①不设对照组的前后比较(干预组自身前后比较);②非等同比较组设计;③简单时间系列设计;④复合时间系列设计。选择哪个方案主要取决于评价的目的以及干预项目的具体情况,如项目周期、资源、技术等。在这些方案中,②④两种由于设立对照组,因此说服力强一些,科学研究的色彩也浓一些,如果是健康管理的研究项目,可以选择这些方案。事实上,以服务为主要目的的健康管理,不设立对照组也无妨,也可以在一定程度上说明问题。另外,由于健康管理本身拥有行为监测和体格检查的监测数据,因此比较适合采用简单的时间系列设计来评价健康管理的效果。对于不设对照组的前后测试,其"一次性"特征突出,不推荐用于健康管理。

(1) 非等同比较组设计:是类实验设计的一种,其设计思想是设立与接受干预的目标人群(干预组)相匹配的对照组,通过对干预组、对照组在项目实施前后变化的比较,来评价健康教育与健康促进项目的效应和结局。

该评价方案的优势在于通过与对照组的比较,有效地消除一些混杂因素,如时间因素、测量与观察因素等对项目效果和结局的影响,从而更科学、准确地确定干预对人群卫生保健知识、行为、健康状况乃至生活质量的作用。在非等同比较组设计中,对照组的选择会在很大程度上影响方案的精确性。选择各主要特征十分接近干预组的人群作为对照组,可以保证两组的可比性,也能有效避免选择因素对项目效果的准确评估。此外,要保持对照组与干预组的观察时间一致,即在对干预组进行基线观察及进行干预效果观察时,对对照组也同时进行观察,并应用与干预组完全相同的观察方法观察对照组,并观察相同的内容。

(2) 简单时间系列设计与复合时间系列设计:这种方案不设对照组,对目标人群进行多次观察、实施干预,干预过程中进行多次观察比较。教育干预可能有多次,并需要不断巩固。此方案的特点是可以了解目标人群在没有实施干预时健康相关行为等的自然变化规律,并了解干预后目标人群各项指标的长期变化规律,有可能揭示干预与行为改变之间的计量—反应关系,时间延续得越长,越可能找出规律。这种设计方案是以群体为出发点的,但同样也可以用于个人的健康管理,个人的长期的体检指标的变化可以反映健康管理的效果。

复合时间系列设计融合了简单时间系列设计与非等同比较组设计,在设计思想上既设立了对照组,又进行多次观察。

复合时间系列设计同时兼具简单时间系列设计和非等同比较组设计的优势,但由于观察次数多、特别是需要在没有干预的情况下对对照组进行多次观察,不仅增加了资源的消耗,也增加对对照组研究对象失访的可能性。在健康管理中,如果可以找到这样的对照组,可以采用这样的方案设计,说服力很强,但是不可忽略其中的伦理学问题。

综上,健康教育与健康促进的基本理念和思维、健康行为的相关理论、健康传播的方法以及评价方案、内容和指标,都可以应用到健康管理中。但是,健康管理还重视从体格检查的资料获得信息,强调对生活方式和行为的长期连续的管理,开展健康风险评估,实施健康监测、咨询和指导、提供疾病管理服务等,因此,在实践中不能将两者等同起来,不能简单地认为完成了健康教育工作就是完成了健康管理工作,应该结合健康管理的实际情况,灵活地运用健康教育的理论和方法,增强健康管理的效果,丰富健康管理这一新型学科。

（孙昕霙　王培玉）

参 考 文 献

1. 吕姿之 . 健康教育与健康促进 . 第 2 版 . 北京 : 北京大学医学出版社,2008.
2. 常春 . 健康教育与健康促进 . 第 2 版 . 北京 : 北京大学医学出版社,2010.
3. 王培玉 . 健康管理学 . 北京 : 北京大学医学出版社,2012.
4. 孙昕霙,王培玉 . 健康教育在健康管理中的应用 . 中华健康管理学杂志,2009,3(3):175-180.
5. 陈君石,黄建始 . 健康管理师 . 北京 : 中国协和医科大学出版社,2007.

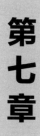

营养与食品安全

第七章

膳食、营养、食品安全与人民生活息息相关,合理营养是健康的基础。随着我国社会经济的发展和人民生活水平的提高,人们对营养与健康日渐重视,科学饮食、合理营养、注重食品安全、促进健康已成为社会的基本需求。

第一节　营养学基础

膳食和营养是人体生长发育的关键,是人类整个生命进程中提高和保持健康状况的重要因素。体格、脑及神经系统发育的重要营养物质包括提供能量的碳水化合物、蛋白质和脂肪,各种矿物质和维生素等。生长发育阶段如果得不到充分的营养保证,可以引起种种不良后果,可能会引起蛋白质 - 能量营养不良或其他营养缺乏病,并导致体格发育障碍、身高体重低下。为了获得维持健康所需要的各种营养素,膳食搭配是否均衡,营养是否合理非常关键。

一、营养素

1. **营养和营养素的概念**　"营养"比较确切而完整的定义是:机体通过摄取食物,经过体内消化、吸收和代谢,利用食物中对身体有益的物质作为构建机体组织器官、满足生理功能和身体活动需要的生物学过程。

营养素是营养学中一个非常重要的概念,指食物中所含的营养成分。营养素是机体为了维持生存、生长发育、身体活动和健康,以食物的形式摄入的必需物质。人体所需的营养素有碳水化合物、脂类、蛋白质、矿物质、维生素、水和膳食纤维。

2. **营养素的分类**　碳水化合物、蛋白质和脂类因为需要量多,在膳食中所占的比重大,称为"宏量营养素";矿物质和维生素因需要量相对较

154

少,在膳食中所占比重较小,称为"微量营养素"。矿物质中有的在人体内含量较多,大于体重的 0.01%,每日膳食需要量都在 100mg 以上者,称为常量元素,有钙、镁、钾、钠、磷、氯、硫,共 7 种;微量元素是指体内含量小于体重的 0.01%,每日膳食需要量为微克至毫克的矿物质,人体必需的微量元素包括铁、碘、锌、硒、铜、钼、铬、钴,共 8 种,此外,氟属于可能必需的微量元素。维生素有 14 种:包括脂溶性的维生素 A、维生素 D、维生素 E、维生素 K,以及水溶性的维生素 C、维生素 B_1、维生素 B_2、维生素 B_6、维生素 B_{12}、烟酸、泛酸、叶酸、胆碱、生物素。

3. 植物化学物　近 20 多年来,现代营养学对多吃富含蔬菜和水果的膳食有益于健康的认识逐渐加深。研究表明,植物性食物中除了某些营养素外,还有一些生物活性成分,具有保护人体、预防心脑血管疾病和恶性肿瘤等慢性非传染性疾病的作用,这些生物活性成分被统称为植物化学物(phytochemical)。按照植物化学物的结构或功能特点等分类,主要包括:类胡萝卜素、植物固醇、多酚、蛋白酶抑制剂、植物雌激素、硫化物、单萜类、植酸等。

4. 膳食营养素参考摄入量　为了指导居民合理营养、平衡膳食,中国营养学会根据国际发展趋势,结合我国具体情况,于 2000 年制订并推出了《中国居民膳食营养素参考摄入量(dietary reference intakes,DRIs)》,2014 年推出了《中国居民膳食营养素参考摄入量》(2013 版)。

"膳食营养素参考摄入量"是一组每日平均膳食营养素摄入量的参考值。包括平均需要量(EAR)、推荐摄入量(RNI)、适宜摄入量(AI)、可耐受最高摄入量(UL)、宏量营养素可接受范围(AMDR)、预防非传染性慢性病的建议摄入量(PI-NCD,简称 PI)和特定建议值(SPL)。

(1) 平均需要量(estimated average requirement, EAR):是群体中各个体需要量的平均值,由个体需要量研究资料计算而得;是根据某些指标进行判断,可以满足某一特定性别、年龄及生理状况群体中 50% 个体需要的摄入水平;这一摄入水平不能满足另外 50% 个体对该营养素的需要;是制订推荐摄入量(RNI)的基础。

(2) 推荐摄入量(recommended nutrient intakes, RNI):相当于原来传统使用的 RDAs,可以满足某一特定性别、年龄及生理状况群体绝大多数(97%~98%)个体需要量的摄入水平;长期摄入 RNI 水平,可以满足身体对该营养素的需要,保持健康和维持组织中有适当的储备。RNI 是以 EAR 为基础制定的,主要用途是作为个体每日摄入该营养素的目标值。

(3) 适宜摄入量(adequate intakes, AI):当某种营养素的个体需要量的研究资料不足而无法计算 EAR,进而不能推算 RNI 时,可设定适宜摄入量 AI 用以代替 RNI。AI 是通过观察或实验获得的健康人群某种营养素摄入量。亦可用作个体摄入量的目标,该量可满足目标人群中几乎所有个体的需要。

（4）可耐受最高摄入量（tolerable upper intakes ,UL）是平均每日可以摄入该营养素的最高量;"可耐受"是指这一摄入水平时是可耐受的,对一般人群几乎所有个体都不至于损害健康,当摄入量超过 UL 而进一步增加时,损害健康的危险性也随之增加。

（5）宏量营养素可接受范围（acceptable macronutrient distribution ranges ,AMDR）:指脂肪、蛋白质和碳水化合物理想的摄入范围,该范围可以提供人体对这些必需营养素的需要,并且有利于降低慢性病的发生危险,常用占能量摄入量的百分比表示。AMDR 的显著特点是具有上限和下限,如果一个个体的摄入量高于或低于推荐的范围,可能引起罹患慢性病的风险增加,或导致必需营养素缺乏的可能性增加。

（6）预防非传染性慢性病的建议摄入量（proposed intakes for preventing non-communicable chronic diseases ,PI-NCD,简称建议摄入量,PI）:膳食营养素摄入量过高或过低导致的慢性病一般涉及肥胖、糖尿病、高血压、血脂异常、脑卒中、心肌梗塞以及某些恶性肿瘤。PI-NCD 是以非传染性慢性病（NCD）的一级预防为目标,提出的必需营养素的每日摄入量。当 NCD 易感人群某些营养素的摄入量接近或达到 PI 时,可以降低他们发生 NCD 的风险。

（7）特定建议值（specific proposed levels ,SPL）:近几十年的研究证明营养素以外的某些膳食成分,其中多数属于植物化学物,具有改善人体生理功能、预防慢性疾病的生物学作用。某些疾病易感人群膳食中这些成分的摄入量达到或接近这个 SPL 时,有利于维护人体健康。

二、能量和宏量营养素

碳水化合物、蛋白质和脂类的主要作用是提供能量来满足人体的需要,也被称为产能营养素。碳水化合物和脂肪是最重要的产能营养素,蛋白质具有双重作用,它既能产生能量,也可以为构建机体的组织提供原料。

三大营养素经消化转变成可吸收的小分子物质被吸收入血,这些小分子物质一方面经过合成代谢构成机体组成成分,或更新衰老的组织;另一方面经过分解代谢释放出所蕴藏的化学能。这些化学能经过转化便成为生命活动过程中各种能量的来源,机体在物质代谢过程中所伴随的能量释放、转移和利用则构成了整个能量代谢过程,是生命活动的基本特征之一。

"能"（energy）在自然界有多种形式,如太阳能、化学能、机械能、电能,它们之间可以相互转换。为了计量上的方便,国际上制订统一的单位,即焦耳(joule,J)或卡(calorie,cal)。

1cal 指 1g 纯水的温度由 15℃上升到 16℃所需要的能量。1000cal 称为 1kcal。而 1 焦耳(joule,J)则是指用 1 牛顿(N)力把 1kg 物体移动 1m 所需要的能量。1000J 等于 1"千焦耳"(kilo joule,kJ);1000kJ 等于 1"兆焦耳"(mega joule,MJ)。两种能量单位的换算如下:

1kcal=4.184kJ;1kJ=0.239kcal;

1000kcal=4.184MJ;1MJ=239kcal。

能量系数:指每克产能营养素在体内氧化所产生的能量值。

每克脂肪可以释放 9kcal 能量,每克蛋白质和碳水化合物都可以产生 4kcal 能量,每克酒精可以产生 7kcal 能量(但酒精不是营养素,对身体组织的生长、维持和修复无益),每克膳食纤维可以产生 2kcal 能量。

1. 碳水化合物 是人体的主要能量来源。碳水化合物经消化产生的葡萄糖等被吸收后,一部分以糖原的形式贮存在肝脏和肌肉。肌糖原是骨骼肌随时可动用的贮备能源,用来满足骨骼肌的需要。肝糖原也是一种贮备能源,但贮存量不大,主要用于维持血糖水平的相对稳定。脑组织消耗的能量较多,在通常情况下,脑组织消耗的能量均来自碳水化合物的有氧氧化,因而脑组织对缺氧非常敏感。由于脑组织细胞贮存的糖原极少,所以脑功能对血糖水平有很大的依赖性,血糖水平过低可引起抽搐甚至昏迷。

(1) 碳水化合物分类:根据分子聚合度可分为糖、寡糖和多糖三类(表 7-1)。

表 7-1 碳水化合物分类

分类(糖分子)	亚组	组成
糖(1~2)	单糖	葡萄糖,半乳糖,果糖等
	双糖	蔗糖,乳糖,麦芽糖,海藻糖等
	糖醇	山梨醇,甘露醇、木糖醇等
寡糖(3~9)	异麦芽低聚寡糖	麦芽糊精
	其他寡糖	棉子糖,水苏糖,低聚果糖等
多糖(≥10)	淀粉	直链淀粉,支链淀粉,变性淀粉,抗性淀粉
	非淀粉多糖	纤维素,半纤维素,果胶,亲水胶质物(hydrocolloids)

引自 FAO/WHO,1998。

(2) 血糖生成指数(glycemic index,GI):简称血糖指数,指分别摄入某种食物与等量葡萄糖 2 小时后血浆葡萄糖曲线下面积比。

$$GI=\frac{某食物在食后 2 小时血糖曲线下面积}{相当含量葡萄糖在食后 2 小时血糖曲线下面积}\times100$$

GI 是用来衡量某种食物或某种膳食组成对血糖浓度影响的一个指标。GI 高的食物或膳食,表示进入胃肠后消化快、吸收完全,葡萄糖迅速进入血液,血糖浓度波动大;反之则表示在胃肠内停留时间长,释放缓慢,葡萄糖进入血液后峰值低,下降速度慢,血糖浓度波动小。

(3)碳水化合物参考摄入量与食物来源:人体对碳水化合物的需要量,常以占总供能量的百分比来表示。中国营养学会根据目前我国居民膳食碳水化合物的实际摄入量和国际粮农组织和世界卫生组织(FAO/WHO)的建议,建议中国居民膳食碳水化合物的参考摄入量为占总能量摄入量的 50%~65%(宏量营养素可接受范围 AMDR)。对碳水化合物的来源也作出要求,即应包括复合碳水化合物淀粉、不消化的抗性淀粉、非淀粉多糖和低聚糖等碳水化合物;限制纯能量食物如糖的摄入量,以保障人体能量和营养素的需要及改善胃肠道环境和预防龋齿的需要。

膳食中淀粉的主要来源是粮谷类和薯类食物。粮谷类食物一般含碳水化合物 60%~80%,薯类含量为 15%~30%,豆类为 40%~60%。单糖和双糖的来源主要是蔗糖、糖果、甜食、糕点、甜味水果、含糖饮料和蜂蜜等。

2. 脂类 在正常情况下,人体所消耗能量的 40%~50% 来自体内的脂肪,其中包括从食物中摄取的碳水化合物所转化成的脂肪。在短期饥饿情况下,则主要由体内的脂肪供给能量。脂肪也是重要的能源物质,但它不能在人体缺氧条件下供给能量。

(1)脂类的组成和分类

1)脂肪:指中性脂肪,由一分子甘油和三分子脂肪酸组成,故称三酰甘油或甘油三酯。约占脂类的 95%。脂肪大部分分布在皮下、大网膜、肠系膜以及肾周围等脂肪组织中,常以大块脂肪组织形式存在。

2)脂肪酸:脂肪酸是构成甘油三酯的基本单位。常见的分类如下:

A. 按脂肪酸碳链长度可分为:

长链脂肪酸(long-chain fatty acid,LCFA)含碳原子 14~24 个。

中链脂肪酸(medium-chain fatty acid,MCFA)含 8~12 个碳原子。

短链脂肪酸(short-chain fatty acid,SCFA)含 2~6 个碳原子。

B. 按脂肪酸饱和程度可分为:

饱和脂肪酸(saturated fatty acid,SFA),其碳链中不含双键;

单不饱和脂肪酸(monounsaturated fatty acid,MUFA),其碳链中只含一个不饱和双键;

多不饱和脂肪酸(polyunsaturated fatty acid,PUFA),其碳链中含两个或多个双键。

C. 按不饱和脂肪酸第一个双键的位置分类:

可分为 ω-3、ω-6、ω-9（又称为 n-3、n-6、n-9）等系列脂肪酸。不饱和脂肪酸的第一个不饱和双键所在碳原子的序号是 3，则为 ω-3（或 n-3）系脂肪酸，依次类推。

D. 按脂肪酸空间结构可分为：

顺式脂肪酸（cis-fatty acid），其联结到双键两端碳原子上的两个氢原子在碳链的同侧；

反式脂肪酸（trans-fatty acid），其联结到双键两端碳原子上的两个氢原子在碳链的不同侧。

天然食品中的油脂，其脂肪酸结构多为顺式脂肪酸。人造黄油是植物油经氢化处理后而制成的，在此过程中，植物油的双键与氧结合变成饱和键，并使其形态由液态变为固态，同时其结构也由顺式变为反式。研究表明，反式脂肪酸可以使血清低密度脂蛋白胆固醇（LDL-C）升高，而使高密度脂蛋白胆固醇（HDL-C）降低，因此有增加心血管疾病的危险性。我国食品安全国家标准《预包装食品营养标签通则》（2013 年 1 月 1 日实施）中明确规定：食品中若含有反式脂肪酸，必须在食品营养标签中明确标示。并指出每天摄入反式脂肪酸不应超过 2.2 克，应少于每日总能量的 1%。过多摄入反式脂肪酸可使血液胆固醇增高，从而增加心血管疾病发生的风险。

3）类脂：主要有磷脂、糖脂、类固醇等。

A. 磷脂：是含有磷酸根、脂肪酸、甘油和氮的化合物。体内除甘油三酯外，磷脂是最多的脂类。主要形式有甘油磷脂、卵磷脂、神经鞘磷脂等。甘油磷脂存在于各种组织、血浆，并有小量储存于体脂库中，它是构成细胞膜的物质并与机体的脂肪运输有关。卵磷脂又称为磷脂酰胆碱，存在于血浆中。神经鞘磷脂存在于神经鞘。

B. 糖脂：是含有碳水化合物、脂肪酸和氨基乙醇的化合物。糖脂包括脑苷脂类和神经苷脂。糖脂也是构成细胞膜所必需的。

C. 类固醇及固醇：类固醇是含有环戊烷多氢菲的化合物。类固醇中含有自由羟基者视为高分子醇，称为固醇。常见的固醇有动物组织中的胆固醇和植物组织中的谷固醇。

类脂在体内的含量较恒定，即使在肥胖患者含量也不增多；反之，在饥饿状态也不减少，故有"固定脂"或"不动脂"之称。

（2）脂类的生理功能

1）供给能量：脂肪是人体能量的重要来源，每克脂肪在体内氧化可供给能量 37.67kJ（9kcal）。脂肪酸是细胞的重要能量来源。

2）促进脂溶性维生素吸收：脂肪是脂溶性维生素的溶媒，可促进脂溶性维生素的吸收。有些食物脂肪含有脂溶性维生素，如鱼肝油、奶油含有丰富的维生素 A 和维生素 D。

3）维持体温、保护脏器：脂肪是热的不良导体，在皮下可阻止体热散失，有助于御寒。在器官周围的脂肪，有缓冲机械冲击的作用，可固定和保护器官。

4）增加饱腹感：脂肪在胃内停留时间较长，使人不易感到饥饿。

5）提高膳食感官性状：脂肪可使膳食增味添香。

6）类脂的主要功能是构成身体组织和一些重要的生理活性物质。

（3）必需脂肪酸（EFA）：指机体不能合成，必须从食物中摄取的脂肪酸。人体的必需脂肪酸是亚油酸和 α- 亚麻酸两种。亚油酸作为其他 n-6 系列脂肪酸的前体可在体内转变生成 γ- 亚麻酸、花生四烯酸等 n-6 系的长链多不饱和脂肪酸。α- 亚麻酸则作为 n-3 系脂肪酸的前体，在体内可转变生成二十碳五烯酸（EPA）、二十二碳六烯酸（DHA）等 n-3 系脂肪酸。

必需脂肪酸在体内有多种生理功能，主要有：

1）构成线粒体和细胞膜的重要组成成分：人体缺乏必需脂肪酸时，细胞对水的通透性增加，毛细血管的脆性和通透性增高，皮肤出现水代谢紊乱，出现湿疹样病变。

2）合成前列腺素的前体：前列腺素可抑制甘油三酯水解、促进局部血管扩张、影响神经刺激的传导等，作用于肾脏影响水的排泄等。

3）参与胆固醇代谢：胆固醇需要和亚油酸形成胆固醇亚油酸酯后，才能在体内转运，进行正常代谢。如果必需脂肪酸缺乏，胆固醇则与一些饱和脂肪酸结合，由于不能进行正常转运代谢，而在动脉沉积，形成动脉粥样硬化。

4）参与精子的形成：膳食中长期缺乏必需脂肪酸，可出现不孕症，哺乳过程也可发生障碍。

5）维护视力：α- 亚麻酸的衍生物 DHA（二十二碳六烯酸），是维持视网膜光感受器功能所必需的脂肪酸。α- 亚麻酸缺乏时，可引起光感受器细胞受损，视力减退。长期缺乏 α- 亚麻酸时，对调节注意力和认知过程也有不良影响。

但是，过多摄入必需脂肪酸，也可使体内氧化物、过氧化物增加，同样对机体产生不利影响。

（4）膳食脂肪参考摄入量及脂类食物来源：脂肪的需要量易受饮食习惯、季节和气候的影响，变动范围较大。脂肪在体内供给的能量，也可由碳水化合物来供给。

中国营养学会参考各国不同人群脂肪推荐摄入量（RDA），结合我国膳食结构的特点，提出成人脂肪可接受范围（AMRD），见表 7-2。

表 7-2　中国成人膳食脂肪可接受范围（AMRD）

（脂肪能量占总能量的百分比,%）

年龄（岁）	脂肪	SFA	MUFA	PUFA	n-6：n-3
成人	20~30	<10	10	10	4：1~6：1

注:SFA 饱和脂肪酸,MUFA 单不饱和脂肪酸,PUFA 多不饱和脂肪酸。

3. 蛋白质　人体在一般情况下主要是利用碳水化合物和脂肪氧化供能。但在某些特殊情况下,人体所需能源物质供能不足,如长期不能进食或能量消耗过多时,体内的糖原和贮存脂肪已大量消耗之后,将依靠组织蛋白质分解产生氨基酸来获得能量,以维持必要的生理功能。

（1）蛋白质的组成:蛋白质是生命的物质基础,没有蛋白质就没有生命。经元素分析,蛋白质组成为:碳（50%~55%）、氢（6.7%~7.3%）、氧（19%~24%）、氮（13%~19%）及硫（0%~4%）;有些蛋白质还含有磷、铁、碘、锰、硒及锌等元素。蛋白质是人体氮的唯一来源,碳水化合物和脂肪不能代替。

（2）蛋白质的分类:蛋白质的化学结构非常复杂,常按营养价值分类。

1）完全蛋白:所含必需氨基酸种类齐全、数量充足、比例适当,不但能维持成人的健康,并能促进儿童生长发育。如乳类中的酪蛋白、乳白蛋白,蛋类中的卵白蛋白、卵磷蛋白,肉类中的白蛋白、肌蛋白,大豆中的大豆蛋白等。

2）半完全蛋白:所含必需氨基酸种类齐全,但有的数量不足,比例不适当,可以维持生命,但不能促进生长发育,如小麦中的麦胶蛋白等。

3）不完全蛋白:所含必需氨基酸种类不全,既不能维持生命,也不能促进生长发育,如玉米中的玉米胶蛋白,动物结缔组织和肉皮中的胶质蛋白,豌豆中的豆球蛋白等。

（3）氮折算成蛋白质的折算系数:大多数蛋白质的含氮量相当接近,平均约为 16%。因此在任何生物样品中,每克氮相当于 6.25g 蛋白质（即 100÷16）,其折算系数为 6.25。只要测定食物样品中的含氮量,就可以算出其中蛋白质的大致含量:

样品中蛋白质的百分含量（g%）= 每克样品中含氮量（g）×6.25×100%

（4）氨基酸:是组成蛋白质的基本单位,是分子中具有氨基和羧基的一类化合物,具有共同的基本结构。是羧酸分子的 α 碳原子上的氢被一个氨基取代的化合物,故又称 α- 氨基酸。

1）氨基酸的分类和命名:组成蛋白质的氨基酸有 20 多种,但绝大多数的蛋白质只由 20 种氨基酸组成。在营养学上分为必需氨基酸、非必需氨基酸和条件必需氨基酸。必需氨基酸是指不能在体内合成或合成速度不够快,必须由食物供给的氨基酸;非必需氨基酸并非体内不需要,只是可在体内合成,食物中缺少了也无妨。半胱氨酸和酪氨酸在体内可分别由蛋氨酸和苯丙氨酸转变而成,称为条件必需氨基酸或半必需氨基酸。在计算食物必需氨基酸组成时,常将蛋氨酸和半胱氨酸、苯丙氨酸和酪氨酸合并计算。

已知人体的必需氨基酸有九种,见表7-3。

表7-3 人体的必需氨基酸

必需氨基酸		非必需氨基酸		条件必需氨基酸	
异亮氨酸	Isoleucine(Ile)	天冬氨酸	Aspartic acid(Asp)	半胱氨酸	Cysteine(Cys)
亮氨酸	Leucine(Leu)	天冬酰胺	Asparagine(Asn)	酪氨酸	Tyrosine(Tyr)
赖氨酸	Lysine(Lys)	谷氨酸	Glutamic acid(Glu)		
蛋氨酸	Methionine(Met)	谷氨酰胺	Glutamine(Glu)		
苯丙氨酸	Phenylalanine(Phe)	甘氨酸	Glycine(Gly)		
苏氨酸	Threonine(Thr)	脯氨酸	Proline(Pro)		
色氨酸	Tryptophan(Trp)	丝氨酸	Serine(Ser)		
缬氨酸	Valine(Val)	精氨酸	Arginine(Arg)		
组氨酸	Histidine(His)	胱氨酸	Cystine(Cys-Cys)		
		丙氨酸	Alanine(Ala)		

2)限制氨基酸:食物蛋白质的必需氨基酸组成与参考蛋白质相比较,缺乏较多的氨基酸称限制氨基酸,缺乏最多的一种称第一限制氨基酸。由于该种氨基酸缺乏或不足,限制或影响了其他氨基酸的利用,从而降低了食物蛋白质的营养价值。食物蛋白质氨基酸组成与人体必需氨基酸需要量模式接近的食物,在体内的利用率就高,反之则低。例如,动物蛋白质中的蛋、奶、肉、鱼等以及大豆蛋白质的氨基酸组成与人体必需氨基酸需要量模式较接近,所含的必需氨基酸在体内的利用率较高,故称为优质蛋白质。其中鸡蛋蛋白质的氨基酸组成与人体蛋白质氨基酸模式最为接近,在比较食物蛋白质营养价值时常作为参考蛋白质。植物蛋白质中,赖氨酸、蛋氨酸、苏氨酸和色氨酸含量相对较低,所以营养价值也相对较低。

3)蛋白质的消化、吸收和代谢:蛋白质未经消化不易吸收。一般食物蛋白质水解成氨基酸及小肽后方能被吸收。由于唾液中不含水解蛋白质的酶,所以食物蛋白质的消化从胃开始,但主要在小肠。胃内消化蛋白质的酶是胃蛋白酶。胃蛋白酶最适宜作用的 pH 为 1.5~2.5。胃蛋白酶对乳中的酪蛋白有凝乳作用,这对婴儿较为重要,因为乳液凝成乳块后在胃中停留时间延长,有利于充分消化。

氮平衡(nitrogen balance)是指氮的摄入量和排出量的关系。氮平衡常用于蛋白质代谢、机体蛋白质营养状况评价和蛋白质需要量研究。氮的摄入量和排出量的关系可用下式表示:

$$B=I-(U+F+S)$$

式中,B:氮平衡;I:摄入氮;排出氮(U:尿氮;F:粪氮;S:皮肤氮)。

当摄入氮和排出氮相等时为零氮平衡,健康成年人应维持零氮平衡并富余 5%。如摄入氮多于排出氮则为正平衡,儿童处于生长发育期、妇女怀孕、疾病恢复时,以及运动、劳动等需要增加肌肉时均应保证适当的正氮平衡,以满足机体对蛋白质的需要。摄入氮少于排出氮则为负氮平衡,人在饥饿、疾病及老年时,一般处于负氮平衡,但应尽量避免。

4) 蛋白质的生理功能:

① 构成身体组织:身体的生长发育就是蛋白质的不断积累过程,对生长发育期的儿童尤为重要。人体内各种组织细胞中的蛋白质始终在不断更新。只有摄入足够的蛋白质才能维持组织的更新。身体受伤后也需要蛋白质作为修复材料。

② 调节生理功能:蛋白质在体内构成多种具有重要生理活性物质的成分,参与调节生理功能,保证人体生命活动能够有条不紊地进行。

③ 供给能量:蛋白质在体内被蛋白酶分解成氨基酸,然后被氧化分解,同时释放能量,是人体的能量来源之一。每克蛋白质在体内被氧化后可供给人体 16.7 千焦(4 千卡)能量。但蛋白质的这种功能可以由碳水化合物、脂肪所代替。供给能量是蛋白质的次要功能。

5) 蛋白质的互补作用:两种或两种以上食物蛋白质混合食用,其中所含有的必需氨基酸取长补短,相互补充,达到较好的比例,从而提高蛋白质利用率的作用,称为蛋白质互补作用。例如,玉米、小米单独食用时,赖氨酸含量较低,蛋氨酸相对较高;而大豆中的蛋白质恰恰相反,主食和大豆混合食用时赖氨酸和蛋氨酸两者可相互补充;若在植物性食物的基础上再添加少量动物性食物,蛋白质的生物价还会提高。

蛋白质互补作用应遵循的原则:为充分发挥食物蛋白质的互补作用,在调配膳食时,应遵循三个原则:

A. 食物的生物学种属愈远愈好,如动物性和植物性食物之间的混合比单纯植物性食物之间的混合要好。

B. 搭配的种类愈多愈好。

C. 食用时间愈近愈好,同时食用最好。

6）蛋白质推荐摄入量及食物来源：成人按每天 0.8~1.0g/kg 的标准摄入蛋白质即可维持身体的正常功能。若按提供的能量计算，蛋白质摄入量应占总能量摄入量的 10%~15%。《中国居民膳食营养素参考摄入量》（2013 版）指出：成年人蛋白质每日推荐摄入量（RNI）为：男性 65g/d，女性为 55g/d。

蛋白质的食物来源可分为植物性蛋白质和动物性蛋白质两大类。植物性蛋白质中，主食谷类含蛋白质 10% 左右，蛋白质含量虽不算高，但仍然是膳食蛋白质的主要来源。豆类含有丰富的蛋白质，特别是大豆含蛋白质高达 36%~40%，氨基酸组成也比较合理，在体内的利用率较高，是植物蛋白质中非常好的蛋白质来源。

蛋类含蛋白质 11%~14%，是优质蛋白质的重要来源。奶类（牛奶）一般含蛋白质 3.0%~3.5%，是婴幼儿除母乳外蛋白质的最佳来源。

肉类包括禽、畜和鱼的肌肉。新鲜肌肉含蛋白质 15%~22%，肌肉蛋白质营养价值优于植物蛋白质，是人体蛋白质的重要来源。

为改善膳食蛋白质质量，在膳食中应保证有一定数量的优质蛋白质。一般要求动物性蛋白质和大豆蛋白质应占膳食蛋白质总量的 30%~50%。

三、微量营养素

维生素和矿物质因需要量较少，在膳食中所占比重也小，称为微量营养素。

1. 维生素　是维持身体健康所必需的一类有机化合物。这类物质在体内既不是构成身体组织的原料，也不是能量的来源，而是一类调节物质，在物质代谢中起重要作用。这类物质由于体内不能合成或合成量不足，所以虽然需要量很少（每日仅以 mg 或 μg 计算），但必须经常由食物供给。

维生素的种类很多，化学结构差异极大，通常按溶解性质将其分为脂溶性和水溶性两大类：

（1）脂溶性维生素：主要有维生素 A（视黄醇）、维生素 D（钙化醇，抗佝偻病维生素）、维生素 E（生育酚，抗不育维生素）、维生素 K（凝血维生素）。

（2）水溶性维生素：主要有 B 族维生素和维生素 C。B 族中主要有维生素 B_1（硫胺素、抗脚气病维生素）、维生素 B_2（核黄素）、维生素 PP（尼克酸或烟酸、抗癞皮病维生素）、维生素 B_6（吡哆醇、抗皮炎维生素）、泛酸（遍多酸）、生物素、叶酸、维生素 B_{12}（钴胺素、抗恶性贫血维生素）。

根据《中国居民膳食营养素参考摄入量》（2013 版）：维生素的推荐摄入量见表 7-4。

表 7-4　脂溶性和水溶性维生素的每日膳食推荐量

年龄（岁）	维生素A RNI μgRE 男	维生素A RNI μgRE 女	维生素D RNI μg	维生素E AI mgα-TE*	维生素B₁ RNI mg 男	维生素B₁ RNI mg 女	维生素B₂ RNI mg 男	维生素B₂ RNI mg 女	维生素B₆ RNI mg	维生素B₁₂ RNI μg	维生素C RNI mg
0~	300(AI)		10(AI)	3	0.1(AI)		0.4(AI)		0.2(AI)	0.3(AI)	40(AI)
0.5~	350(AI)		10(AI)	4	0.3(AI)		0.5(AI)		0.4(AI)	0.6(AI)	40(AI)
1~	310		10	6	0.6		0.6		0.6	1.0	40
4~	360		10	7	0.8		0.7		0.7	1.2	50
7~	500		10	9	1.0		1.0		1.0	1.6	65
11~	670	630	10	13	1.3	1.1	1.3	1.1	1.3	2.1	90
14~	820	630	10	14	1.6	1.3	1.5	1.2	1.4	2.4	100
18~	800	700	10	14	1.4	1.2	1.4	1.2	1.4	2.4	100
50~	800	700	10	14	1.4	1.2	1.4	1.2	1.6	2.4	100
65~	800	700	15	14	1.4	1.2	1.4	1.2	1.6	2.4	100
80~	800	700	15	14	1.4	1.2	1.4	1.2	1.6	2.4	100
孕妇（早）	700		10	14	1.2		1.2		2.2	2.9	100
孕妇（中）	770		10	14	1.4		1.4		2.2	2.9	115
孕妇（晚）	770		10	14	1.5		1.5		2.2	2.9	115
乳母	1300		10	17	1.5		1.5		1.7	3.2	150

注：*α-TE 为 α-生育酚当量，RNI 为推荐摄入量，AI 为适宜摄入量

2. 矿物质 人体内的元素除碳、氢、氧、氮以有机的形式存在外,其余的统称为矿物质。矿物质又分常量元素和微量元素。在人体内含量较多,需要量较大的为常量元素,有钙、镁、钠、钾、磷、氯、硫共七种。微量元素在人体内含量很少,包括铁、碘、锌、硒、铜、铬、钼、钴共8种。锰、硅、镍、硼、钒属于可能必需微量元素;氟、铅、镉、汞、砷、铝、锡和锂为具有潜在毒性,且低剂量可能具有功能作用的微量元素。还有一些极微量元素,近期发现在人体可能也有重要的功能作用。

根据《中国居民膳食营养素参考摄入量》(2013版):矿物质的每日膳食推荐量见表7-5。

表7-5 常量和微量元素的每日膳食推荐量

年龄 (岁)	钙 Ca AI mg	钾 K AI mg	镁 Mg AI mg	铁 Fe AI mg 男	女	碘 I RNI μg	锌 Zn RNI mg 男	女	硒 Se RNI μg
0~	200(AI)	350	20(AI)	0.3(AI)		85(AI)	2.0(AI)		15(AI)
0.5~	250(AI)	350	65(AI)	10		115(AI)	3.5		20(AI)
1~	600	900	140	9		90	4.0		25
4~	800	1200	160	10		90	5.5		30
7~	1000	1500	220	13		90	7.0		40
11~	1200	1900	300	15	18	110	10.0	9.0	55
14~	1000	2200	320	16	18	120	11.5	8.5	60
18~	800	2000	330	12	20	120	12.5	7.5	60
50~	1000	2000	330	12		120	12.5	7.5	60
65~	1000	2000	320	12		120	12.5	7.5	60
80~	1000	2000	310	12		120	12.5	7.5	60
孕妇(早)	800	2500	370	12		230	9.5		65
孕妇(中)	1000	2000	370	16		230	9.5		65
孕妇(晚)	1000	2000	370	21		230	9.5		65
乳母	1000	2400	370	16		240	12.0		78

注:RNI 为推荐摄入量,AI 为适宜摄入量

四、膳食纤维

膳食纤维(dietary fiber)可分为可溶性膳食纤维与非可溶性膳食纤维。前者包括部分半纤维素、果胶和树胶等,后者包括纤维素、木质素等。膳食纤维有很强的吸水能力或与水结合的能力。可使肠道中粪便的体积增大,加快其转运速度,减少其中有害物质接触肠壁的时间。膳食纤维具有

结合胆酸和胆固醇的作用。

1. 膳食纤维的功能

（1）有利于食物的消化过程：增加食物在口腔咀嚼的时间，可促进肠道消化酶分泌，同时加速肠道内容物的排泄，有利于食物的消化吸收。

（2）降低血清胆固醇，预防冠心病：可结合胆酸，故有降血脂作用，以可溶性纤维果胶、树胶、豆胶的降脂作用较明显，不溶性膳食纤维无此种作用。

（3）预防胆石形成：大部分胆石是由于胆汁内胆固醇过度饱和所致，膳食纤维可降低胆汁和胆固醇的浓度，使胆固醇饱和度降低，而减少胆石症的发生。

（4）促进结肠功能，预防结肠癌。

（5）防止能量过剩和超重与肥胖。

（6）维持血糖正常平衡，防治糖尿病。

2. 参考摄入量　我国成年人膳食纤维的适宜摄入量（AI）为 25g/d。过多摄入对机体无益，还可影响微量营养素的吸收利用，因为膳食纤维可与钙、铁、锌等结合，从而影响这些元素的吸收利用。

3. 膳食纤维的食物来源　主要来源是植物性食物，如谷粒（小麦、大米、燕麦、小黑麦、小米和高粱等）、豆类、蔬菜、水果和坚果等。整谷粒含有大量的膳食纤维，包括抗性淀粉和不可消化性低聚糖，同时还富含营养成分和一些植物化学物质（如多酚化合物、植物雌激素和植物甾醇等）。麸皮和米糠中含有大量纤维素、半纤维素和木质素；柑桔、苹果、香蕉、柠檬等水果和白菜、甜菜、苜蓿、豌豆、蚕豆等蔬菜含有较多的果胶。除了天然食物所含自然状态的膳食纤维外，近年有多种粉末状、单晶体等形式从天然食物中提取的膳食纤维产品。

第二节　平　衡　膳　食

在营养学上，能使人体的营养需要与膳食供给之间保持平衡状态，能量及各种营养素满足人体生长发育、生理及身体活动的需要，且各种营养素之间保持适宜比例的膳食，称作平衡膳食。

要做到平衡膳食，要求从膳食合理搭配做起，也就是要吃多样化食物。没有一种天然食物能满足人体所需的全部营养素，因此，膳食必须由多种食物组成。同时，要保证三大宏量营养素的合理比例，即碳水化合物提供的能量占总能量的 50%~65%，蛋白质提供的能量占 10%~15%，脂肪提供的能量占 20%~30%。还必须做到蛋白质食物来源组成合理，脂肪食物来源组成合理以及各种营养素摄入量均达到供给量标准。

一、食物的分类

食物可分为五大类:

1. 第一类为谷类及薯类 谷类包括米、面、杂粮,薯类包括马铃薯、甘薯、木薯等,主要提供碳水化合物、蛋白质、膳食纤维及 B 族维生素。

2. 第二类为动物性食物 包括肉、禽、鱼、奶、蛋等,主要提供蛋白质、脂肪、矿物质、维生素 A、B 族维生素和维生素 D。

3. 第三类为豆类和坚果 包括大豆、其他干豆类及花生、核桃、杏仁等坚果类,主要提供蛋白质、脂肪、膳食纤维、矿物质、B 族维生素和维生素 E。

4. 第四类为蔬菜、水果和菌藻类 主要提供膳食纤维、矿物质、维生素 C、胡萝卜素、维生素 K 及有益健康的植物化学物质。

5. 第五类为纯能量食物 包括动植物油、淀粉、食用糖和酒类,主要提供能量。动植物油还可提供维生素 E 和必需脂肪酸。

人体必需的营养素有40多种,而各种营养素的需要量又各不相同(多的每天需要数百克,少的每日仅是几微克),并且每种天然食物中营养成分的种类和数量也各有不同,所以必须由多种食物合理搭配才能组成平衡膳食,即从食物中获取营养成分的种类和数量应能满足人体的需要而又不过量,使蛋白质、脂肪和碳水化合物提供的能量比例适宜。《中国居民平衡膳食宝塔》就是将五大类食物合理搭配,构成符合我国居民营养需要的平衡膳食模式。

二、膳食指南和平衡膳食宝塔

膳食指南是根据营养学原则,结合国情制定的,是教育人民群众采用平衡膳食,以摄取合理营养促进健康的指导性意见。世界上许多国家,均根据自己的国情制定膳食指南,其基本要点是提供食物多样化和平衡膳食,避免摄入过多能量、脂肪和盐等,引导居民进行合理的食物消费。

《中国居民膳食指南》(2016)是根据营养学原理,紧密结合我国居民膳食消费和营养状况的实际情况制定的,是指导广大居民实践平衡膳食,获得合理营养的科学文件。其目的是帮助我国居民合理选择食物,并进行适量的身体活动,以改善人们的营养和健康状况,减少或预防慢性疾病的发生,提高国民的健康素质。《中国居民膳食指南》(2016)由一般人群膳食指南、特定人群膳食指南和平衡膳食模式及实践三部分组成。一般人群膳食指南共有 6 条,适合于 2 岁以上的正常人群。特定人群包括中国孕妇、乳母、婴幼儿、儿童少年、老年人和素食人群。其中 2 岁以上各特定人群的膳食指南是在一般人群膳食指南 6 条的基础上进行增补形成的。

《中国居民膳食指南》(2016)一般人群膳食指南内容如下：

推荐一　食物多样，谷类为主

推荐二　吃动平衡，健康体重

推荐三　多吃蔬果、奶类、大豆

推荐四　适量吃鱼、禽、蛋、瘦肉

推荐五　少盐少油，控糖限酒

推荐六　杜绝浪费，兴新食尚

为了帮助人们在日常生活中实践《中国居民膳食指南》(2016)的一般人群膳食指南的主要内容，中国营养学会专家委员会制定了《中国居民平衡膳食宝塔》，对合理调配平衡膳食进行具体指导，直观地告诉居民每日应摄入的食物种类、合理数量及适宜的身体活动量和饮水量，以便为居民合理调配膳食提供可操作性的指导（图 7-1）。

膳食宝塔共分五层，包含每天应摄入的主要食物种类。膳食宝塔

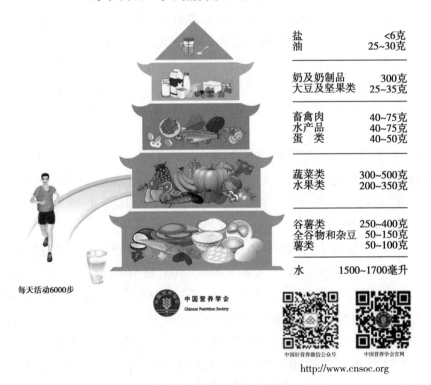

图 7-1　中国居民平衡膳食宝塔(2016)

(来自中国营养学会)

利用各层位置和面积的不同反映了各类食物在膳食中的地位和应占的比重。

食物多样是实践平衡膳食的关键,多种多样的食物才能满足人体的营养需要。

1. 谷薯类食物位居底层,每天摄入谷薯类食物 250~400g,其中全谷物和杂豆类 50~150g,薯类 50~100g。谷类食物是人体最经济、最重要的能量来源。全谷物、薯类和杂豆的血糖生成指数远低于精制米面。全谷物可降低糖尿病、肥胖、心血管疾病和结肠癌的发生风险。增加薯类的摄入可改善便秘。

2. 蔬菜类和水果类居第二层,每天应分别摄入 300~500g 和 200~350g;蔬菜水果是平衡膳食的主要组成部分,奶类富含钙,大豆富含优质蛋白质。餐餐有蔬菜,每天至少 300~500g 蔬菜,深色蔬菜应占 1/2。天天吃水果,保证每天摄入 200~350g 新鲜水果,果汁不能代替鲜果。蔬菜水果提供丰富的微量营养素、膳食纤维和植物化学物。

3. 畜禽肉、水产品、蛋类等动物性食物位于第三层,每天分别应摄入 40~75g、40~75g 和 40~50g;鱼、禽、蛋和瘦肉可提供人体所需要的优质蛋白质、维生素 A、B 族维生素等,有些也含有较高的脂肪和胆固醇。禽类,鱼和禽类脂肪含量相对较低,鱼类含有较多的不饱和脂肪酸;蛋类各种营养成分齐全;吃畜肉应选择瘦肉,瘦肉脂肪含量较低。过多食用烟熏和腌制肉类可增加肿瘤的发生风险,应当少吃。人体内的胆固醇主要有两个来源:一是内源性的,主要由肝脏合成。人体内每天合成的胆固醇约 1~1.2g,是人体内胆固醇的主要来源;二是外源性的,即通过食物摄入,仅占体内合成胆固醇的 1/7~1/3。

4. 奶及奶制品、大豆及坚果类合居第四层,每天应吃相当于液体奶 300g 的奶类及奶制品和 25~35g 的大豆及坚果类。奶类提供优质蛋白质、维生素 B_2 和钙。牛奶中蛋白质含量平均为 3%,其必需氨基酸比例符合人体需要,属于优质蛋白质。脂肪含量约为 3%~4%。

5. 第五层塔顶是烹调油和食盐,推荐成人每天食盐不超过 6g,每天烹调油 25~30g。推荐每天摄入糖不超过 50g,最好控制在约 25 克以下。

2016 版膳食宝塔增加了水和身体活动的形象,强调足量饮水和增加身体活动的重要性。水是膳食的重要组成部分,是一切生命必需的物质,其需要量主要受年龄、环境温度、身体活动等因素影响。在温和气候条件下生活的轻身体活动成年人每日至少饮水 1500~1700ml(约 7~8 杯);在高温或强体力劳动条件下应适当增加。饮水不足或过多都会对人体健康带来危害。饮水应少量多次,要主动,不应感到口渴时再喝水。目前我国大多数成年人身体活动不足或缺乏体育锻炼,应改变久坐少动的不良生活方式,养成天天运动的习惯,坚持每天多做一些消耗体力的活动。建议成年人每天进行累计相当于步行 6000 步以上的身体活动,如果身体条件允许,最好每天进行 30 分钟中等强度的身体运动。

要做到平衡膳食,就必须根据营养学原则合理选择和搭配各种食物。合理营养是健康的物质基础,而平衡膳食是合理营养的根本途径。根据《中国居民膳食指南》(2016)的内容并参照膳食宝塔来安排日常饮食和身体活动是通往健康的光明之路。

膳食宝塔建议的各类食物摄入量是一个平均值。每日膳食中应尽量包含膳食宝塔中的各类食物。但没有必要每日都严格照着膳食宝塔建议的各类食物的量吃,重要的是一定要经常遵循膳食宝塔各层中各类食物的大体比例。每天的膳食应包括谷薯类、蔬菜水果类、畜禽肉蛋奶蛋,大豆坚果类等食物。每天摄取 12 种以上食物,每周 25 种以上。在一段时间内,比如一周,各类食物摄入量的平均值应当符合膳食宝塔的建议量。

我国幅员辽阔,各地的饮食习惯及物产不尽相同,只有因地制宜充分利用当地资源才能有效地应用膳食宝塔。例如牧区可适当提高奶类摄入量;渔区可适当提高鱼及其他水产品摄入量;农村山区则可利用山羊奶以及花生、瓜子、核桃、榛子等资源。在某些情况下,由于地域、经济或物产所限无法采用同类互换时,也可以暂用豆类代替乳类、肉类;或用蛋类代替鱼、肉;不得已时也可用花生、瓜子、榛子、核桃等坚果代替大豆或肉、鱼、奶等动物性食物。

三、特殊人群膳食指南

1. 备孕妇女膳食指南

(1) 调整孕前体重至适宜水平。

(2) 常吃含铁丰富的食物,选用碘盐,孕前 3 个月开始补充叶酸。

(3) 禁烟酒,保持健康生活方式。

2. 孕期妇女膳食指南

(1) 补充叶酸,常吃含铁丰富的食物,选用碘盐。

(2) 孕吐严重者,可少量多餐,保证摄入含必要量碳水化合物的食物。

(3) 孕中晚期适量增加奶、鱼、禽、蛋、瘦肉的摄入。

(4) 适量身体活动,维持孕期适宜增重。

(5) 禁烟酒,愉快孕育新生命,积极准备母乳喂养。

3. 哺乳期妇女膳食指南

(1) 增加富含优质蛋白质及维生素 A 的动物性食物和海产品,选用碘盐。

（2）产褥期食物多样不过量，重视整个哺乳期营养。

（3）愉悦心情，充足睡眠，促进乳汁分泌。

（4）坚持哺乳，适度运动，逐步恢复适宜体重。

（5）忌烟酒，避免浓茶和咖啡。

4. 6月龄内婴儿母乳喂养指南

（1）产后尽早开奶，坚持新生儿第一口食物是母乳。

（2）坚持6月龄内纯母乳喂养。

（3）顺应喂养，培养良好的生活习惯。

（4）生后数日开始补充维生素D，不需补钙。

（5）婴儿配方奶是不能纯母乳喂养时的无奈选择。

（6）监测体格指标，保持健康生长。

5. 7~24月龄婴幼儿喂养指南

（1）继续母乳喂养，满6月龄起添加辅食。

（2）从富铁泥糊状食物开始，逐步添加达到食物多样。

（3）提倡顺应喂养，鼓励但不强迫进食。

（4）辅食不加调味品，尽量减少糖和盐的摄入。

（5）注重饮食卫生和进食安全。

（6）定期监测体格指标，追求健康生长。

6. 学龄前儿童膳食指南（2~5岁）

（1）规律就餐，自主进食不挑食，培养良好饮食习惯。

（2）每天饮奶，足量饮水，正确选择零食。

（3）食物应合理烹调，易于消化，少调料、少油炸。

（4）参与食物选择与制作，增进对食物的认知与喜爱。

（5）经常户外活动，保障健康生长。

7. 学龄儿童膳食指南（6~17岁）

（1）认识食物，学习烹饪，提高营养科学素养。

（2）三餐合理，规律进餐，培养健康饮食行为。

（3）合理选择零食，足量饮水，不喝含糖饮料。

（4）不偏食节食，不暴饮暴食，保持适宜体重增长。

（5）保证每天至少活动60分钟，增加户外活动时间

8. 中国老年人膳食指南

（1）少量多餐细软；预防营养缺乏。

（2）主动足量饮水；积极户外活动。

（3）延缓肌肉衰减；维持适宜体重。

（4）摄入充足食物；鼓励陪伴进餐。

9. 素食人群膳食指南

（1）谷类为主，食物多样；适量增加全谷物。

（2）增加大豆及其制品的摄入，每天 50~80g；选用发酵豆制品。

（3）常吃坚果、海藻和菌菇。

（4）蔬菜、水果应充足。

（5）合理选择烹调油。

第三节　保　健　食　品

保健食品是指声称具有特定保健功能或者以补充维生素、矿物质为目的的食品，即适宜于特定人群食用，具有调节机体功能，不以治疗疾病为目的，并且对人体不产生任何急性、亚急性或者慢性危害的食品。随着人民生活水平的提高和生活质量的改善，人们的自我保健意识不断增强，健康长寿已成为人们共同的追求。保健食品（又称功能食品）以其调节人体生理功能、增强机体防御力、预防疾病、促进健康等特殊的保健功能，备受消费者的青睐，已成为食品加工业的朝阳产业。目前，我国的保健食品已摆脱了发展初期的混乱和盲目，逐步走上了健康发展的轨道。未来发展的趋势是不断开发和挖掘新的具有中国特色的功能食品基料和功能食品，进行新兴功能食品开发。

一、我国保健食品的发展历史

养生保健在我国具有悠久的历史，早在 5000 多年前的甲骨文中就有"养生"的记载，养生之道始于远古，形成于秦汉，经历代养生保健专家的不断补充和完善，形成了独特的理论文化和实践方法。

20 世纪 80 年代中期，人们对保健产品的需求量增加，市场上出现了不少与传统食品相比，其形态和使用的原料有差异，并声称有一定保健作用的产品。同时也有一些以滋补营养、保健康复作用为主，治疗作用不明显或无治疗作用的中药产品。1987 年原卫生部发布《中药保健药品管理规定》，明确对人体有一定程度的滋补营养、保健康复作用，长期服用对人体健康无害的重要保健药品由省级卫生行政部门审批和管理。于是中药保健药品发展迅速，据不完全统计，我国批准的中药保健药品多达 4600多个。一些企业夸大产品保健功能、欺骗消费者的状况越来越严重。原卫生部全面总结中药保健药品和新资源食品监督管理经验，结合食品、营养和我国传统的医药和养生文化，同时满足社会对保健产品的需求，在修订《食品卫生法（试行）》时,提出了"保健食品"的概念。

1995年《食品卫生法》正式列入保健食品管理的有关内容,确定了保健食品的法律地位。同时原卫生部制定了《保健食品管理办法》等一系列保健食品相关规定和标准,初步建立了保健食品法律、法规和标准体系。1996年,原卫生部开始审批保健食品,停止审批中药保健药品。2000年,原国家食品药品监督管理局开展保健药品整顿,并要求自2004年1月1日起不得在市场上流通。

2003年10月,原国家食品药品监督管理局正式开始履行保健食品的注册审批职能。2005年7月,正式颁布《保健食品注册管理办法》及其相关配套文件。2008年9月,原卫生部将承担的保健食品监管职能移交原国家食品药品监督管理局。2009年6月1日《中华人民共和国食品安全法》及其实施条例规定,食品药品监管部门负责对保健食品实施严格监管。

二、我国保健食品的分类

我国的保健食品主要分为两类:

1. 营养素补充剂 是以补充一种或多种人体所必需的营养素为目的,内容包括维生素和矿物质,尚未将三大营养素(碳水化合物、蛋白质和脂肪)包括在内。申报这类保健食品不必进行动物和人体功能实验。

2. 声称具有特定保健功能的食品 保健食品的功能设置要符合以下原则:

(1) 以中国传统养生保健理论和现代医学理论为指导,以满足群众保健需求、增进人体健康为目的。

(2) 功能定位应为调节机体功能,降低疾病发生的风险因素,针对特定人群,不以治疗疾病为目的。

(3) 功能声称应被科学界所公认,具有科学性、适用性、针对性,功能名称应科学、准确、易懂。

(4) 功能评价方法和判断标准应科学、公认、可行。

(5) 功能调整和管理应根据科学发展、社会需求和监管实际,按照相关程序,实施动态管理。

2003年起,我国确定保健食品的功能共有27项。包括:

增强免疫力功能、辅助降血脂功能、辅助降血糖功能、抗氧化功能、辅助改善记忆功能、缓解视疲劳功能、促进排铅功能、清咽功能、辅助降血压功能、改善睡眠功能、促进泌乳功能、缓解体力疲劳、提高缺氧耐受力功能、对辐射危害有辅助保护功能、减肥功能、改善生长发育功能、增加骨密度功能、改善营养性贫血、对化学肝损伤有辅助保护功能、祛痤疮功能、祛黄褐斑功能、改善皮肤水分功能、改善皮肤油分功能、调节肠道菌群功能、促进消化功能、通便功能和对胃黏膜损伤有辅助保护功能。

3. 我国对保健食品实行备案、注册和审评制度　《保健食品注册与备案管理办法》已于 2016 年 2 月 4 日经原国家食品药品监督管理总局审议通过和公布,自 2016 年 7 月 1 日起施行。

保健食品注册,是指食品监督管理部门根据注册申请人申请,依照法定程序、条件和要求,对申请注册的保健食品的安全性、保健功能和质量可控性等相关申请材料进行系统评价和审评,并决定是否准予其注册的审批过程。

保健食品备案,是指保健食品生产企业依照法定程序、条件和要求,将表明产品安全性、保健功能和质量可控性的材料提交食品监督管理部门进行存档、公开、备查的过程。

保健食品的注册与备案及其监督管理应当遵循科学、公开、公正、便民、高效的原则。原国家食品药品监督管理总局(现国家市场监督管理总局)负责保健食品注册管理,以及首次进口的属于补充维生素、矿物质等营养物质的保健食品备案管理,并指导监督省、自治区、直辖市食品药品监督管理部门承担的保健食品注册与备案相关工作。

原国家食品药品监督管理总局确定的检验机构负责申请注册的保健食品的安全性毒理学试验、功能学试验[包括动物试验和(或)人体试食试验]、功效成分或标志性成分检测、卫生学试验、稳定性试验等;承担样品检验和复核检验等具体工作。凡声称具有保健功能的食品必须经原国家食品药品监督管理总局审查确认。原国家食品药品监督管理总局对审查合格的保健食品发给《保健食品批准证书》,获得《保健食品批准证书》的食品准许使用规定的保健食品标志(标志图案见图 7-2)。

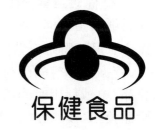

图 7-2　保健食品标志图案

保健食品必须符合下列要求:

(1) 经必要的动物和(或)人群功能试验,证明其具有明确、稳定的保健作用。

(2) 各种原料及其产品必须符合食品卫生要求,对人体不产生任何急性、亚急性或慢性危害。

(3) 配方的组成及用量必须具有科学依据,具有明确的功效成分。如在现有技术条件下不能明确功能成分,应确定与保健功能有关的主要原料名称。

（4）标签、说明书及广告不得宣传疗效作用。

三、特殊医学用途配方食品

特殊医学用途配方食品（Food for Special Medical Purpose, FSMP），是为了满足进食受限、消化吸收障碍、代谢紊乱或特定疾病状态人群对营养素或膳食的特殊需要，专门加工配制而成的配方食品。该类产品必须在医生或临床营养师指导下，单独食用或与其他食品配合食用。

特殊医学用途配方食品属于特殊膳食用食品。当目标人群无法进食普通膳食或无法用日常膳食满足其营养需求时，特殊医学用途配方食品可以作为一种营养补充途径，对其治疗、康复及机体功能维持等方面起着重要的营养支持作用。此类食品不是药品，不能替代药物的治疗作用，产品也不得声称对疾病的预防和治疗功能。

根据不同临床需求和适用人群，《特殊医学用途配方食品通则》(GB 29922-2013) 将特殊医学用途配方食品分为三类，即全营养配方食品、特定全营养配方食品和非全营养配方食品。

1. 全营养配方食品　全营养配方食品，可作为单一营养来源满足目标人群营养需求的特殊医学用途配方食品。适用于需对营养素进行全面补充且对特定营养素没有特别要求的人群。患者应在医生或临床营养师的指导下选择使用全营养配方食品。可以作为需要口服或者管饲病人的饮食替代或者营养补充。

2. 特定全营养配方食品　特定全营养配方食品，可作为单一营养来源能够满足目标人群在特定疾病或医学状况下营养需求的特殊医学用途配方食品。特定全营养配方食品是在相应年龄段全营养配方食品的基础上，依据特定疾病的病理生理变化而对部分营养素进行适当调整的一类食品，单独食用时即可满足目标人群的营养需求。符合特定全营养配方食品技术要求的产品，可有针对性的适应不同疾病的特异性代谢状态，更好地起到营养支持作用。适用于特定疾病或医学状况下需对营养素进行全面补充的人群，并可满足人群对部分营养素的特殊需求。对于伴随其他疾病或并发症的患者，均应由医生或临床营养师根据患者情况决定是否可以选用此类食品。

3. 非全营养配方食品　非全营养配方食品，可满足目标人群部分营养需求的特殊医学用途配方食品，适用于需要补充单一或部分营养素的人群，不适用于作为单一营养来源。该类产品应在医生或临床营养师的指导下，按照患者个体的特殊医学状况，与其他特殊医学用途配方食品或普通食品配合使用。

四、如何看待和选择营养和保健食品

当前市场上的营养与保健食品规模庞大、种类繁多,不仅原料的使用混杂、产品形态各异、商品名称怪异,而且这类食品的法律身份也多种多样:有的具备保健食品批号、有的是食字号(地方批准),还有进口食品(按特殊膳食用食品管理)、新食品食品、专利食品、非物质文化遗产食品等,造成了社会各界对保健食品认知的模糊和误解。概念不清造成了很多消费者在保健品消费选择上的错误。

面对琳琅满目和形形色色的营养品、保健品,广大消费者一定要具备一些认清保健食品真相的基本知识,学会挑选合适的产品,并能正确使用它们。

2005 年制定的《保健食品注册管理办法(试行)》明确规定:保健食品"是指声称具有特定保健功能或者以补充维生素、矿物质为目的的食品。即适宜于特定人群食用,具有调节机体功能,不以治疗疾病为目的,并且对人体不产生任何急性、亚急性或者慢性危害的食品。"

市场上有很多夸大宣传的产品,并不是真正法定意义上的保健食品。自 2009 年《食品安全法》颁布以来,国家对于保健食品的审批和监管都更加严格,保健食品中的伪劣产品数量已经大幅下降,但仍存在把保健食品当药品宣传,坑蒙广大消费者的现象。一些经营者往往采用"夸大功效宣传"、"虚构科学根据"、"患者现身说法"等手段,通过媒体把保健食品非法宣传成"具有治疗疑难杂症或慢性疾病作用的药品",诱导消费者购买使用。使消费者不但蒙受经济损失,而且一定程度上还有可能会延误疾病的治疗时机。在目前这种保健品良莠不齐的现状下,应该学会购买和食用安全的保健品:

1. 保健食品不是药品,不要相信"疗效"、"速效"的字样 保健食品只是特殊的食品,虽然可以调节机体功能,但并不是以治疗疾病为目的。尤其是老年人,对于一些保健品虚假宣传中的"功效"非常看重,而且还有一些老年人经常将保健食品代替药品来使用,这种做法不可行,一定程度上还会延误疾病的治疗时间。尤其是一些食字号的营养品,是不能声称有任何保健作用的。

2. 选择保健食品,必须针对自己的身体状况 如免疫力低下、失眠、单纯性肥胖者,可以选择相应的增强免疫力、改善睡眠、减肥类保健食品;绝经妇女、老年人等骨质疏松高危人群可以选择增加骨密度的保健食品;三高人群(高血压、高血脂、高血糖)在服用药物、合理膳食、劳逸结合的同时,可以选用辅助降血压、降血脂和降血糖的保健食品。在选购保健品时,

不要盲目随着广告走,而应根据自己的健康状况有目的、有针对性地选择,每种保健食品只能适用于特定人群食用。对上门推销人员一定要提高警惕,不要轻易购买上门推销的产品。

3. 学会理性购买保健食品   人体健康是一个复杂的系统工程,营养素过多和不足都不合理,人体需求的绝大部分营养素能够从膳食中直接摄取。但一些与人体健康有很大关系的营养成分可能难以通过正常的膳食摄取,尤其是食量较小和偏食的老年人和慢性病患者,如不补充,可能会打乱人体代谢平衡,因而需要适时补充缺乏的部分。工作压力大时,人体常处于一种紧张状态,容易引起身体内部的失调,也可以适度选用保健品,选用时最好请专业人士指点。服用保健食品一般需要较长时间,才有可能对身体发挥保健作用。对有病的人来说,无论哪一种保健食品都不能代替医生的治疗。

4. 购买保健食品要认准蓝色草帽样标志和批准文号,一定要到正规的经销场所(如大型超市、卖场、连锁药房等)购买。

辨别保健食品真假可以登录原国家食品药品监督管理局的网站(网址为 www.cfda.gov.cn),在"数据查询"栏目进行相关产品的查询。

5. 从科学角度讲,平时注意营养合理的平衡膳食、有规律的生活习惯、适时适量的运动、保持开朗的性格才是身体健康的根本保证。需要使用保健食品的特殊人群只有掌握了保健品的基本知识,才能真正做到花钱买健康。

用保健食品中所含营养成分的生理功能来宣传其"保健价值",是很多保健食品厂家的常用手段。人体需要多种宏量和微量营养素,前者指蛋白质、脂肪和碳水化合物,后者指各种维生素、矿物质等。缺乏任何一种成分都会影响身体的正常运转,甚至生病。如保健食品中含有某种营养成分,就有可能被打扮成对身体健康有"保健作用",甚至能够"防治某种疾病"。实际上用来购买某些保健品的钱,我们完全可以通过购买更多的日常食品来解决这些营养摄入不足的问题。

五、如何鉴别保健食品

部分保健食品存在严重夸大产品功效或作为药品宣传的违法行为,也存在大量其他产品假冒保健食品现象。提示主要有三点:

第一,保健食品不是药品,切忌听信会议讲座、街头小报的虚假宣传,用保健食品代替药品,以致延误治疗时间,加重病情。

第二,选择保健食品,必须针对自己的身体状况,切忌在选购时轻信广告、盲目跟风。应当按照标签说明书载明的使用方法,科学使用保健食品。

第三,购买保健食品,须认准保健食品标志和批准文号。保健食品产品外包装上有蓝色草帽样标志,标志下方为批准文号和批准部门。每个保健食品批准文号只能对应一个产品。

第四节 食 品 安 全

食品安全是指在常规的使用方式和用量的条件下长期食用,对食用者不产生不良反应的实际担保。食品安全是一个大的综合概念,它涉及食品卫生、食品质量、食品营养等相关方面的内容以及食品(食物)种植、养殖、加工、包装、贮藏、运输、销售、消费等环节。这里的不良反应包括由于偶然摄入所导致的急性毒性和长期少量摄入所导致的慢性毒性,如致癌和致畸作用等。

一、食源性疾病

如果食用不安全食品,从而使食品中的各种致病因子通过摄食方式进入人体内引起具有感染或中毒性质的一类疾病,称为食源性疾病。

食源性疾病的发生发展有三个基本特征:

1. 在食源性疾病暴发流行过程中,食物本身并不致病,只是起了携带和传播病原物质的媒介作用;

2. 导致人体罹患食源性疾病的病原物质是食物中所含有的各种致病因子;

3. 人体摄入食物中所含有的致病因子可以引起以急性中毒或急性感染两种病理变化为主要发病特点的各类临床综合征。

食源性疾病既包括急性中毒和慢性中毒,也包括食源性肠道传染病(如伤寒)和寄生虫病。食源性疾病按致病因子分为细菌性食源性疾病、食源性病毒感染、食源性寄生虫感染、食源性化学性中毒、食源性真菌毒素中毒、动物性毒素中毒和植物性毒素中毒。按发病机制分类分为食源性感染和食源性中毒。我们通常讲的食物中毒属食源性疾病的范畴,是食源性疾病中最为常见的疾病。

二、食物中毒

食物中毒是一类最重要的食源性疾病,指摄入含有生物性、化学性有毒有害物质的食品或把有毒有害物质当作食品摄入后所出现的非传染性的急性、亚急性疾病。食物中毒不包括因暴饮暴食引起的急性胃肠炎、食源性肠道传染病(如伤寒)和寄生虫病(如旋毛虫病);也不包括因一次大量或长期少量多次摄入某些有毒、有害物质而引起的以慢性毒害为主要特征(如致癌、致畸、致突变)的疾病。

1. 食物中毒的特点　食物中毒发生的病因各不相同,但发病具有以下共同特点:

(1)季节性:食物中毒的季节性与食物中毒的种类有关,细菌性食物中毒多发生在夏季,化学性食物中毒全年均可发生。

(2)暴发性:发病潜伏期短,来势急剧,短时间内可能有多人发病,发病曲线呈突然上升趋势。

(3)相似性:患者有食用同一食物史,临床表现基本相似,以恶心、呕吐、腹痛、腹泻为主要症状。

(4)非传染性:流行波及范围与污染食物供应范围相一致,停止污染食物供应后,流行即告终止,人与人之间无直接传染。

2. 食物中毒的分类　食物中毒通常是由于食用了被致病菌或毒素污染的食品,被有毒化学品污染的食品,或食品本身含有有毒成分。一般按病原分为以下几类。

(1)细菌性食物中毒:食用被致病菌或毒素污染的食品引起的食物中毒,是食物中毒中的常见类型。其特点是发病率通常较高,但病死率较低;发病有明显的季节性,5~10月最多;引起细菌性食物中毒的主要食品为肉及肉制品,禽、鱼、乳、蛋也占一定比例。根据我国食源性疾病监测网的资料,导致细菌性食物中毒的病原体依次为沙门菌属、变形杆菌、葡萄球菌肠毒素、副溶血弧菌、其他细菌或细菌毒素。

(2)真菌及其毒素食物中毒:食用被真菌及其毒素污染的食物引起的食物中毒。一般烹调加热方法不能破坏食品中的真菌毒素,发病率较高,死亡率也较高,发病有明显的季节性和地区性,如霉变甘蔗中毒常见于初春的北方,赤霉病麦中毒常发生于5~7月,且多见于长江中下游地区。

(3)动物性食物中毒:食用动物性有毒食品引起的食物中毒,发病率及死亡率均较高。引起动物性食物中毒的食品主要有两种:①将天然含有有毒成分的动物当作食物,如河豚中毒;②在一定条件下产生大量有毒成分的动物性食品。

(4)有毒植物中毒:食用植物性有毒食品引起的食物中毒,如毒蕈、未炒熟的四季豆、木薯等引起的食物中毒。发病特点因导致中毒的食物而异,最常见的为毒蕈中毒,春秋暖湿季节及丘陵地区多见,病死率较高。

(5)化学性食物中毒:食用化学性有毒食物引起的食物中毒,如有机磷农药、鼠药、某些金属或类金属化合物、亚硝酸盐等引起的食物中毒。发病无明显的季节性和地区性,死亡率较高。

3. 食物中毒的预防　食物放置时间过长会引起变质,可能产生对人体有毒有害的物质。另外,食物中还可能含有或混入各种有害因素,如致病微生物、寄生虫和有毒化学物等。吃新鲜卫生的食物是防止食源性疾病、实现食品安全的根本措施。

正确采购食物是保证食物新鲜卫生的第一关。一般来说,正规的商场和超市、有品牌的食品企业比较注重产品的质量,也更多地接受政府和消费者的监督,在食品卫生方面具有较大的安全性。购买预包装食品还应当留心查看包装和食品标签,特别应关注生产日期、保质期和生产单位;也要注意食品颜色是否正常,有无酸臭异味,形态是否异常,以便判断食物是否腐败变质。烟熏食品及有些加色食品可能含有苯并芘或亚硝酸盐等有害成分,不宜多吃。

食物合理储藏可以保持新鲜,避免受到污染。高温加热能杀灭食物中大部分微生物,延长保存时间;冷藏温度常为 4~8℃,一般不能杀灭微生物,只适于短期贮藏;而冻藏温度低达 −23~−12℃,可抑制微生物生长,保持食物新鲜,适于长期贮藏。

烹调加工过程是保证食物卫生安全的一个重要环节。需要注意保持良好的个人卫生以及食物加工环境和用具的洁净,避免食物烹调时的交叉污染。对动物性食物应当注意加热熟透,煎、炸、烧烤等烹调方式如使用不当容易产生有害物质,应尽量少用。食物腌制要注意加足食盐,避免高温环境,但一定要少吃。

（何　丽）

参 考 文 献

1. 葛可佑. 中国营养科学全书. 北京:人民卫生出版社,2004.
2. 中国营养学会. 中国居民膳食指南(2016)北京:人民卫生出版社,2016.
3. 中国就业培训技术指导中心组织编写. 公共营养师(基础知识). 北京:中国劳动社会保障出版社,2007.
4. 中国营养学会. 中国居民膳食营养素参考摄入量. 北京:中国标准出版社,2014.
5. 何丽. 我国保健食品的现况、分类、管理及存在问题. 中华健康管理学杂志 2011,5(6):387-389.

第八章

身体活动基本知识

第一节 身体活动及其健康益处

一、概述

1. 身体活动的概念和基本要素 身体活动（physical activity，PA）指由于骨骼肌收缩引起机体能量消耗增加的所有活动。身体活动包括频率（Frequency）、强度（Intensity）、时间（Timing）和类型（Type）四个基本要素，也就是 FITT 原则。另外还有身体活动量（Volume）和进度（Progress），统称为 FITT-VP 原则。

2. 身体活动不足的流行趋势和相关负担 由于社会发展和技术提高，一方面人们处于活跃状态的活动减少，而未能满足有关身体活动指南的建议水平，称为缺乏身体活动；另一方面连续长时间的静坐行为增加，称为久坐行为过多。

目前世界范围内，身体活动不足普遍存在。全世界有 1/4 成年人和 3/4 青少年（年龄在 11~17 岁）缺乏身体活动。2013 年，我国 18 岁以上成人经常锻炼率（每周参加中、高强度体育锻炼 3 次及以上，且每次至少持续 10 分钟的比例）仅为 15%，仅为新加坡的 1/2，美国的 1/3。

身体活动不足是造成高血压、糖尿病、心脑血管疾病、多种恶性肿瘤等慢性非传染性疾病（也简称慢性病）的重要危险因素。缺乏身体活动是造成全球范围死亡的第四位危险因素，占全球死亡归因的 6%，仅次于高血压（13%）、烟草使用（9%）和高血糖（6%），高于超重和肥胖（5%）。据估计，在 2013 年，全世界由于缺乏身体活动而带来的直接经济负担约为 540 亿美元，间接损失约为 140 亿美元。

3. 国内外有关身体活动促进的相关策略和行动 为促进提高身体

活动水平进而达到促进健康、降低疾病负担、促进社会经济发展等目标，过去 20 年以来，世界卫生组织（WHO）和各国陆续制定和发布各类行动策略和倡议等。

WHO 在 2004 年发布了《饮食、身体活动与健康全球战略》，呼吁所有成员国将促进身体活动作为重要的国家公共卫生干预政策。2010 年发布了《关于有益健康的身体活动全球建议》，针对不同年龄人群提供了有益健康的身体活动原则。2018 年 6 月发布的《全球身体活动行动计划 2018~2030》（Global action plan on physical activity 2018-2030），积极倡导"加强身体活动，造就健康世界（More active people for a healthier world）"。

各国陆续发布和积极更新完善了指导人群的身体活动指南。日本《运动指南（2006）》发布较早，美国的《美国成人身体活动指南（2008）》影响更为广泛。我国于 2011 年也发布了《中国成人身体活动指南》（试行）。

由国家卫生计生委（原卫生部）疾控局、全国爱国卫生运动委员会办公室和中国疾病预防控制中心于 2007 年共同发起的"全民健康生活方式行动"积极倡导"健康一二一"（每日一万步，吃动两平衡，健康一辈子），并确定 2017 年之后的 10 年内重点关注"三减加三健"（即减盐、减油、减糖，健康口腔、健康体重、健康骨骼）。美国运动医学会于 2007 年 9 月提出的"运动是良医（Exercise is Medicine，EIM）"目前已经进入美国的医疗系统，作为医疗处方手段之一。该项目已在包括中国在内的 30 多个国家先后启动。

二、身体活动的概念和分类

身体活动可以有多种分类方法，简述如下：

（一）按日常活动分类

根据日常生活中身体活动的目的和时间分配，可分为职业性身体活动、交通往来身体活动、家务性身体活动和业余休闲身体活动四类。

其中，职业性身体活动通常是指有劳动收入（如工资）的活动，包括家政服务等职业行为。业余休闲活动只上述三类目的之外的时间里从事的活动，可以是锻炼，也可以是看电视、家务等活动。

（二）按能量代谢分类

身体活动的本质是肌肉收缩做功，运动强度不同，稳定维持在这一强度的运动时间也不同，同时决定了肌肉活动的能量来自于无氧代谢、有氧代谢或有氧与无氧混合代谢。身体活动因此可分为有氧代谢运动和无氧代谢运动，简称有氧运动和无氧运动。

（1）有氧运动：有氧运动是指躯干、四肢等大肌肉群参与为主的、有节律、较长时间、能够维持在一个稳定状态、以有氧代谢为主要供能途径的运动形式,也叫耐力运动。有氧活动如以每小时4公里的中等速度步行、每小时12公里的速度骑自行车。

（2）无氧运动:无氧运动是指以无氧代谢为主要供能途径的运动形式,一般为肌肉的强力收缩活动,因此,不能维持一个稳定的状态。100米短跑等几乎全部为无氧代谢供能。无氧运动也可发生在例如5000米长距离跑步等有氧运动末期,也是抬重物、俯卧撑、抗阻力肌肉力量训练的主要形式。

（三）其他分类

根据生理功能和运动方式,身体活动还可以有以下类别:

1. 柔韧性活动（伸展性活动） 指促进提高关节柔韧性和灵活性的活动。如各种伸展性活动、瑜伽、太极等。

2. 强壮肌肉活动 指保持或增强肌肉力量、体积和耐力的活动。如日常各种负重活动、举哑铃、俯卧撑等。

3. 平衡性活动 指利于保持姿势的活动。如单腿站立站、倒着走、平衡板练习等都属于平衡练习。强壮肌肉的核心练习和下肢练习也都可有助于提高平衡能力。

4. 健骨运动 作用于骨骼并产生了骨骼肌性和压力性负荷的活动。这类活动可以改善骨结构或骨密度,从而增加对于骨折的抵抗力。例如蹦、跳、舞蹈等活动属于健骨运动,同时也是属于肌肉力量运动。

5. 高强度间歇训练 包含大强度无氧运动并间或短时间低强度有氧运动恢复期的组合型活动。目前尚缺乏明确的无氧运动类型和强度建议,也缺乏明确的间歇周期时长的建议。

三、身体活动的强度及其衡量

（一）身体活动强度的常用指标

身体活动强度分为绝对强度(也称"物理强度")和相对强度(也称"生理强度")两类指标。同一种运动的绝对强度是一致的,而不同生理状态个体的疲劳感等相对强度可能存在较大差异。

1. 绝对强度 据身体活动的绝对物理负荷量测定的强度水平,通常为普通健康成年人的某种运动测定结果。 常用指标为代谢当量（Metabolism equivalent,METs,也称梅脱）。代谢当量是指相对于安静休息时运动的能量代谢水平,1MET相当于每分钟每公斤体重消耗3.5ml的氧。或每公斤体重每小时消耗1.05千卡(4.4千焦耳)能量的活动强度。代谢当量是目前国际上反映运动绝对强度的常用指标。

2. 相对强度 则根据生理反应情况测定的强度水平,包括:

（1）主观性的疲劳感，常用指标为自觉运动强度量表（即伯格（Borgs）量表 Borg 量表，也称为 RPE 量）等级可以分为轻、中、重三个水平。

（2）客观的心率水平、耗氧量等。常用指标为最大心率百分比（%HRmax）、最大耗氧量百分比（%VO_2max）、靶心率等。运动时的心率作为训练时运动强度的监测指标称为目标心率或称靶心率。

（二）身体活动强度的衡量

由于人体对不同强度身体活动的生理反应及相关的健康效应不同，通常需要衡量和区分身体活动的强度。

1. 绝对强度的衡量　依据绝对强度指标，即代谢当量水平，身体活动可以分为：≥6METs 为高强度活动；3~5.9METs 为中等强度活动；1.6~2.9METs 为低强度活动；1.0~1.5METs 为静态行为活动。（注：之前的分类是将≤3.0METs 的统称为低强度，近年来有关证据已将两者区分。）其中静态行为活动是指代谢当量为 1.0~1.5METs 并且为坐、躺姿势阅读、看电视、或使用手机、电脑等电子产品的活动。

美国运动医学会于 1993 年以来先后发布和更新了三版代谢当量数据库，也就是身体活动概要（Compendium of physical activity），对人们生活、工作、交通、娱乐等范畴的数百种运动的代谢当量给予了赋值，以供参考查阅使用。该数据库已得到世界范围内的广泛认可和应用。

2. 相对强度的衡量

（1）最大心率百分比法，中等强度的心率一般定义在 60%~75% HR_{max}。其中粗略估算最大心率的公式，即 HRmax=220– 年龄（岁）。目前有推荐公式 HR_{max}=207–0.7× 年龄（岁），被认为可适用于所有年龄段和体适能水平的成年男女。运动中的心率可以通过颈动脉或四肢动脉触摸直接测量，测量时间可以为 10 秒，更方便的方法是采用有线和无线仪器设备监测心率。

（2）Borg 量表法：常用 6~20 级的表。按照主观疲劳程度分级，中等强度通常在 11~14 的区间内。具体测量方法为：将主观的疲劳程度"6"为最低水平（最大程度的轻松感，无任何负荷感），"20"作为最高水平（极度疲劳感），然后针对所进行的具体活动（如跑步）的疲劳感进行主观估计个体的疲劳级别，不同个体的感觉可能存在明显差异。如慢跑对于职业运动员而言，可能感到非常轻松，为"7"或"8"，而对于一名很少锻炼的成年人，可能会感到比较累"14"。Borg 量表详见表 8-1。

表 8-1　自觉运动强度（RPE）分级表

级	6	7	8	9	10	11	12	13	14	15	16	17	18	19	20
RPE	非常轻		很轻		有点累		稍累		累		很累		非常累		

　　健康活动指导中,自我感知运动强度更方便实用。中等强度活动的自我感觉有:心跳和呼吸加快,用力但不吃力,可以随着呼吸的节奏连续说话,但不能放声唱歌,如尽力快走时的感觉。一般健康人还可以根据活动中的心率来感觉和控制强度,但对于老年人和体质较差者,则应结合自己的体质和感觉来确定强度。

四、身体活动量的衡量

　　1. 国际通用的身体活动量衡量指标　国际通用的身体活动量是指身体活动强度与单次或累计时间的乘积,一般用梅脱·分钟(MET·min)或梅脱·小时(MET·hour)表示。即:一次具体身体活动的活动量(梅脱·分钟,MET·min)等于该活动强度(梅脱值)与持续时间(分钟)的乘积。一定时间内的活动量可以累积,不同类型身体活动的活动量也可以相加。例如,健康成人每天以 4 公里 / 小时的速度走路 30 分钟,每周 5 天。 这项身体活动的活动量计算公式为:

　　每天走路的活动量(MET·min)=3.0MET × 30min=90MET·min

　　每周走路的活动量(MET·min)=90MET·min × 5=450MET·min

　　2. 千步当量　我国 2011 年推出了《中国成人身体活动指南(试行)》,该指南中的身体活动量的基本衡量单位定义为"千步当量"。该指标的提出是为了便于我国居民估计和折算各类身体活动的活动量或能量消耗。

　　具体而言,1 个千步当量相当于普通人中等速度(4 千米 / 小时)步行 10 分钟(约 1 千步),即 3 梅脱 × 10 分钟 =30MET.min 的身体活动量。并且,千步当量可以根据体重转换为能量消耗,也就是说 60 公斤体重的人从事 1 千步当量的活动,约消耗能量 132 千焦(31.5 千卡)。

　　基于此,各种身体活动均可以用千步当量来衡量和换算为不同的活动量。活动强度大,代谢当量值高的身体活动,达到 1 个千步当量的身体活动量所需要的时间就短,反之,所需要的时间就长。比如,7MET 的慢跑达到 1 个千步当量仅需要大约 4 分钟,4MET 的骑车达到 1 千步当量则需要约 8 分钟。

五、身体活动的生理反应、运动后恢复

(一)身体活动中的反应

　　人体承受体力负荷时,心血管、呼吸、神经肌肉骨骼关节系统和有关的代谢过程等都会发生反应性的变化。这些变化与体力负荷量、机体对体力负荷的适应程度、身体运动素质、个人健康和疾病状况等多种因素有关。应通过测量和分析这些变化,了解机体其所承受体力负荷的耐受、适

应程度,并据此判断产生的健康效益和存在伤害风险的可能性。

对于发生运动伤害的高危个体(如曾发生过心血管急性事件的人),如果在日常活水平上再增加运动量时,需要了解和观察运动反应情况,一旦活动中出现不适症状,就要及时调整。

(二)身体活动后的恢复

人体身体活动过程中的三个关键环节是疲劳、恢复和适应。体力负荷使人体产生疲劳,停止活动后疲劳逐渐缓解。机体经历从疲劳到恢复的过程后,会对一定体力负荷逐渐适应,耐受疲劳能力增强。合理的身体活动计划应循序渐进地增加活动量,使机体能够逐渐适应,运动后疲劳能够及时恢复。

疲劳和恢复表现在各种生理、生化指标的变化上。通过这些指标对疲劳程度和恢复过程进行测量,可以分析体力负荷量与机体耐受力之间的关系。预防机体活动不耐受,需要及时对个体身体活动反应作出判断,并相应调整活动量目标以及活动形式、强度、时间、频度和总量等。随着活动计划的实施,个体的活动能力逐渐提高,同时健康和疾病状况也会得到改善。这些变化可能会改变机体的运动反应,增强机体对运动的耐受力,也可能会改变机体发生伤害的风险水平。因此应针对个人的具体情况,定期对健康状况和运动能力进行再评估并根据结果及时调整活动计划。

六、身体活动的健康益处

1. 就强度而言,中等强度(3~5.9梅脱)身体活动,如4~7km/h的快走和低于7km/h的慢跑,可以降低心血管病、糖尿病、结肠癌和乳腺癌等慢性病的风险和病死率。强度大于或等于7梅脱的活动具有更强的促进和预防疾病作用;强度小于3梅脱的活动可以增加能量消耗,有助于体重控制。

2. 就活动时间而言,每天30分钟中等强度活动对心血管病、糖尿病和相关症预防作用证据充分,但延长活动时间可以获得更大的健康效益。虽然增加身体活动强度和延长中等强度的活动时间都能增加活动量,但后者运动伤害的风险会更低。

3. 身体活动的健康效益有赖于长期坚持。同时机体在重复一定强度的活动过程中所产生的适应性,也可降低发生运动意外伤害的风险。

4. 每周150分钟中等强度或75分钟高强度(约每周8~10梅脱·小时)身体活动总量可以增进心肺功能、降低血压和血糖、改善血糖、血脂代谢、调节内分泌系统、提高骨密度、保持或增加瘦体重、减少体内脂肪蓄积、控制不健康的体重增加等。可以使冠心病、脑卒中、2型糖尿病、乳腺癌和结肠癌的发病风险降20%~30%。身体活动量增加到每周300分钟中等强度或150分钟高强度（总量20梅脱·小时），可以获得更多的健康效益。

5. 过多静态行为对健康的危害逐渐得到关注和证实。现有有力证据显示，过多的久坐行为显著增加全死因死亡、心血管疾病发病与死亡和2型糖尿病发病风险。并且，越是缺乏中高强度身体活动者，过多静态行为的危害更为显著。而中高强度身体活动达到足够大量者（如每周38梅脱·小时，相当于约每周10小时中等强度锻炼。通常情况下难以达到），或可降低过多久坐行为的危害。

七、身体活动伤害的预防

身体活动伤害，指活动中和活动后发生的疾病，如外伤和急性心血管事件。运动本身是造成身体活动伤害的一个诱发因素，但也可以是直接致病因素。

运动锻炼的风险与效益并存，有益健康的身体活动必须适度。适度的含义包括个体身体活动的形式、时间、强度、频度、总量及注意事项等具体计划和实施。运动锻炼有助于促进健康、预防疾病，但安排不当也有发生意外伤害的风险。

为避免身体活动伤害，锻炼中应注意：

1. 量力而行、循序渐进、并采取必要的保护措施。

2. 学习自我监测运动中不适症状。

3. 掌握发生意外时的应急处置技能。

4. 平常很少活动的人、中老年人、患者和有潜在疾患的个体，在开始锻炼和增加活动量应进行必要的健康筛查和运动能力评估。

5. 较大强度身体活动对心肺功能有更好的改善作用，但也易引起运动伤害，因此更应合理安排运动量。

第二节　现有身体活动指南要点

合理选择有益健康的身体活动量，应遵循"动则有益、贵在坚持、多动更好、适度量力"的4项基本原则。关于要进行多少身体活动，很久以来，许多国家都陆续出台和更新适用于本国的身体活动指南。WHO于2010年出台的《有益健康的身体活动建议》对不同年龄人群的身体活动进行了原则性的建议，影响相对较广。我国先后于2011年出台了《中国成人身体活动指南（试行）》。对于不同年龄人群的身体活动推荐简述如下：

一、儿童、青少年身体活动指南

儿童和青少年的身体活动包括在家庭、学校和社区中的玩耍、游戏、体育运动、交通往来、家务劳动、娱乐、体育课或有计划的锻炼等。其参加身体活动的目的是增进心肺、肌肉和骨骼健康以及改善心血管和代谢健康的生物指标。有氧活动应是儿童和青年人日常自选身体活动的主要内容。

依据 WHO《有益健康的身体活动建议》，对于 5-17 岁儿童和青少年进行身体活动的推荐要点为：

1. 每天应当至少进行 60 分钟中等强度到高强度身体活动。
2. 每天身体活动超过 60 分钟将可获得额外的健康效益。
3. 每周应当包括至少三次加强肌肉和骨骼的活动。

二、18~64 岁成人身体活动指南

该年龄组成年人的身体活动包括日常生活、家庭和社区环境内的休闲时间活动、交通往来（如步行或骑自行车）、职业活动（如工作）、家务劳动、玩耍、游戏、体育运动或有计划的锻炼等。

该年龄组人群参加身体活动的目的是增进心肺、肌肉和骨骼健康，改善生活质量、减少慢性非传染性疾病、抑郁症风险。

1. WHO《有益健康的身体活动建议》

（1）18~64 岁成年人应每周至少完成 150 分钟中等强度有氧活动，或每周累计至少 75 分钟高强度有氧活动，或中等和高强度两种活动相当量的组合。

（2）有氧活动应每次至少持续 10 分钟。

（3）为获得更多的健康效益，成人应增加、达到每周 300 分钟中等强度或每周 150 分钟高强度有氧活动，或中等和高强度两种活动相当量的组合。

（4）每周至少应有 2 天进行大肌群参与的增强肌肉力量的活动。

2. 我国《中国成人身体活动指南（试行）》 与 WHO 的建议活动量和类型基本一致，区别在于引入了"千步当量"的身体活动量指标（具体见本章第一节的"身体活动量的衡量"有关内容），并强调了日常生活应活跃起来。具体建议为：

（1）成人应每日 6~10 千步当量身体活动。

（2）经常进行中等强度的有氧运动。

（3）积极参加各种体育和娱乐活动。

（4）通过专门锻炼保持肌肉和关节功能。

（5）日常生活"少静多动"：其中，"每日 6~10 千步当量身体活动"是包括了日常生活、交通、职业和业余锻炼等所有形式和强度的身体活动，

不强调每次活动的持续时间,重视的是活跃的生活方式。"经常进行中等强度的有氧运动"强调了强度和频率,并推荐每次活动应该至少达到 10 分钟,每天应累积达到 4~6 千步当量,每周 5~7 天,推荐每周 24~30 千步当量。同时,为了维持和提高肌肉的功能,指南推荐进行基本运动功能练习及日常功能练习,建议每周 2~3 次,隔日进行适宜的阻力负荷练习。常见活动达到 1 千步当量的时间见表 8-2。达到每周 24 千步当量的估计需要时间见表 8-3。

表 8-2 完成 1 千步当量的中高等强度活动所需时间[1,2]

活动项目		代谢当量(梅脱)	千步活动量时间(分)	强度分类
步行	4 公里 / 小时,水平硬表面;下楼;下山	3	10	中
	4.8 公里 / 小时,水平硬表面	3.3	9	中
	5.6 公里 / 小时,水平硬表面;中慢速上楼	4	8	中
	6.4 公里 / 小时,水平硬表面;0.5~7 千克负重上楼	5	6	中
	5.6 公里 / 小时上山;7.5~11 千克负重上楼	6	5	重
自行车	<12 公里 / 小时	3	10	中
	12~16 公里 / 小时	4	8	中
	>16 公里 / 小时	6	5	重
家居	整理床铺,搬桌椅	3	10	中
	手洗衣服	3.3	9	中
	扫地、扫院子,拖地板,吸尘	3.5	9	中
	和孩子游戏,中度用力(走 / 跑)	4	8	中
文娱体育	舞厅舞,慢(如华尔兹、狐步、慢速舞蹈),排球练习	3	10	中
	早操,工间操,太极拳	3.5	9	中
	瑜珈,乒乓球练习,踩水(中等用力)	4	8	中
	健身操、家庭锻炼、轻或中等强度、一般(如背部练习),上下楼,爬绳,羽毛球练习,高尔夫球	4.5	7	中
	网球练习	5	6	中
	一般健身房运动、集体舞(骑兵舞、邀请舞),起蹲	5.5	5	中
	走跑结合(慢跑成分少于 10 分),篮球练习	6	5	重
	慢跑,足球练习,轮滑旱冰	7	4	重
	跑(8 千米 / 小时),跳绳(慢),游泳,滑冰	8	4	重
	跑(9.6 千米 / 小时),跳绳(中速)	10	3	重

[1] 千步活动量:相当于以 4 千米 / 小时的速度步行 1 千步(约 10 分钟)的活动量。
[2] 千步活动量时间:某种活动完成 1 千步活动量所需要的时间。

表 8-3　不同活动完成 24 千步当量(8 梅脱 - 小时)所需时间

活动项目		代谢当量(梅脱)	完成24千步当量时间(分)	用于身体活动的能量消耗(千卡/10分)
步行	4.8 千米/小时,水平硬表面	3.3	218	24.2
	5.6 千米/小时,水平硬表面;中慢速上楼	4.0	180	31.5
	6.4 千米/小时,水平硬表面;0.5-7 千克负重上楼	5.0	144	42.0
	5.6 千米/小时上山;7.5-11 千克负重上楼	6.0	120	52.5
骑车	12-16 千米/小时	4.0	180	31.5
	>16 千米/小时	6.0	120	52.5
文娱体育	太极拳	3.5	206	26.3
	瑜伽,乒乓球练习,踩水(中等用力)	4.0	180	31.5
	健身操、羽毛球练习,高尔夫球	4.5	160	36.8
	网球练习	5.0	144	42
	一般健身房运动、集体舞(骑兵舞,邀请舞)	5.5	131	47.3
	走跑结合(慢跑成分少于 10 分),篮球练习	6.0	120	52.5
	慢跑,足球练习,轮滑旱冰	7.0	103	63
	跑(8 千米/小时),跳绳(慢),游泳,滑冰	8.0	90	73.5
	跑(9.6 千米/小时),跳绳(中速)	10.0	72	94.5

三、65 岁以上成人身体活动指南

该年龄组的成人,身体活动包括在日常生活、家庭和社区中的休闲时间活动、交通往来(如步行或骑车)、职业活动(如果仍然从事工作的话)、家务劳动、玩耍、游戏、体育运动或有计划的锻炼。

该年龄组的成人参加身体活动的目的是增进心肺、肌肉、骨骼和功能性的健康,减少慢性非传染性疾病、抑郁症和认知功能下降等风险,。

WHO《有益健康的身体活动建议》对老年人的身体活动建议如下:

1. 每周应从事至少 150 分钟的中等强度身体活动,或一周至少 75 分钟的高强度活动,或中等强度和高强度活动综合起来达到这一等量的身体活动。

2. 为获得额外的健康效益,他们应将中等强度身体活动增加至每周 300 分钟或应达到等量的身体活动。

3. 行动不便者每周应至少有 3 天从事身体活动以加强平衡和防止跌倒。

4. 每周应至少有两天从事肌肉力量练习。

不同类型身体活动的强度宜因人而异。为有利于心肺健康,每次应至少持续活动 10 分钟。

我国的《中国成人身体活动指南(试行)》对老年人的身体活动建议与 WHO 一致。但更强调了老年人参加抗阻力锻炼和功能性锻炼的必要性,鼓励日常生活中的各种家务活动等,并以主观疲劳程度为主要的方法选择适宜的强度、量力而行。具体的老年人身体活动注意事项包括:

1. 老年人参加运动期间,应定期做医学检查和随访。患有慢性病且病情不稳定的情况下,应与医生一起制订运动处方。

2. 感觉和记忆力下降的老年人,应反复实践掌握动作的要领,老年人宜参加个人熟悉并有兴趣的运动项目。为老年人编排的锻炼程序和体操,应注意动作简单,便于学习和记忆。

3. 老年人应学会识别过度运动的症状。运动中,体位不宜变换太快,以免发生体位性低血压。运动指导者应注意避免老年人在健身运动中的伤害。

4. 对体质较弱和适应能力较差的老年人,应慎重调整运动计划,延长准备和整理活动的时间。

5. 合并有骨质疏松症和下肢骨关节病的老年人,不宜进行高冲击性的活动,如跳绳、跳高和举重等。

6. 老年人在服用某些药物时,应注意药物对运动反应的影响。如美托洛尔和阿替洛尔等,会抑制运动中心率的增加,评定活动强度时应该注意。

第三节　慢性病与身体活动

一、运动处方的基本概念

运动处方(Exercise prescription)是指在对个体进行运动能力评估的基础上,制定的个体化身体活动方案。运动处方的概念于 20 世纪 50 年代被提出,于 60 年代末被世界卫生组织(WHO)采用,目前已得到广泛的认可。

运动处方的基本原则即 FITT-VP 原则,即包括运动的频率(Frequency)、强度(Intensity)、时间(Timing)和类型(Type)等身体活动四个基本要素(即 FITT),以及运动量也即身体活动量(Volume)(参见本章第一节"身体活动量的衡量")和进度(Progress)两个要素。上述 FITT-VP

原则决定了运动干预的特征和健康效益水平。

其中,运动的进度(Progress)取决于运动干预的目的、个体健康状况、体能水平等。即在运动干预中调整以上各运动要素水平的时间和幅度等,以避免有关运动风险并且达到预期的运动目标。

二、运动处方的制定步骤与方法

(一) 运动处方的制定依据

运动处方的制定包括运动干预前的系统评估、运动处方的制订、运动处方的实施和调整。制定、调整运动处方及评价运动干预效果的主要依据即体适能(Physical fitness)。体适能是指身体有足够的活力和精力进行日常事务,而不会感到过度疲劳,并且还有足够的精力享受休闲活动,和应付突发事件的能力。

体适能又分为运动体适能(sport related physical fitness)和健康体适能(Health related physical fitness),前者是指运动员在竞赛中,为了夺取最佳成绩所需要的体适能。健康体适能则是一般人为了促进健康、预防疾病、提高日常生活、工作和学习效率所追求的体适能。

健康体适能的内容主要包括心肺耐力素质、肌肉力量和耐力素质、柔韧性素质和身体成分。其中,心肺耐力的评价指标主要有台阶试验、6分钟步行试验等,肌肉力量的评价指标主要握力、俯卧撑、引体向上、跪卧撑、双手前投实心球、仰卧起坐、仰卧举腿、俯卧背身、立定跳远、纵跳等。柔韧性素质指标主要有坐位体前屈等,身体成分的指标主要是身体脂肪所占百分比。

(二) 运动处方的制定和实施步骤

运动处方的制定包括运动前的常规体检、健康筛查与评估、运动测试(必要时进行)、制定运动量目标和内容、运动训练的医学监督和运动计划调整、运动伤害预防6个方面。下面分别简述如下:

1. 运动训练前常规体格检查　包括病史、血压、脉搏、关节等一般检查,必要时做心电图、胸透和化验检查等。主要目的是降低不适当运动造成运动性疾病、甚至发生意外伤害的危险。

2. 运动前的健康筛查与评估　所有个体在开展运动训练前都应该进行健康筛查与评估(包括运动习惯和水平),并确定开始运动前运动测试和医学监督的必要性。主要评估方法包括:

① 目前推荐常用身体活动准备问卷(PAR-Q),AHA/ACSM 健康 / 体适能机构修正的运动前自我筛查问卷 ;

② 心脑血管疾病危险因素评价和分级 ;

③ 基于危险分层的医学检查、运动测试和医学监督建议;

④ 既往身体活动水平评价,常用如国际身体活动问卷(International Physical Activity Questionnaire,IPAQ)等。

3. 运动测试   包括前述的健康体适能指标的测试和临床运动测试两大类。其中:

健康体适能(身体成分、心肺耐力、肌肉力量 / 耐力和柔韧性)评价   用于评估个体的健康和功能能力。其每个指标均可以针对个人的特征选择适宜的测试技术和设备完成。

临床运动测试   主要通过对血流动力学、心电图以及气体交换和通气反应的评价,对心血管病人提供诊断和预后的信息。

4. 制订运动量目标和计划   适宜的运动处方应能够全面促进健康体适能,即提高心肺耐力、肌肉力量和耐力、柔韧性、身体成分等。根据个体的上述信息,制定运动处方。

运动处方的基本内容   运动处方内容一般包括有氧运动、肌肉力量练习和柔韧性活动,强调结合日常生活中的职业、交通、家务和休闲活动等进行运动训练。其中,有氧运动一般强调中等强度,从锻炼心肺功能的角度考虑,应达到相对强度中等以上,推荐目标为每周时间累计至少 150 分钟;肌肉力量锻炼的强度应能维持对肌肉的一定刺激,推荐每周 2~3 天,每次 15~20 分钟。

同时,应充分考虑个体的运动习惯、禁忌症、运动环境、设施条件等。进度方面强调量力而行、循序渐进。

具体的一次运动训练的基本组成包括:

热身:至少 5~10 分钟,小到中等相对强度的心肺和肌肉耐力活动;

训练内容:至少 20~60 分钟,有氧运动、抗阻运动等多种运动累计达到;

整理活动:至少 5~10 分钟,小到中等相对强度的心肺和肌肉耐力活动;

拉伸:在热身活动之后进行至少 10 分钟的拉伸活动。

5. 运动锻炼的医学监督   对于在运动时和运动后可能出现的不适症状,应针对具体情况,提出预防和应急处理的措施。医学监督的内容主要包括:

(1) 体力负荷与运动反应:运动疲劳、恢复和适应是机体运动反应的三个关键环节。测量和分析这些变化,可以了解机体对其所承受体力负荷的耐受和适应程度,由此可以进一步判断可能产生的健康效益和存在的意外伤害风险。

(2) 运动计划的调整:预防运动的不耐受和可能由此引发的慢性损

害,需要及时对运动反应做出判断,并相应调整活动量目标以及运动强度、时间和频度等。此外,针对与运动形式和内容有关的不适应,也应做出必要的安排。

(3)健康状况和运动能力的再评估:随着运动训练的持续,机体的运动能力提高;另一方面,身体的健康和疾病状况也可能发生改变。因此,针对个体的具体情况,需要定期对健康状况和运动能力进行再评估。

三、健康成人运动处方基本内容

在系统评估后,根据前述的运动处方的 FITT-VP 原则,普通健康成年人的运动处方具体推荐如下:

1. 有氧运动　其频率、强度、时间、运动量、运动形式和进度均有规定。

(1)频率:每周≥5 天中等强度运动,或每周≥3 天较大强度运动,或每周 3-5 天中等强度与较大强度运动相结合。

(2)强度:中低强度(40%~60%HRmax)逐渐达到中、高强度(60%~90%HRmax)。对健康状况不好的人进行小(30%~40%HRmax)到中低强度的有氧运动。

(3)时间:中等强度运动每天累计 30~60min,且每次至少 10min,每周累计 150~300min。或每天至少 20~30 分钟(每周不少于 75min)的较大强度运动,或中等和较大强度相结合的运动。

(4)运动量:推荐大多数成年人每周 150min 中等强度的运动,或每周≥500~1000MET-min,或每天至少中速以上步行 6000 步。

(5)运动形式:建议所有成年人都进行有节律的、大肌肉群参与的、所需技巧低的、至少是中等强度的有氧运动。

(6)进度:一般成年人的较合理计划是在计划开始的 4~6 周中,每 1~2 周将每次训练课的时间延长 5~10min。当规律锻炼 1 个月之后,在接下来的 4~8 个月里逐渐增加到上述推荐运动量。

2. 抗阻运动　其频率、强度、类型、推荐量均有要求。

(1)频率:每周对每个大肌肉群训练 2~3 天,并且同一肌群的练习时间应至少间隔 48 小时。如每周 2 天进行仰卧起坐,同时哑铃练习 2 天。

(2)强度:中等强度[例如 60%-70% 的最大重复次数(1-RM)],每次至少练习 1 组,每组重复 10~15 次。例如,如果杠铃的 1-RM 为 100kg,则推荐 60~75kg 的强度。

(3)类型:推荐多关节练习。

（4）推荐量：每个肌群练习 2~4 组，每组重复 8~12 次，组间休息 2~3min。

3. 柔韧性训练   其频率、强度、时间、方式、模式均有要求。

（1）频率：每周 2~3 天，每天练习效果更好。

（2）强度：拉伸至感觉到拉紧或轻微的不适。

（3）时间：大多数人静力拉伸保持 10~30 秒。每个柔韧性练习总时间为 60 秒。

（4）方式：缓慢拉伸大肌肉群。如弹力橡皮带和拉力器。

（5）模式：每个柔韧性练习都重复 2~4 次。

4. 减少日常久坐不动的行为   连续久坐时间不宜超过 1 小时，尽可能减少每天累计久坐行为时间。

四、单纯性肥胖的运动处方要点

单纯性肥胖患者运动干预的目标是增加能量消耗、减控体重，保持和增加瘦体重、改变身体成分分布、减少腹部脂肪，改善循环、呼吸、代谢调节功能。运动处方的 FITT 推荐与健康成年人类似，但更加强调次数（每周至少 5 次），运动总量目标是每周 300 分钟中等强度运动或 150 分钟高强度运动，建议循序渐进逐渐达标。

减重目标的设计应切合实际，推荐 3~6 个月内减重 5%~10%。需要注意的是，体重管理在于能量摄入与能量消耗的平衡。为达到降体重的效果，应同时做到合理膳食，每日减少 300~500kcal 的能量摄入，每周至少 150 分钟的中等强度运动，以最大程度获得健康体适能的益处。逐渐增加至较大量的运动，如每周大于 250 分钟，以促进长期控制体重。

其他运动处方的运动类型、强度、时间、频率等详细内容参见"健康成人运动处方基本内容"。

五、2 型糖尿病的运动处方要点

2 型糖尿病患者的运动干预目标是提高心肺功能，改善胰岛素敏感性，控制血糖和体重，保持或增加肌肉体积，控制病情，预防并发症。在没有运动禁忌，即运动能力没有受到特殊限制的情况下，糖尿病患者身体活动的推荐量与普通人相同。日常活动较少或风险较高的患者宜选择适宜强度来制订身体活动目标。总活动量的设定也应以个人病情和体质为基础。

具体原则如下（有关运动类型等详细内容参见"健康成人运动处方基本内容"）：

1．频率　有氧运动每周至少 3 天,连续间断不超过 2 天。抗阻运动每周至少 2 次。鼓励糖尿病患者从事各种肌肉力量训练。可以从中低负荷开始,每组肌肉练习 8~10 个重复。随着肌肉力量的增强,负荷和重复数可以逐渐增加。练习负荷较大时,同一组肌肉的练习应隔日进行。

2．强度　中等强度(50%~70%HRmax),RPE 量表的 11~13;较大强度可以获得更多效益;

3．持续时间　每周累计至少 150 分钟中等强度运动,有氧运动每次至少 10 分钟,每周累计达到 300 分钟可以获得更多健康效益。

4．方式　强调大肌肉群参与的、有节律的、持续性有氧耐力运动和肌肉力量练习。

5．静坐　限制静坐时间,持续静态行为时间不超过 30 分钟。

6．进度　与健康成年人一致,强调循序渐进的原则。

注意事项:

(1) 血糖 >16.7mmol/L 应禁忌大强度耐力运动。

(2) 出现严重或增生性视网膜病变时,应避免大强度耐力活动、中高负荷抗阻力运动、冲击用力和暴发用力。

(3) 出现血糖控制不稳定、血糖 >16.7mmol/L 合并酮症、合并视网膜出血或感染、不稳定心绞痛时应禁忌各种运动。

(4) 预防低血糖:

• 运动前的胰岛素应避免注射于运动肌肉,最好选择腹部。

• 在初次运动和改变运动量时,应监测运动前和运动后数小时的血糖水平,如运动时间长,还应考虑运动中的监测。根据监测的血糖变化和运动量,可酌情减小运动前胰岛素用量或增加碳水化合物摄入量。

• 运动前血糖水平若小于 5.6mmol/L,应进食碳水化合物 20~30 克后运动。

• 有些病人运动后低血糖的影响可持续 48 小时,必要时应在运动后进行更多的监测。

(5) 增加运动量时的进度安排:增加运动量和强度时应合理安排进度,以保证运动安全。对于运动伤害风险低的患者,一般需要 1~2 个月逐步达到目标运动量和强度;风险较高的患者则需要至少 3~6 个月。

(6) 运动时的足部保护:出现足部破溃、感染时,应避免下肢运动。除了每天检查足部之外,为避免发生足部皮肤破溃和感染,参加运动前也足部检查,特别要选择合适的鞋子和柔软的袜子。病情重者建议从事足部无负重运动,如自行车、游泳、上肢锻炼等。根据足部的病变程度,可参考表 8-4 的原则。

表 8-4 糖尿病足的分期和处理

糖尿病足的分期			
0	1	2	3
症状体征	无异常	感觉迟钝	感觉丧失	破溃
处理	定期检查	每天检查	限制负重活动	限制下肢运动

六、原发性高血压

原发性高血压运动干预的目的是提高心肺和代谢系统功能,稳定血压,控制体重,预防并发症,缓解精神压力、改善心理平衡。具体原则如下(有关运动类型等详细内容参见"健康成人运动处方基本内容"):

1. **频率** 几乎每天都应进行有氧运动,每周 2~3 天的抗阻运动。

2. **强度** 中低强度(40%~60% HRmax)有氧运动,以 60%~80% 1-RM 强度进行抗阻运动。

3. **时间** 有氧运动每天至少 30 分钟,每次至少 10 分钟。抗阻运动每次至少 1 组,每组 8~12 次重复。

4. **方式** 大肌肉群参与的有氧运动为主,抗阻运动仅限于病情较轻和运动伤害风险较低者,推荐所有大肌肉群的中低负荷抗阻力训练。

5. **进度** 与健康成年人一致,但应结合血压控制情况、药物治疗情况和并发症等,尤其强调高血压患者运动处方进度的循序渐进原则。

注意事项:①β 受体阻断剂影响运动中的心率反应,应采用 RPE 等指标综合判断运动强度;②a2 受体阻断剂、钙通道拮抗剂和血管舒张药物可诱发运动后低血压,因此运动后的放松过程需延长,逐渐降低运动强度;③利尿剂可诱发低钾,使发生心律失常的风险增加,应酌情适量补钾;④运动中血压上限建议设定在 220/105mmHg;⑤抗阻力训练时避免憋气,特别是用力时的憋气;⑥耐力运动作为治疗方案的一部分时,酌减用药剂量;⑦湿热天气和运动中出汗多时,应注意身体水合状态的监测和水的补充。

(陈晓荣)

参 考 文 献

1. 中华人民共和国卫生部疾病预防控制局 . 中国成年人身体活动指南 . 北京:人民卫生出版社,2011.

2. 中华人民共和国卫生部疾病预防控制局 . 中国成人超重和肥胖控制指南 . 北京:人民卫生出版社,2006.

3. 中国高血压基层管理指南修订委员会 . 中国高血压基层管理指南(2014 修订版). 中华健康管理

学杂志 .2015,9(1):10-30.

4. 王正珍 . ACSM 运动测试与运动处方指南(第 9 版). 北京:北京体育大学出版社,2015.

5. 杨静宜,徐峻华 . 运动处方 . 北京:高等教育出版社,2007.

6. 中华人民共和国卫生部疾病预防控制局 . 中国成人身体活动指南 . 北京:人民卫生出版社,
2011.

7. World Health Organization. Global recommendations on physical activity for health(2010).http://www.who.int.

8. Caspersen CJ,Powell KE,Christenson GM. Physical activity,exercise,and physical fitness: definitions and distinctions for health-related research. Public Health Rep.1985,100(2):126-31.

9. 2018 Physical Activity Guidelines Advisory Committee. 2018 Physical Activity Guidelines Advisory Committee Scientific Report. Washington,DC: U.S. Department of Health and Human Services,2018.

第九章

心 理 健 康

第一节　心理健康与心理卫生

一、心理学基础

心理是物质进化到一定阶段的产物,人类的心理现象既是神经系统高度发展的产物,也是人类适应环境的产物。人类心理活动一方面受到大脑功能活动的局限,另一方面也受到了环境因素的制约。人类在不断适应环境的同时创造了语言,语言的产生极大地促进了人类心理活动的高度发展。

(一)心理现象概述

人类心理现象(mental phenomenon)通常是指各种心理活动的总和,包括心理活动过程和个性心理特征两个部分。心理活动过程是指在客观事物的作用下,在一定的时间内大脑反映客观现实的过程,亦是指人类的心理活动发生、发展过程。认知、情感和意志行为三者共同构成心理活动的完整过程。由于个体的生物学特质和环境因素(生活、文化、教育等)的不同,个体的个性心理特征发展都有所不同。个性心理亦称人格或个性,包括人格倾向性(如兴趣、需要、动机、理想,信念等)和人格特征(如能力、气质、性格)。对个体的心理活动过程和心理特征进行分析研究有助于掌握个体心理活动的总体概况。

1. 脑是心理活动的器官　人类的大脑是一个极其复杂的功能系统,各种心理活动都是脑的功能。大脑的功能活动分为三个基本功能系统:

(1)感觉功能系统:大脑通过各种感受器接受内外环境的刺激,大脑皮层对这些传入信息进行加工,从而产生相应的感觉。其中传送到大脑特定皮层投射区(特异性传入系统)引起特定的感觉部分称为特异性传入系统;投射到大脑皮层的非特定区域,不产生特定的感觉,因此称为非特异性传入系统,其功能活动参与意识和觉醒维持;正常状态下的感觉功能是特异性传入系统和非特异性传入系统功能整合的结果。

（2）运动功能系统:人类的一切随意活动是由大脑皮层调节的,中央前回是躯体运动的皮层代表区,大脑皮层相当广泛的区域都与随意运动有关。由于随意运动是为满足个体的需要和保证种系生存而进行的,意志行为活动必然受到周围环境和体内环境传入信息的控制和影响,因而与大脑各皮层区域和脑干网状系统、下丘脑和边缘系统均有着广泛的联系。

（3）联络功能系统:除了特异感觉投射区和运动区之外,还有更广大的区域。这些区域一般称为联络区,主要有感觉联络区、运动联络区和前额联络区。与各感觉区的特异神经元有着广泛的联系,感觉联络区的主要功能是解析进入感觉区的神经冲动,以便获得更精确的信息;运动联络区是控制和协调动作的精细化程度;前额联络区在意向形成、运筹规划、调节和监督自己的行动使之与目的、计划相适应的活动中起决定性作用。

2. 心理是大脑对客观现实的反映　大脑为心理活动的产生提供了物质基础,但它本身并不能自发地形成心理活动的内容,只有在与客观现实的相互作用中,才能形成心理活动的内容,推动着心理活动的进一步发展。因而心理活动依赖于客观现实而存在,客观现实是心理活动内容的源泉,离开了客观现实,心理活动难以形成和发展。个体的心理活动正是在客观现实中逐步发展起来的,尤其是当个体掌握了语言,参与了社会实践活动,不断学习知识、积累经验,也就形成日益丰富和成熟的心理世界。

（二）心理学基础及其基本概念

心理活动包括心理活动过程和个性心理特征两个部分,心理活动过程包括认知过程、情感过程、意志行为过程,个性心理特征包括人格倾向性和人格特征。

$$
\text{心理现象}
\begin{cases}
\text{心理过程}
\begin{cases}
\text{认识过程(感觉、知觉、记忆、思维、注意等)}\\
\text{情感过程(基本情绪与情感活动)}\\
\text{意志过程(确定目标并克服困难,实现目标的过程)}
\end{cases}\\
\text{人格}
\begin{cases}
\text{人格倾向性(需要、动机、兴趣、信念、观念等)}\\
\text{人格特征(能力、气质、性格等)}
\end{cases}
\end{cases}
$$

1. 认知过程　是人类最基本的心理活动过程,是人们对事物特点的认识,即信息加工过程。认知过程主要包括感觉、知觉、记忆、注意、想象、思维和言语等多种形式。

（1）感觉(sensation):是人脑对直接作用于感觉器官的客观事物个别

属性的反映,是机体的感觉器官对环境变化(刺激)的反应,是个体对刺激的基本反映和体验形式。感觉虽然是一种最简单的心理现象,但却是维持人们正常心理活动的必要条件,是一切较高级复杂心理现象的基础,在日常生活和工作中具有重要意义。

感觉可以分为视觉、听觉、嗅觉、触觉、痛觉、温度觉、本体感觉(位置)等。

(2)知觉(perception):是当前直接作用于感觉器官的客观事物的整体属性在头脑中的反映。知觉是在感觉的基础上形成的,是对感觉信息的分析、解释和整合。在现实中几乎没有孤立的感觉,人们总是要把通过感觉所得到的有关事物的各个属性整合起来并加以理解。当人们认识一个苹果时,既观察到它的形状、颜色,也感受到它的味道、口感等特性,把这些方面的感觉信息分析和整合起来,就构成了人们对苹果的基本认知,这个信息整合的过程就是知觉。

知觉可以分为空间知觉、时间知觉、运动知觉。空间知觉是个体对物体空间特性的反映,包括距离、形状、大小、方位和深度等;时间知觉是个体对客观事物时间的延续性和顺序性的反映,即对事物运动过程中的时间长短和次序先后的知觉;运动知觉是个体对物体空间移动速度的反映。

(3)记忆(memory):是指人脑对过去经历过的事物信息进行积累和保存个体经验的心理过程。用信息加工理论来说,记忆则是人脑对外界输入的信息进行编码、存储和提取的过程。记忆对人类个体的心理活动有着极其重要的影响。记忆是一个复杂的心理过程,包括识记、保持、再认和再现(回忆)三个过程。

(4)遗忘(amnesia):是指识记过的材料不能再认和回忆或错误地再认和回忆。如果识记过的内容,不经复习,保存量随时间的推移日趋下降,用信息加工的观点来说,遗忘就是信息提取不出来或提取出现错误。根据遗忘的程度和性质的不同,可分为部分遗忘和完全遗忘,暂时遗忘和永久遗忘。

艾宾浩斯(H.Ebbinghaus)对遗忘现象做了系统研究,并总结出了遗忘曲线。该曲线形状表明了遗忘的一条规律:在识记后短时间内遗忘较多,随着时间的推移,记忆保持的数量减少了,遗忘的进展也渐渐缓慢了,最后稳定在一定水平上。

(5)思维(thinking):是人脑对客观事物本质特征和内在规律性联系的间接的概括的反映。它是大脑以感知觉提供的大量感性材料为基础,进行复杂的多层次的加工,揭示事物之间的关系,形成并利用概念进行判断、推理,解决各种问题,是认识的高级形式。

(6) 想象(imagination):是一种思维活动,是人脑对已有的表象进行加工改造而产生新形象的过程,是一种高级的、复杂的认识活动。想象是在表象的基础上形成的,表象是过去感知的事物在个体记忆中保留下来的印象。想象即是人脑通过对已有表象的加工改造,进行重新组合创造而形成的新形象。构成新形象的一切材料都来源于人们既有的生活,取自人们过去的经验。

(7) 注意(attention):是心理活动对外界某种事物或自身的指向和集中。注意有两个特点:指向性与集中性。人们不能同时反映周围的一切事物,而是根据主体的活动需要有选择地指向一定的对象,忽略其他无关对象,这就是注意的指向性。心理活动在一定时间内集中到注意对象上,保持一定的强度和紧张度,并且抑制多余的活动,这就是注意的集中性。注意具有选择、保持和调节与监督的功能。注意的选择功能是指通过注意可以选择有意义的、符合需要的和与当前活动一致的事物,而避开非本质的、附加的、与之相竞争的事物;注意的保持功能是指注意的对象或内容能在意识中保持;注意的调节与监督功能则表现为对各种心理活动过程的调节与监督作用。

2. 情感过程 人在认识和改造世界的过程中与客观事物发生多种多样的联系。客观事物对人总是具有特定的意义,人对这些事物也会抱有特定的态度,从而产生了丰富多彩的情感活动体验,这种带有主观态度的内心体验活动过程称为情感过程。包括情绪、情感、心境。

(1) 情感(affection)和情绪(emotion):是个体对客观事物是否符合自己的需要而产生的主观体验,二者既有联系又有区别,情感主要是指与人的社会性需要相联系的体验,具有相对较高的稳定性和持久性,不一定有外部表现;情绪则主要与人的自然性需要相联系的体验,具有情境性和暂时性的特点,外部表现明显。

(2) 心境(mood):是指一种较为微弱且持久的情绪状态,是一段时间内心理活动的基本背景。心境对人们的日常生活有着较大影响,积极的心境有助于发挥人的主观能动性,提高人的活动效率,有益健康。消极的心境使人意志消沉,降低活动效率,并且有害健康。

情绪与健康的关系十分密切,俗话说的"笑一笑,十年少;愁一愁,白了头",就是说情绪对个体健康的作用和影响。情绪具有明显的生理反应成分。生理学研究发现情绪的生理作用有以下三条途径:①通过自主神经的交感和副交感神经影响全身各系统的生理功能;②通过边缘系统影响内分泌代谢功能;③通过激素作用于免疫细胞相应受体,影响人体免疫功能。同时,又由于所有的心理活动都是在一定的情绪基础上进行的,故情绪被看作是心身联系的桥梁和纽带。

3. 意志过程　是指个体自觉地确定目的，并根据目的支配、调节行为，克服困难，从而实现预定目的的心理过程。意志是人类特有的心理现象，是人类意识能动性的集中表现。意志是成才和成事的内在动力，不仅对主观世界的形成和发展具有重要作用，而且对客观世界的改造也具有重要意义。

4. 人格（personality）　是指一个人整个的精神面貌，即具有一定倾向性的、稳定的心理特征的总和。主要表现为人格倾向性和人格特征两个方面。

（1）人格倾向性（personality inclination）：是人格中的动力结构，是个性结构中最活跃的因素，它以积极性和选择性为特征，决定个体对客观事物的态度和行为对象的选择，它制约着人的全部心理活动。人格倾向性主要包括需要、动机、兴趣、理想、信念和世界观等心理活动。

（2）人格特征（personality mental characteristics）：是人格的特征结构，是指在心理过程中表现出来的比较稳定的心理品质。人格心理特征主要包括能力、气质和性格。

人格是随着个体的成长而发展成熟，是健康个体的关键因素之一。在早期心理学家的研究中有人认为人格形成主要由遗传决定，也有人认为人格主要受后天环境的影响。现代心理学家认为，人格的塑造是先天与后天因素共同作用的结果，即人格是遗传与环境因素交互作用的产物。

二、心理健康概述

所谓心理健康是指心理上各个方面的活动过程均处于一种良好或正常的状态，包括合理的认知活动、适度的情感反应、恰当的意志行为、积极的生活态度、良好的适应状态等。是现代人追求的一种心理状态。

（一）心理健康的定义

传统认为"健康"就是没有疾病。但是随着人类科学文明的不断发展，人们认识到健康不仅仅是没有疾病。1948年，世界卫生组织（WHO）明确指出，健康不仅是没有疾病或虚弱，它是一种在躯体、心理和社会等各个方面都能保持完美和谐的状态。也就是说，健康至少应包含身体健康、心理健康、社会适应良好三方面。

1946年，第三届国际心理卫生大会把心理健康定义为："所谓心理健康，是指在身体、智力以及情感上与他人的心理健康不相矛盾的范围内，将个人心境发展成最佳状态。"《简明不列颠百科全书》中关于心理健康（mental health）描述为："心理健康是指个体心理在本身及环境条件许可范围内所能达到的最佳状态，但不是指绝对的十全十美状态。"并指出心理健康的标志为：①身体、智力、情绪十分调和；②适应环境、人际关系中彼此能谦让；③有幸福感；④在工作和职业中，能充分发挥自己的能力，过有效率的生活。

我国学者认为，心理健康的人应是一个适应与发展良好的人，是一个心理功能健全的人。心理健康的人在与环境的互动中，其心理活动过程能够有效地反映现实，解决面临的问题，达到对环境的良好适应并且指向更高水平的发展。目前为止关于心理健康普遍看法是都认识到并强调个体的内部协调和外部适应，都把心理健康看作是一种内外调适的良好状态。换言之，心理健康就是在身心和谐的作用下，给个体带来的一种主观幸福的体验。

（二）心理健康的标准

对心理健康标准的理解，最经典的是马斯洛（Maslow）和米特尔曼（Mittelman）提出的心理健康十条标准：

（1）有足够的自我安全感；

（2）能充分地了解自己，并能对自己的能力做出适度的评价；

（3）生活理想切合实际；

（4）不脱离周围现实环境；

（5）能保持人格的完整与和谐；

（6）善于从经验中学习；

（7）能保持良好的人际关系；

（8）能适度地发泄情绪和控制情绪；

（9）在符合集体要求的前提下，能有限度地发挥个性；

（10）在不违背社会规范的前提下，能恰当地满足个人的基本要求。

我国学者也提出了心理健康的标准，内容包括如下：

（1）智力水平处于正常范围内，并能正确客观地反映事物；

（2）心理与行为特点和生理年龄相匹配；

（3）情绪稳定，积极与情景相适应；

（4）心理与行为协调一致；

（5）社会适应良好，人际关系和谐；

（6）行为反应适度，不过敏，不迟钝；

（7）在遵循基本社会行为规范的基础上，能实现个人动机，满足个人合理要求；

（8）自我意识与自我实际基本相符，"理想自我"与现实自我基本保持一致。

心理健康是一个动态、开放的过程。心理健康的人在特别恶劣的环境中,可能也会出现某些失常的行为。判断一个人的心理是否健康,应从整体上根据经常性的行为方式作综合性的评估。

(三)心理健康与疾病的关系

多年来的医学和心理学研究一致表明,心理社会因素对个体的健康有着十分重要的影响。现代医学研究显示有超过75%的疾病与心理社会因素密切相关,且随着社会经济的发展,人们生活和行为方式不断改变,心理社会因素对健康的影响也越来越明显,各种与急慢性应激相关的躯体疾病和精神障碍也越来越受到关注,心理社会因素在疾病发生发展中的作用显得更为突出,现代社会中多数慢性疾病和精神障碍都与心理健康水平降低有关。甚至有学者认为"健康的一半是心理健康,疾病的一半是心理疾病"。

祖国医学提出"病由心生",即认为疾病的发生与"情志"有关。不同心理情绪可直接影响人的不同脏器,从而影响人的健康状况。现代心理学研究认为,心理社会因素不仅直接导致精神障碍的发生与发展,还影响到躯体疾病的转归,积极乐观的情绪体验如幸福、爱慕、愉悦、希望等,能让人们感受到生活充实且富有意义,机体的抗病能力会增强;消极悲观的情绪体验如恐惧、焦虑、愤怒、悲伤等,往往能让人失去生活的存在感,变得无助失落,机体的抗病能力则削弱。同样,躯体疾病本身也会对个体的心理活动产生影响。研究发现几乎所有的恶性肿瘤患者,病程中都会伴随消极情绪的出现。因此,保持健康的心理,建立积极的应对方式和健康的生活行为方式,是保障身心健康的重要条件之一。

三、心理卫生概述

心理卫生也称精神卫生,心理卫生不仅能预防心理疾病的发生,而且可以培养人的性格,陶冶人的情操,促进人的心理健康。心理卫生的发展由来已久。中国的《黄帝内经》和西方医学代表希波克拉底均注意到心理健康方面的问题。近代世界心理卫生运动则是从改善精神病人待遇开始的。1792年法国皮纳尔(P.Pinel)医生提出,要使精神病人容易康复,除了不受束缚之外,他们还应该从事有益的劳动。并且人们要以关心的态度来倾听他们的诉说。1908年比尔斯(C.Beers)所著《一颗失而复得的心》(*A Mind That Found Itself*)唤起了社会各界的关注标志着心理卫生运动开始飞跃发展。

(一)心理卫生的定义

心理卫生的发展不断丰富心理卫生内涵。1930年5月在华盛顿召开了第一届国际心理卫生大会,提出:心理卫生的宗旨是"完善从事慈善的、科学的、文艺的、教育的活动。尤其关心世界各国人民的心理健康的保持和增进,对心理疾病、心理缺陷的研究、治疗和预防以及全人类幸福的增进"。

近年来普遍认为心理卫生包括一切旨在改进和保持心理健康的措施和方法,促使人们能处于按自己的身心健康水平和潜能进行有效活动以保持身心功能协调,减轻充满着冲突的世界给人们带来的精神(心理)压力,对心理障碍和精神疾病进行预防和促使其康复。

目前一般把心理卫生定义为:通过各种有益的教育和措施,维护和改进健康的心理以适应当前和发展着的社会和自然环境,使生理、心理和社会功能都保持良好或完美状态。

(二) 心理卫生的范畴

心理卫生所涉及的内容十分广泛,不同的年龄阶段有不同的心理特点,心理卫生的内容也不尽相同。人生的不同年龄阶段,既有一定的生理特点与心理特点,也面临着不同社会文化相关的心理压力,并且出现与之相联系的心理问题。根据不同年龄阶段的身心特点,有效地采取措施预防严重心理冲突的发生,及时地解决一些心理问题是个体心理卫生的主要目标。不同的群体,如家庭、学校、社区、机关、部队,生活条件与工作条件不同,心理卫生的内容也不相同。

随着社会经济的快速发展,心理卫生的范围还会进一步扩大。仅从当前中国心理卫生工作的状况来看,心理卫生工作的范围可概括为如下四大方面:

第一,从优生学的角度指导婚姻、配偶、受孕等过程,提高个体的心理卫生素质;

第二,研究各年龄阶段(如儿童、少年、青年、中年、老年)的心理卫生特点与规律,指导各年龄阶段的人们搞好心理卫生;

第三,研究各社会群体中的心理卫生问题,使人们在家庭、学校、工作单位、业余团体中能良好的适应环境,搞好人际关系,以便心情舒畅地工作、学习与生活;

第四,研究个体主动积极讲究心理卫生的机制与措施,指导人们提高承受挫折的能力,做情绪调节控制的主人,改正不良行为与性格特征,掌握一至几种身心放松技术,以便随时调节身心平衡,讲究心理卫生。

通过有益的教育和训练,以及医疗预防措施,在人的一生中的各个年龄阶段进行心理健康教育和训练,培养健康的人格,塑造良好的心理素质和灵活的适应能力,使心理活动的功能状态达到较高的健康水平,这一系列的工作属于心理卫生工作的范畴,称为心理卫生,也就是心理保健。

第二节　心理健康与心理发展

一、个体心理健康与发展

人的心理健康是一个动态的发展过程,既与个体的发展和成熟程度相关,也与其所面临的环境和社会文化有关。不同的个体在不同的社会文化背景下即使面临相同的事件所出现的心理行为表现也不相同,因而心理健康的内容常常随着心理发展程度而变化,不同年龄、不同的社会文化背景其心理健康的内容也不相同。

按照人类生理心理发展依年龄阶段划分,可以将个体的发展分为若干相对独立又相互影响的阶段。通常把从怀孕开始到出生为胎儿期,0~3岁为婴儿期,3~6岁为幼儿期,6~12岁为儿童期,12~18岁为青春期,18~35岁为成年早期又称青年期,35~65岁为成年期又称中年期(或壮年期),65岁以后为老年期又称成年晚期。

(一)儿童期的心理发展与心理健康

儿童期的心理生理发展特点　是人生中最快乐美好的时光,开始尝试一种具有挑战的变化——上学。进入小学,获得"学生"这一社会角色,自我意识和社会意识进一步发展,主要表现在对自己的自我评价上,自我评价的独立性日益增长,自我评价的原则性逐渐形成。大脑的发育已趋成熟,是智力发展最快的时期,感知力、注意力、记忆力、想象力和思维能力都有了新的提高和发展。语言能力进一步发展,词汇日渐丰富,行为自控管理能力增强。

儿童期的心理健康主要关注:

1. 合理安排学习　处理好幼儿园和小学的衔接问题可以减少孩子入学后的适应性困难。儿童具有的强烈的好奇心和求知欲,父母及老师应从儿童心理特点出发,激发他们的学习动机,培养他们的学习兴趣,教他们科学的学习方法,可使其养成爱学习、爱集体、爱劳动的优良品质。

2. 防止不良心理及性格的产生　儿童不良心理和性格的产生,常和家庭、学校教育不当有关,应注意避免以下情况:过分照顾、过于溺爱、过分冷漠、过分严厉、忽冷忽热、反复无常等。

3. 培养社会适应能力　儿童入学后,接触的范围逐渐扩大,应及时教给儿童一些人际交往的技能,以帮助儿童适应新环境。首先要培养儿童的同情心,学习了解、关心、体谅他人,多与同伴进行交流,要以诚待人;

其次,要教育儿童在游戏中互相谦让、互相帮助、互相支持;增加儿童与家人以外的其他人相处的机会,从中学会人际交往,发展友谊感、同情心和责任心。

(二)青春期的心理发展与心理健康

青少年时期是生长和发育的快速阶段。在内分泌激素的作用下,男女少年第二性征相继出现,性功能开始成熟,又称为性成熟期。脑和神经系统的发育基本完善,第二信号系统作用显著提高。逻辑思维活动显著增强并趋于成熟是这个时期在认知能力上的最显著的特点,个体的抽象逻辑思维明显占优势,并向理论性抽象逻辑思维发展,辩证思维基本形成。青少年的自我意识高度发展,心理冲突明显增多。

针对青春期的生理与心理特点,心理健康方面应该注意以下几点:

1. 培养良好的自我意识 青少年的自我意识往往带有主观色彩而表现出片面性、幼稚性。开展自我意识教育,使青少年学会客观地认识自己和别人,学会面对现实,客观地评价自己和他人。

2. 保护自信心和自尊心 自信和自尊是青少年心理健全发展的支柱。处于青春期的个体对他人的评价过于敏感,各种不信任和不尊重都易使他们受伤害。家庭和学校等应给他们更多的信任、鼓励和尊重,帮助学生在学习、生活中品尝解决困难的快乐,调整学习心态,提高学习兴趣与自信心。

3. 保持情绪稳定 青少年大脑的神经机制并没有发育健全,调节能力还比较差,因此很容易产生心理不平衡状态。青少年又不像成年人那样善于控制和调整自己,情绪容易不稳定。所以作为教师、家长应引导他们学会用多维的、客观的、发展的观点去看待周围的事情,逐渐纠正他们偏激的认识,使他们的情绪逐步走向成熟。

4. 适当的性教育 性是青少年最为困扰的问题之一,学校家庭应及时地对青少年进行性教育,包括心理和生理两个方面。了解男女社会角色等知识,消除他们对之产生的神秘、好奇、不安、恐惧感,防止青少年出现性心理行为障碍。

(三)成年早期(青年期)的心理发展与心理健康

这个时期是人生的黄金阶段,处于这一时期的个体,无论在生理还是心理上都已经成熟。 认知能力和语言发展趋于成熟:形成十分稳定和概括化的观察力,记忆效果也进入最佳时期;词汇掌握丰富,且内容日渐深刻,口语和书面表达能力基本成熟;情绪情感内容丰富、深刻、但容易激动:青年人富于热情,表现为奔放、果断等,但有时青年的情绪、情感容易激动。随着年龄的增长,其自我控制能力会逐渐提高;意志行为的自觉性和主动性增强：由于认识能力的发展和逐渐成熟，个体行动的果断性增强，动机斗争过程也逐渐内隐、快捷，并富于坚持精神；人格基本形成，行为倾向趋于稳定。

成年早期的心理健康主要关注：

1. 积极适应社会变化　青年期个体步入社会独立生活，生活中常常会遇到各种挫折与人际关系的矛盾需要应对。青年由于种种原因造成人际交往失败时会感到苦闷、自卑，甚至影响身心健康。因此，学习人际交往的技巧，提高人际交往能力，对青年人更快的适应社会是有帮助的。

2. 树立良好的婚恋择偶观　青年时期是发生性、恋爱心理问题的高峰期。应该对性有客观科学的认识，对性有正确的认知与态度是性心理健康的首要问题。如果在恋爱中遭到挫折，不要沉浸在苦恼和痛苦中，更不应该采取报复等手段，应做到失恋不失德。

（四）成年期（中年期，壮年期）的心理发展与心理健康

中年期是长达30年之久的漫长人生路程，是身心发展和人生经历的又一个重大转折期。中年期是生理成熟的延续阶段，也是生理功能从旺盛逐渐走向退化的转变期。中年人积累了较多理论知识和实践经验，善于作出理性的分析，具有较强的解决问题的能力。中年人情绪趋于稳定，较青年人更善于控制自己的情绪。做事具有更强的目的性，自我意识明确，意志坚定，个性稳定，是事业上最容易取得成功的阶段。

中年期的心理健康主要关注：

1. 加强自我心理保健　中年人由于超负荷的工作及家庭负担，特别要注意提高自我保健意识。其次，保持和谐的人际关系，一旦和他人发生矛盾冲突时，应学会谅解与宽容别人。另外，还应积极参加各种文娱活动，陶冶情操。

2. 顺利度过更年期　更年期是生命周期中从中年向老年过渡的阶段，是生育能力由旺盛走向衰退的时期。女性在45~55岁，男性则为50~60岁。到了更年期，男女性腺分泌性激素的能力有所减退，性功能随之下降。有些人变化较快也较明显，导致自主神经系统功能紊乱，出现紧张、焦虑、烦躁、易怒、失眠、记忆力减退、燥热不安、心悸、眩晕、性欲淡漠、性功能减退等一系列症状。

（五）老年期的心理发展与心理健康

老年期又称成年晚期的心理生理发展特点　老年期出现生理方面的退行性变化，心理方面表现在老年人感知觉功能下降。老年人情绪趋于不稳定，表现为易兴奋、易激惹、喜欢唠叨，情绪激动后需较长时间才能恢复。人格易于表现出以自我为中心，猜疑、顺从性等特点。

老年期的心理健康主要关注：

1. 尽快适应离退休后的生活　许多老年人因无所事事的现状与他们强烈的社会责任感发生冲突而感到身心无法适应，从孤独寂寞逐渐发展到惶恐不安，感到自己已日薄西山，出现情绪消沉，影响身心健康。老年人还应该保持必要的人际交往，积极投身社会生活，参加体育锻炼，保持身体健康，学会寻找快乐。

2. 正确面对疾病和死亡　步入老年期后健康水平下降，躯体疾病增多，精神活动衰退加快，经常会面临死亡的威胁，并由此产生心理波动。如何让老年人坦然面对人生，积极主动接受生活的挑战，不回避，不幻想，才能克服对疾病和死亡的恐惧心理，丰富生活内容。同时，子女应在生活上积极照料老人，对老人多关心多体贴，多进行情感上的交流，老人有病及时医治，使老人感觉温暖和安全。

二、群体心理健康与心理卫生

每个人的生活环境对其心理发展有着重要的影响，这种影响来自于个体之间的关系、群体的行为规范和群体文化。群体规范是指群体成员共同遵守的行为准则。一个家庭的行为规范就是家规，一个组织的行为规范就是规章制度。群体文化是群体的共同持有的价值观，是对周围客观事物的总评价和总看法。群体的规范与文化或者激励个体，促进个体的心理健康；或者使个体产生挫折，不利于心理健康。

（一）家庭心理健康与心理卫生

家庭心理健康是指家庭成员的心理健康和家庭成员之间的和谐关系和满意度。

影响家庭心理健康的因素是多方面的，主要因素有：家庭关系、家庭成员的角色、家庭的结构等。促进家庭健康的方式包括：

（1）沟通：沟通可以使家庭成员了解彼此的想法，站在他人的角度看问题，避免知觉偏差。沟通方式可以是面对面的交谈，也可以借助现代通讯工具（例如短信、电子邮件）进行沟通。

（2）家庭心理咨询：是指心理咨询师运用心理学原理及知识，通过语言、文字等形式帮助因各种原因产生问题的家庭解决问题的过程。家庭心理咨询针对家庭中出现的问题给予求助者正确合理的解决问题的思想及方式方法，通过心理咨询使求助者学会和懂得自己如何在家庭中扮演好自己的角色，其目的是让家庭成员学会理解和包容，更懂得相互关心和爱护家庭中的成员。

（3）营造良好的家庭环境：家庭环境包括物质环境和精神环境，与物质环境相比较,一个家庭的精神环境更加重要。同时,子代成员价值观的形成往往受长辈的影响。

(4)正确对待子女的发展:孩子是独立的个体,具有独立思考的能力和权力。孩子的发展不一定朝向家长设计的方向,家长必须客观地对待。家长应该以孩子的自发性行为作为教育的起点。赞扬是父母给孩子的最佳礼物。赞扬不仅可以增强孩子的自信,还有利于其良好行为和心理健康的发展。

(二)学校心理健康与心理卫生

学校作为基本的社会活动领域,对学生的心理健康有着举足轻重的影响。

从幼儿园到小学、初中、高中,基本上人生早期阶段都在学校教育和管理的范畴内。学生的社会性和情绪状态对学业成功有着重要作用,因而学校不仅仅只肩负着教授课业的责任,还肩负着全面提升学生的心理健康状态的责任。学校心理健康服务应该以能够促进所有学生的心理健康水平为目标,为处于潜在危险或需要帮助的学生提供充分的保护性支持和无条件的关注,并以这样的教育氛围,鼓励和引导学生做好应对各种心理健康的挑战和心理问题的准备。同时,作为学校的管理者和教师,应当充分明确心理健康不仅仅只是意味着没有心理或行为问题,而是一种充满幸福、心理满足、积极向上的生活状态。要通过教学和管理,让学生体会到自尊、自我接纳,帮助学生提升心理复原力,教会学生足够的心理健康方面的应对技能,培养良好行为规范。

(三)社区心理健康与心理卫生

社区心理健康促进是近年来研究和实践推广的热点话题。在社区建设中进行心理健康促进对于维护社会和谐稳定,促进社会发展发挥了重要的作用。社区心理健康促进只有从顶层设计开始,注重宏观社会领域、中层社区领域和微观个人领域进行多方位推进,才能更有利于个人乃至社会的整个健康发展。目前社区心理健康促进针对人群主要涉及儿童、青少年、女性、老年群体和有需求的个体。社区心理健康促进活动面向整个家庭、学校、工作场所和各种社区组织及相应社会文化环境等。活动内容在于通过整个社区的力量,激发个体的心理复原力和追求健康的动机,进而从根本上应对产生大量心理行为问题的各种潜在不利因素,达到了解、协调、解决突出社区问题(如虐待儿童、品行不良少年、药物滥用等)的结果。就个体而言,社区心理健康促进主要借助各种社区实践锻炼个体的心理复原力,即个体面对创伤、危险等应激条件下的良好适应能力。

心理健康是健康这一宏大范畴的一部分。随着医学模式的转变,健康促进的重点已从侧重个体疾病预防转而投向群体和整个社会环境的发展。健康促进不仅仅关注个体,更关注群体、社会和人的生活背景。因此,制定心理健康的相关政策、营建心理健康支持性环境、强化社区帮助、提升个人技能已成为当前心理健康促进的重要内容。

第三节　常见心理行为问题

一、一般心理问题概述

所谓心理问题(mental trouble)是指由于各种心理社会因素引发的内心冲突,导致心理活动的失衡状态。临床上关于心理问题的理解有狭义和广义两种。狭义的心理问题是指由现实的心理社会因素所引发的心理冲突导致的心理活动的暂时失衡状态。广义的心理问题是指各种心理社会相关因素引发的心理活动失衡和社会功能缺损状态。目前通常根据心理问题的严重程度划分为一般心理问题和严重心理问题。

(一)一般心理问题的概念

曾经把心理问题分为心理紊乱(Psycho-disturbance)和心理疾病边缘状态。前者是指在心理社会因素刺激下个体短时内出现心理失衡状态,产生的痛苦体验在能够承受的范围内,情绪反应虽强烈但未影响思维的逻辑性,行为未失控,没有造成社会功能影响;后者是指个体的心理失衡处于其能够承受的边缘状态,情绪反应强烈,有时会出现情绪和行为的失控,导致社会功能的暂时缺损,但尚未达到精神疾病的程度。这种划分由于定义不明确,实际应用中难以判定,近年来已越来越少被采用。

一般心理问题通常由一般现实生活中遭遇到的日常生活刺激引发的情绪失衡状态。当事人为此而感到痛苦,常常表现出厌烦、后悔、懊丧、自责等。一般心理问题持续存在的负性情绪一般仅为数日或数周,持续较久的可以长达 1~2 个月,某些情况下会出现一系列多种不同的事件连续发生,逐渐引发或间断出现的负性情绪超过 2 个月,个体虽然情绪烦恼但能够在理智的控制下,保持行为明显偏离常态、基本能维持日常生活、工作或学习、社会交往等功能的正常状态,但效率有所下降。

(二)一般心理问题的界定

一般心理问题在人们的生活经历中会经常发生,在各个年龄人群中普遍存在。由于每个人的心理状态、情绪行为表达存在很大差异,一般心理问题的判断有时也相当困难、一般说来具有如下基本特点:

1. 具有明显的现实应激事件刺激因素,该因素对当事人来说相当意外,难以接受;或者事件的出现具有一定的情景性,令当事人感到紧张不安、恐惧、愤怒等情绪,且反应较强烈;多数人对该刺激尚能承受,对当事人的反应也能理解。

2. 心理反应主要表现为情绪焦虑、紧张、烦恼、恐惧、自责、忧伤、愤怒等,且情绪反应主要针对该事件,对其他不相关的人或事能妥善面对或处置。

3. 对突发性的应激事件或一过性事件引发的心理反应一般仅持续数日,不超过1个月;但连续发生的应激事件,或事件持续存在难以脱离或改变,心理反应可以持续长达2~3个月。情绪反应缓解后常可以恢复到事件发生前状态。

4. 即使情绪反应强烈,当事人的职业工作、人际关系等基本保持此前水平,社会活动功能未受到实质性损害。

5. 一般心理问题的个体即使出现冲动行为也为一过性,不会给自身或他人造成严重后果。

6. 当事人能够保持相对理性的思考,接受发生应激事件的现实。

7. 应激事件刺激前后当事人的人格和人际关系及行为模式没有改变。

8. 周围人对当事人在应激事件中的态度和感受多数能够理解。

二、严重心理问题概述

相对于一般心理问题,严重心理问题的发生与发展往往较一般心理问题更为显著和迅速,当事人的心理冲突和情绪失控尤为明显,甚至出现明显的冲动或失控行为。

(一)严重心理问题的概念

常常是由强烈的、创伤性的、或对个体威胁较大的现实刺激引发,当事人常常沉浸在严重现实刺激的痛苦中,表现为悔恨、冤屈、失落、恼怒、悲哀等,甚至对刺激相关的其他事件也出现强烈反应而表现有轻度的泛化;痛苦情绪的体验常常会持续数周,甚至超过2个月以上,但一般不超过半年,情绪和行为有时会暂时地失去理性控制而冲动,对生活、工作和社会交往有一定程度的影响,造成暂时的社会功能轻度缺损。

一般心理问题和严重心理问题的划分是相对的,二者可以相互转化。有一般心理问题的人若得不到及时疏导,或者接二连三地出现多种现实刺激,可能转变为严重心理问题;相反,有严重心理问题的人若得到及时的咨询和帮助,可以转变为一般的心理问题并及时恢复正常心理状态。

(二) 严重心理问题的界定

严重心理问题在当今社会生活中不断有所耳闻,各个年龄人群中均会出现。相当一部分由当事人出现严重心理问题之前就曾不断出现过各种一般心理问题,有些严重心理问题的当事人由于遭受意外的心理挫折所致。个体的心理状态、行为倾向对严重心理问题的发生和表现形式具有一定的影响。严重心理问题通常具有如下特点:

1. 由较强烈的现实应激事件引发,该因素对当事人来说相当意外,难以接受;或者事件的出现具有一定的情景性,令当事人在心理上感受到较严重的伤害,出现极度的恐惧、紧张、悲伤,或是强烈的愤怒等,反应强烈,应对不够理性具有失控趋势。

2. 心理反应不仅表现为情绪焦虑、紧张、烦恼、恐惧、自责、忧伤、愤怒等,且往往伴随明显的行为失控,造成一定的客观后果;心理反应除针对该事件外,同时会涉及其他不相关的人或事,难以妥善面对或处置。

3. 对突发性的应激事件或一过性事件引发的心理反应一般持续数日或数周;但连续发生的应激事件,或事件持续存在难以脱离或改变,明显的心理反应可以持续较长达 3 个月。

4. 强烈的心理反应往往会影响到当事人的职业工作、人际关系等方面,因而其社会活动或功能会受到一定程度的损害,造成一定的不良后果。

5. 发生严重心理问题的当事人往往曾经发生过不少一般心理问题,有些是一般心理问题未能及时处理而引发的。

6. 当事人不够保持理性的思考,难以接受发生应激事件的现实。

7. 应激事件刺激前后当事人的人际关系及行为模式常会发生一定的改变。

8. 周围人对当事人在应激事件中的态度和感受多数不能理解和接受。

一般心理问题和严重心理问题的区别

	一般心理问题	严重心理问题
刺激因素	直接由现实生活、工作压力等因素引发的内心冲突。	由较强烈的、严重的或对个体威胁较大的现实刺激引起。
情绪反应强度	引起的不良情绪反应与刺激因素密切相关,有现实意义且带有明显的道德色彩。	引发的情绪反应强烈,难以平息,痛苦体验较深刻。
情绪体验持续时间	求助者的情绪体验持续时间未超过 2 个月。	情绪体验超过 2 个月,但未超过半年,不易自行化解。

续表

	一般心理问题	严重心理问题
意志行为和社会功能	不良情绪反应在理智控制下,不失常态,基本维持正常生活、社会交往,但效率下降,没有对社会功能造成影响。	反应较强烈。多数情况下,会短暂失去理智控制,难以解脱,对生活、工作和社会交往有一定程度影响。
泛化程度	情绪反应的内容对象没有泛化。	情绪反应的内容对象稍泛化。

三、不良行为概述

行为(behavior)是指有机体面临内外环境变化而作出相应的内在生理和心理变化,人类行为是在生活中表现出来的生活态度及具体的生活方式。像生理因素、心理因素、环境因素一样,行为直接影响个体的健康。健康行为对健康有促进作用,不健康行为则影响健康甚至导致疾病的发生。

(一)不良行为的概念

即影响健康的行为,是对身体、心理、社会各方面带来健康损害的一类危害行为的统称,又称不健康行为,或称为危害健康的行为。因而并非法律意义上的不良行为。是个体或群体在偏离个人、他人、社会的期望倾向的一类行为,客观上不利于健康的危害行为的主要特点:

1. 危害性　行为对人、对己、对社会的健康有着直接或间接的危害作用,如吸烟;

2. 稳定性　行为并非偶然发生,具有一定的强度和持续时间;

3. 习得性　有损健康的行为都是个体在后天的生活中习得的,有"自我制造危害因素"之嫌。

研究表明多数常见病的发生或多或少与行为因素和心理因素有关,多数疾病的发生、发展不但都可找到与心理行为因素的相关,而且疾病的发生发展往往会强化不良行为使得疾病难以彻底治愈。因而只有通过改变人的不良行为、不良生活习惯、养成健康习惯来预防疾病的发生,或使疾病的治疗更为有效。健康行为是保证身心健康、预防疾病的关键所在。

(二)不良行为的表现

日常生活中的不良行为表现多种多样,并且随着社会经济的发展和生活条件的变化不断会出现新的行为方式,产生新的不良行为。目前把不良行为分为四类:

1. 不良生活方式　是一类持续的定势化的不良致病行为习惯,这类行为习惯已经渗透到个体的日常生活中形成习惯。具有个体差异大、影响持久、广泛存在,有成瘾性等特点,常见的表现形式有:吸烟、酗酒、偏食、蜗居、游戏或网络成瘾等。

2. 致病性行为模式　又称疾病相关行为,是易于导致特异性疾病的一类行为模式。目前看法比较一致有:

A 型行为模式　与冠心病的发生密切相关,因而又被称为"冠心病易发性行为"。行为倾向特征为做事有时间紧迫感,动作快,好竞争,易急躁,少耐心等。

C 型行为模式:与某些肿瘤的发生有着密切联系,又称为"肿瘤易发性行为"。行为倾向特征为情绪压抑,处处忍让,回避与人冲突,易生闷气等。

3. 不良疾病行为　是指个体从感知到自身疾病到康复的过程中所表现出非理性康复治疗性行为。如:不遵医嘱,讳疾忌医,疑病恐病,自暴自弃,求治于迷信活动等。

4. 违规行为　指违反法律法规、道德规范并危害健康的行为。如:药物滥用、性乱、冲动控制障碍等。

(三) 游戏与网络成瘾

计算机技术和互联网的飞速发展给人类生活带来巨大的变化,它在改善我们生活和工作质量的同时也引发了一系列的心理问题。在网络心理行为问题中,最常见和严重的是网络成瘾综合征,即通常所指的网络成瘾。

网络成瘾(internet addiction)是指慢性或周期性对网络的生理和心理依恋的现象,包括上网的欣快、下网后的戒断反应以及难以抑制的上网行为。网络成瘾具有以下几个主要特征:

1. 痴迷状态　成瘾者沉溺于网络活动,其思维、情绪和行为都被上网活动所控制,在无法上网时会体验到强烈的渴望,一旦上网就会出现时间失控。

2. 欣快感与虚空状态　上网成为成瘾者应付环境和追求某种主观体验的一种策略。通过上网成瘾者可暂时摆脱现实的焦虑,体验到一种因自我错位带来的欣快感和解脱感,获得一些安宁、逃避甚至是麻木的效果。

3. 成瘾性　当成瘾者被迫停止上网时,会产生挫败的情绪体验,出现注意力不集中、心神不宁、焦躁不安以及颤抖、乏力等症状,甚至有可能采取自残或自杀手段,危害个人和社会安全。

4. 与现实的冲突　由于对网络过多的精力与时间的投入,成瘾者无暇顾及现实生活,由此引发一系列矛盾冲突,如家庭矛盾的增多,社会活动减少,工作学习无法完成,个人的其他兴趣丧失等。

第四节　常见心理障碍

一、心理障碍的概念与类型

心理障碍又称心理异常,是相对于常态心理而言的,心理上的常态不是永恒不变的,既受到个体的年龄、性别、健康状态等因素的影响,还受生活经历、文化习俗、教育水平、社会环境等因素的影响,不同个体之间的心理活动存在着明显的差异,因而判断个体的心理异常需要充分考虑这些因素的影响。只有当个人的心理和行为活动与相同身份和文化背景的绝大多数人相比较出现显著偏离常态和不适应时,方可认为有心理异常。

(一)心理障碍的基本概念

心理障碍(psychological disorder)是指个体因各种生理、心理或社会因素引发的心理功能失调和行为异常现象。心理障碍常常给个体造成不同程度的精神痛苦、社会功能损害。即任何因素导致个体的心理行为显著偏离常态,出现精神痛苦或不能适应社会生活的异常状态,临床上又称之为精神障碍(mental disorders)或心理行为障碍。此外,通常把没有明显原因引发的心理障碍,即不是脑和躯体疾病引发的,也不是遭受严重心理社会应激引发的心理障碍,即所谓的"内源性"或"原发的"心理障碍称之为心理疾病或精神疾病。而把继发于社会心理应激或脑和躯体疾病的心理异常称为心理障碍。

由于个体的心理活动的正常与异常过程往往是连续的,因而很难划定单一明确的界线,且在一定情况下会互相转化。所以,判断心理活动正常与否,一定要结合当事人的具体情况,参照各个方面的因素,如性别、年龄、职业、受教育程度、民族、宗教信仰、民俗习惯以及当时所处的环境和过去的一贯表现等,对具体的人作具体分析。

临床上对于心理障碍的诊断至少需要关注四方面的因素:

1. 应激因素,即当事人是否存在足以引起心理异常的生物 - 心理 - 社会因素;

2. 心理异常的表现形式与内容,即心理异常的具体表现以及是否与应激因素相关;

3. 心理异常是否造成当事人精神痛苦或社会功能损害;

4. 心理异常的持续时间以及影响因素。

(二)心理障碍的常见类型

心理障碍的诊断分类多种多样,且随着经济文化的变迁而不断修改。

常见的心理障碍根据其心理活动的表现、可能引发的因素及对个体本身和社会活动的影响一般分为以下几类：

1. **焦虑障碍**：既往又称神经症。这类心理障碍的发生多与生活事件或心理应激、特定的人格倾向和社会支持等因素相关，患者多有焦虑烦恼、恐惧不安、躯体不适等症状，造成不同程度的精神痛苦和社会功能损害，一般没有精神病性症状，自知力存在。常见的焦虑障碍有广泛性焦虑障碍、惊恐障碍、强迫症、疑病症、恐惧症、自主神经功能紊乱（自主神经官能症）等。

2. **心境障碍** 又称情感障碍（Affective disorder），是以明显而持久的心境或情感高涨或低落为主的一组精神障碍，并有相应的思维和行为改变。情绪高涨时往往表现出兴奋话多、精力充沛、行为忙乱、睡眠需要减少等，情绪低落时表现出消沉悲观、言语减少、行为减少、失眠疲乏，甚至消极厌世、自杀等，病情重者可有精神病性症状。这类精神障碍首次发病年龄多在16~30岁，有容易反复发作的特点。常见的类型有抑郁症、破坏性心境失调障碍、心境恶劣、双相心境障碍等。

3. **应激障碍** 应激障碍是指一组主要由强烈的心理、社会（环境）因素引起的精神障碍。本组精神障碍的发生发展因素有：①生活事件和生活处境，如剧烈的超强精神创伤或生活事件，或持续困难处境，均可成为直接病因；②社会文化背景；③人格特点、教育程度、智力水平，及生活态度和信念等。主要临床类型有急性应激障碍、创伤后应激障碍、适应障碍。

4. **心理生理功能障碍** 是指一组与心理社会因素密切相关的以进食、睡眠及性功能异常为主要临床相的生理功能障碍。包括进食障碍（神经性厌食、神经性贪食、神经性呕吐）、睡眠障碍（失眠症、嗜睡症和发作性睡眠障碍）、性功能障碍（性欲减退、阳痿、早泄、性乐高潮缺乏、阴道痉挛、性交疼痛）。

5. **人格障碍** 既往又称病态人格，是指个体的行为方式持久显著地偏离正常，对环境适应不良。人格障碍常逐渐形成没有明确时间界限，通常起病于成年之前，发展缓慢，并一直持续到成年乃至终生，部分患者在成年后有所缓和。其病因至今未明，一般认为与遗传因素、大脑损伤以及早期教养、生活环境等心理社会因素有关。常见类型有偏执型人格障碍、反社会型人格障碍、冲动性人格障碍、强迫性人格障碍、焦虑性人格障碍、分裂样人格障碍、边缘性人格障碍等。

6. **精神病性障碍** 是一组具有感知、思维、情感和行为等多方面障碍的严重心理障碍。通常具有幻觉、妄想及行为障碍等精神病性症状，多起病于青壮年，常缓慢起病，一般意识清晰，智能尚好，但在疾病过程中可出现认知功能损害。自然病程多迁延,呈反复加重或恶化,但部分病人可保持痊愈或基本痊愈状态。常见的有精神分裂症、偏执性精神病、急性短暂精神病性障碍等。

二、心理障碍的评估方法

由于个体生活经验和态度不同、对事件的感受和体验存在较大的差异,心理冲突又常随时间、场所、情境的变化而改变,一般人很难确切判断自己的心理状态是否需要寻求医疗或健康咨询机构帮助,因而需要提供一些基本的方法来评估。

(一)初步筛查

心理健康问题多数人往往首先表现为各种情绪问题,最常见的是焦虑和抑郁表现,尤其是一些慢性躯体疾病的患者更为常见。国内外多数学者推荐使用焦虑抑郁自评量表进行筛查,但直接使用自评量表的阳性率并不高,况且不少人不愿意接受。大量的临床实践证明预先筛查更为快速简便有效,筛查阳性者再进行量表评估也更容易为当事人所接受。

1. 焦虑状态的"90 秒 4 问题询问法"快速筛查:

问题	阳性
1. 你认为你是一个容易焦虑或紧张的人吗?	是(了解是否有焦虑性人格或特质)
2. 最近一段时间,你是否比平时更感到焦虑或忐忑不安?	是(了解是否有广泛性焦虑)
3. 是否有一些特殊场合或情景更容易使得你紧张、焦虑?	是(了解是否有恐惧)
4. 你曾经有过惊恐发作吗.即突然发生的强烈不适感或心慌、眩晕、感到憋气或呼吸困难等症状?	有(了解是否有惊恐)

如果上述 4 个问题中回答阳性(即"是"或"有")有 2 项或以上者,则需进一步作精神检查或转诊专科医师以明确诊断。

2. 抑郁状态的"90 秒 4 问题询问法"快速筛查:

问题	阳性
1. 过去几周(或几个月)是否感觉到无精打采、伤感、或对生活的乐趣减少?	是
2. 除了不开心之外,是否比平时更加悲观或想哭?	是
3. 经常有早醒吗?(事实上不需那么早醒来)	是
4. 近来是否经常想到活着没有意思?	"经常"或是

上述 4 个问题如果回答皆为阳性,则建议需作进一步精神检查或转诊专科医师诊治。

(二)自我评估

自评量表适用于临床心理咨询或是流行病学调查,自评量表的敏感性和特异性较筛查提问更高。目前国际上推荐使用的较简便的自评量表有：

1. 广泛性焦虑（7项）自评筛查量表（GAD-7）：

在过去的两周内,有多少时候您受到以下任何问题困扰? (在您的选择下打"√")	完全 不会	少数 几天	一半 时间	几乎 每天
1. 感觉紧张,焦虑或急切	0	1	2	3
2. 不能够停止或控制担忧	0	1	2	3
3. 对各种各样的事情担忧过多	0	1	2	3
4. 很难放松下来	0	1	2	3
5. 由于不安而无法静坐	0	1	2	3
6. 变得容易烦恼或急躁	0	1	2	3
7. 感到似乎将有可怕的事情发生而害怕	0	1	2	3

评分规则：每个条目 0~3 分,总分就是将 7 个条目的分值相加,总分值范围 0~21 分。其中 0~4 分为无焦虑,5~9 分为轻度焦虑,10~14 分为中度焦虑,15-21 分为重度焦虑

2. 抑郁自评筛查量表（PHQ-9）

在过去的两周内,有多少时候您受到以下任何问题困扰? (在您的选择下打"√")	完全 不会	少数 几天	一半 时间	几乎 每天
1. 做事时提不起劲或没有兴趣	0	1	2	3
2. 感到心情低落、沮丧或绝望。	0	1	2	3
3. 入睡困难、睡不安稳或睡眠过多	0	1	2	3
4. 感觉疲倦或没有活力	0	1	2	3
5. 食欲不振或吃太多	0	1	2	3
6. 觉得自己很糟——或觉得自己很失败,或让自己和家人失望	0	1	2	3
7. 对事物专注有困难,例如阅读报纸或看电视时	0	1	2	3
8. 动作或说话速度缓慢到别人已经察觉? 或正好相反——烦躁或坐立不安、动来动去的情况更胜于平常	0	1	2	3
9. 有不如死掉或用某种方式伤害自己的念头	0	1	2	3

评分规则：每个条目 0~3 分,总分就是将 9 个条目的分值相加,总分值范围 0~27 分。其中 0~4 分为无抑郁,5~9 分为轻度抑郁,10~14 分为中度抑郁,15~19 分为中重度抑郁,20~27 分为重度抑郁

（三）心理健康综合评估

90 项症状清单（Symptom Checklist 90,SCL-90）又称精神卫生综合量表,由 90 个反映精神卫生状况的项目组成,按照症状群划分为 10 个因子,涵盖了比较广泛的精神病症状学内容,如感觉、思维、意识、情感、行为、人际关系、饮食睡眠等,评分采用 5 级(1~5)评分制。即无、轻度、中度、偏重、

严重。其中"轻、中、重"的具体涵义由受检者自己去体会,不必作硬性规定。计算时,"无"记 1 分,"轻度"记 2 分,以此类推。SCL — 90 评定的时间范围是"最近一周"。具体的 SCL-90 评定量表可在网上查阅。

第五节　心理健康的维护与促进

一、心理健康的维护与促进

人们在日常生活、社交、学习和工作中会遭遇到各种压力,受到各种挫折,对身心健康造成不同程度的伤害,导致健康水平下降甚至出现身心障碍。及时进行心理健康维护和促进不但有助于消除身心障碍,恢复健康,还能拓展心理潜能,提高心理承受能力,促进个体心理发展更为成熟。

(一)心理健康维护与促进的基本原则

1. 理想与现实相结合的原则　正确树立人生观和价值观,热爱生活、积极工作、认真学习,关注情感,感受体验、注重参与;不片面追求成就、荣誉和利益,视成就为动力,荣誉为过程,利益为激励。学会不断自我激励,提升潜力,是维护心理健康的基础。

2. 躯体与心理相结合的原则　规律生活,合理膳食,积极锻炼,按时作息。工作学习量力而行,尽心尽职,注意劳逸结合,驰张有度,尽力避免失误,避免躯体和心理过度疲劳和紧张,促进身体健康和心理健康同步发展,是保持心理健康的基本措施。

3. 科学与具体相结合的原则　科学合理安排生活和工作,面对现实中的具体问题和挑战要进行针对性的具体分析,结合自身的目标、潜力、资源进行整合,学会扬长避短,在不断反思中学习和进步,是减少心理挫折的重要策略。

4. 整体与差异相结合的原则　个体与社会之间总会存在一定的差距和冲突,及时适应环境,与时俱进,化解冲突;善于发现自身与社会或他人之间的差距,及时采取措施进行纠正,始终保持个体的生活节奏与时代同步,融入社会文化,增强社会认同感,是提高心理健康水平的保障。

5. 指导与主体相结合原则　在个人心理发展出现偏离时及时得到他人的指导,发现他人心理发展出现偏离时及时给予指导,建立良好的人际关系,与人为镜,互助互学是构建健康心理的重要环节。

6. 发展与矫治相结合的原则　人生的意义就在于成长与经历,个体的心理在发展中会不断遭受挫折,又会在挫折中不断学习和自我纠正。

但有时挫折难以克服和纠正,阻碍了个体的成熟与发展,出现心理问题或心理障碍。矫治是心理挫折难以克服时的有效方法,是防治心理障碍的重要措施。

(二)心理健康维护与促进的实施措施

1. **树立社会主义的人生观与价值观**　基于认知活动的人生观与价值观是一切心理活动和行为动机的基础。合理的认知,不仅有意于心理健康,减少行为偏差,还直接影响自身和他人的感受和态度,提高心埋承受能力。

2. **保持与社会发展同步的生活节奏**　生活与职业角色与社会发展同步有助于家庭关系的和谐,成员之间的交流,更容易获得社会和他人的认同。

3. **培养良好的心理素质与健全的人格**　良好的心理素质和健全的人格容易获得更好的人际交流,更高的工作效率,更多的社会资源,更强的心理承受能力,更好地保障心理健康水平。

4. **规律生活,有效应对**　有规律的健康生活习惯不但能确保机体状态良好,精力充沛,还有助于心理功能稳定,思路清晰,应对能力增强,工作效率提高。

5. **积极锻炼,合理兴趣**　积极锻炼身体有助于保持健康体魄,合理的兴趣活动有助于改善生活体验,提升激情,增加生活乐趣。

6. **自我觉察,善交朋友**　自我觉察和自我反省是个体心理发展趋于成熟的重要标志,学会自我觉察和自我反省有助于从挫折中成长,变压力为动力;善交朋友不仅有助于疏解压力,还有助于获得更多的心理援助和社会支持。

7. **释放压力,定期放松**　学会适时释放压力有助于减轻心理负担,保持心理健康,提高抗压能力。定期放松是公认释放压力的有效方法之一。

二、特定人群心理健康的维护

心理健康与个体的生长发育有着密切的关系,人生的不同阶段其心理健康状况不同,心理健康维护的要点也不同。尤其在儿童期、青春期、妊娠期、更年期和老年期特别需要做好心理健康维护。

(一)儿童期心理健康维护的要点

1. 良好的家庭环境,温馨的亲子关系;

2. 满足孩子独立性的需要;

3. 尊重孩子的自尊心;

4. 为孩子树立良好的榜样；

5. 正面教育为主,合理引导为辅；

6. 学会交友,平等相处。

(二)青春期心理健康维护的要点

1. 认识青春期,了解性知识；

2. 学会控制情绪与行为；

3. 培养兴趣,拓展潜力；

4. 培养独立意识,会学和睦相处；

5. 尊重他人,增强自信；

6. 提供青春期心理健康教育资源。

(三)妊娠期心理健康维护的要点

1. 认识妊娠期,了解胎儿保健知识；

2. 学会控制情绪与行为；

3. 培养兴趣,提高抗压能力；

4. 与他人交流,分享自身感受；

5. 按时作息,合理营养；

6. 提供妊娠期心理健康教育资源。

(四)更年期心理健康维护要点

1. 认识更年期,了解更年期保健知识；

2. 学会控制情绪与行为；

3. 培养兴趣,提高抗压能力；

4. 鼓励交流,参与社交活动；

5. 积极锻炼,防病治病；

6. 提供更年期心理健康教育资源。

(五)老年期心理健康维护要点

1. 认识老年期,了解老年期保健知识；

2. 培养兴趣,老有所学；

3. 鼓励交流,参与社会活动；

4. 勤于锻炼,防治慢病；

5. 积极劳作,科学健脑；

6. 提供老年期心理健康教育资源。

(陶 明 密忠祥)

第十章 中医养生学基础知识

第一节 概 述

一、基本概念

中医学以中国古代阴阳五行学说作为理论基础,将人体看成是气、形、神的统一体,通过望、闻、问、切,四诊合参的方法,探求病因、病性、病位,分析病机及人体内五脏六腑、经络关节、气血津液的变化,判断邪正消长,进而以辨证论治为原则,制定"汗、吐、下、和、温、清、补、消"等治法,使用中药、针灸、推拿按摩、拔罐、气功、食疗等多种治疗手段,使人体达到阴阳调和而康复。

中医养生学是中医学的学科分支,它是在中医理论指导下,研究中医的养生保健思想和原则,运用中医的方法手段,实现预防疾病、保障和促进人体健康的一门学科。

"治未病",源于《黄帝内经》。《素问·四气调神大论》指出:"圣人不治已病治未病,不治已乱治未乱……夫病已成而后药之,乱已成而后治之,譬犹渴而穿井,斗而铸锥,不亦晚乎!"强调了"防患于未然"的重要性。所谓治未病,包括"未病先防"、"已病防变"、"瘥后防复"三方面内容,与现代医学的三级预防不谋而合。"未病先防"即一级预防,"已病防变"即二级预防,"瘥后防复"同于三级预防。这三方面内容贯穿于中医防病保健的整个过程之中,成为确立和采取各种预防措施和预防方法的指导原则。

二、基础理论

(一)阴阳学说

阴阳最初是指日光的向背,向日光为阳,背日光为阴。后来人们逐渐发现：有阳光的地方相对明亮，没有阳光的地方相对黑暗；阳光照射到的地方相对温暖，阳光照射不到的地方相对寒凉；太阳出来有阳光照射时就是白天，太阳落下无阳光照射时就是黑夜。随着人们对这两类自然现象观察的不断深入，阴阳的内涵也就不断扩展，逐渐增加了暗和明、寒和热、夜和昼、静和动等属性。阴阳就变为对自然界相互关联的某些事物和现象对立双方属性的概括。随着认识的不断深化，古人不但认识到事物内部存在着阴阳两种既对立又关联的势力，而且认识到阴阳两种势力的运动变化、相互作用是推动事物发生、发展和变化的根源。例如一年四时的更替就是"阴阳消长"和"阴阳转化"运动变化的结果。于是，阴阳就成为中国古代认识和阐释天地万物发生、发展和变化的一对哲学范畴。

只有既对立又关联的事物或现象，才能根据各自属性的不同而分别归属于阴和阳。一般来说，凡是静止的、内守的、下降的、有形的、寒凉的、晦暗的、抑制的都归属于阴，运动的、外向的、上升的、无形的、温热的、明亮的、兴奋的都归属于阳。如以水火为例，水性趋下而寒，归属于阴，火性趋上而热，归属于阳（表 10-1）。

表 10-1   事物或现象阴阳属性归类表

属性	空间	时间	季节	亮度	温度	湿度	重量	性状	运动状态
阳	天、上、南、外	昼	春夏	明	温热	燥	轻	清	动、升、兴奋、亢进
阴	地、下、北、内	夜	秋冬	暗	寒凉	湿	重	浊	静、降、抑制、衰退

必须指出的是，事物或现象阴阳属性的划分是相对的，因为阴阳之中复有阴阳，即所谓阴中有阳，阳中有阴。例如就白天和夜晚而言，白天为阳，夜晚为阴。白天和夜晚又可以再分阴阳，即白天的上午为阳中之阳，下午为阳中之阴；夜晚的上半夜为阴中之阴，下半夜为阴中之阳。

总体而言，阴阳是宇宙中相互关联的事物或现象对立双方属性的概括。阴阳之间存在各种交互作用，包括对立制约、互根互用、消长、转化。

阴阳对立制约：从阴阳的概念可知，阴阳双方是对立的，属性是相反的，例如寒和热、静和动等。阴阳双方的对立，可以表现为相互抑制、相互约束，即相互制约。如寒可以除热，热可以驱寒，这就是阴阳对立制约关系的具体体现。阴阳双方相互对立制约，对维持阴阳之间的动态平衡具有重要作用。例如春、夏、秋、冬四季有温、热、凉、寒的气候变化，春夏气候的温热与秋冬气候的凉寒是对立的。春夏之所以温热，是因为春夏之阳气上升抑制了秋冬凉寒之气的缘故；秋冬之所以凉寒，是因为秋冬之阴气上升抑制了春夏温热之气的缘故。正是由于温热与凉寒相互对立制约，从而维持了一年四季自然气候的正常变化。反之，阴阳双方对立制约关系失调,阴阳之间的动态平衡就会遭到破坏,表现在四季气候上就可以出现春夏不温热、秋冬不凉寒的反常变化。

阴阳互根互用:阴阳双方既对立又关联,任何一方都不能脱离另一方单独存在。阳依存于阴,阴依存于阳,每一方都以其相对的另一方的存在作为自己存在的前提和条件。阴阳之间的这种互相依存、互为根本的关系,就是阴阳互根。例如上属阳,下属阴。没有上,也就无所谓下;没有下,也就无所谓上。上和下各以对方的存在作为自己存在的基础,二者之间是互根的。相互依存的阴阳双方可以表现为相互资生和助长的关系,这就是阴阳互用。例如气无形而属阳,血有形而属阴。中医学认为,气能生血,血能养气,气和血之间存在着相互资生和助长的关系。临床上治疗血虚的病变,时常在使用补血药的基础上配合补气药,就是源于阴阳互用的理论。如果阴阳双方互根互用关系失调,就会出现"孤阴不生,独阳不长"的异常变化。

阴阳消长:对立互根的阴阳双方不是静止不变的,而是处于不断的消减和增长的变化之中,这就是阴阳消长。阴阳为什么会消长变化? 其根本原因在于阴阳双方存在着对立制约和互根互用的关系。由于阴阳双方具有对立制约的关系,所以阴阳之间可以出现某一方增长而另一方消减,某一方消减而另一方增长的互为消长变化。例如从冬到春至夏,气候从寒转温变热,这就是"阳长阴消";而从夏到秋至冬,气候从热转凉变寒,这就是"阴长阳消"。由于阴阳双方又具有互根互用的关系,所以阴阳之间可以出现某一方增长而另一方也增长,某一方消减而另一方也消减的皆长皆消变化。例如精有形而属阴,气无形而属阳。大家都有这样的体会,人在饥饿时会没有力气,这是因为水谷之精不足,不能化生人体之气的缘故,此属阴阳皆消变化;反之,补充了水谷,人就会感到有力气,这是因为水谷之精充足而能化生人体之气的缘故,此属阴阳皆长变化。阴阳消长在一定范围变动,没有超越正常的限度,就是阴阳平衡。由此可见,阴阳之间的平衡,不是静止的和绝对的平衡,而是相对的和动态的平衡,这是因为对立制约、互根互用的阴阳双方并不是处于静止不变的状态,而是处于不断的消长变化之中。如果阴阳双方的消长变化超越了正常的限度,即为阴阳失衡,事物的生生化化就会受到影响。

阴阳转化:阴阳转化是指事物的总体属性在一定的条件下可以向其相反的方向转化,即属阴的事物可以转化为属阳的事物,属阳的事物也可以转化为属阴的事物。例如属阳的白天可以转化为属阴的黑夜,属阴的黑夜也可以转化为属阳的白天,这就是阴阳转化的具体体现。阴阳转化是在阴阳消长的基础上产生的,即阴阳双方的消长变化发展到一定阶段,事物内部阴和阳的比例发生了颠倒,则该事物的属性就会发生转化。因此,在事物的发展变化过程中,如果说阴阳消长是一个量变的过程,那么阴阳转化就是在量变基础上的质变。阴阳相互转化必须具备一定的条件,一般发生在事物发展变化的"物极"阶段,即所谓"物极必反"。例如从一年四季气候变迁来看,由春温发展到夏热之极点,就是向凉寒转化的起点;秋凉发展到冬寒之极点,就是向温热转化的起点。

综上所述,阴阳对立制约、互根互用、消长和转化是从不同的角度来说明阴和阳之间的相互关系及其运动变化规律,它们之间并不是孤立的、静止不变的,而是相互联系、互相影响的。阴阳转化是在阴阳消长的基础上产生的,而阴阳消长又是以阴阳对立制约、互根互用为前提和条件。

(二)五行学说

五行最初的含义与"五材"有关,是指木、火、土、金、水五种基本物质。由于人们在生产和生活中经常接触这五种物质,逐渐对它们的特性有了一定的认识:木的特性是"曲直",火的特性是"炎上",土的特性是"稼穑",金的特性是"从革",水的特性是"润下"。同时,逐渐认识到木、火、土、金、水之间并非孤立的、静止的,而是处于相生、相克的运动变化之中。此时的五行已从木、火、土、金、水五种具体物质中抽象出来,上升为哲学的理性概念。五行即指木、火、土、金、水五种物质及其运动变化。古人时常以木、火、土、金、水五种物质的特性及其相生、相克规律来认识和阐释自然万物及其运动变化规律(表 10-2)。

表 10-2　事物五行属性归类简表

自然界						五行	人体					
五味	五色	五化	五气	五方	五季		五脏	五腑	五官	五体	五志	五液
酸	青	生	风	东	春	木	肝	胆	目	筋	怒	泪
苦	赤	长	暑	南	夏	火	心	小肠	舌	脉	喜	汗
甘	黄	化	湿	中	长夏	土	脾	胃	口	肉	思	涎
辛	白	收	燥	西	秋	金	肺	大肠	鼻	皮毛	悲	涕
咸	黑	藏	寒	北	冬	水	肾	膀胱	耳	骨	恐	唾

五行的交互作用包括:相生、相克、制化、相乘相侮、母子相及。

(三)藏象学说

藏象学说,是研究人体脏腑组织器官生理功能、病理变化及相互关系的学说。藏,是指隐藏于体内的脏腑。象,其义有二:一指形象、形态,即脏腑的解剖形态;二指征象,即表现于外的生理病理现象。藏象是人体系统现象与本质的统一体,是人体脏腑的生理活动及病理变化反映于外的征象。

脏腑，是人体五脏（心、肺、脾、肝、肾）、六腑（胆、胃、大肠、小肠、膀胱、三焦）和奇恒之腑（脑、髓、骨、脉、胆、女子胞）的总称。心、肺、脾、肝、肾合称五脏。从形象上看，五脏属于实体性器官；从功能上看，五脏主"藏精气"，即生化和贮藏气血、津液、精气等精微物质，主持复杂的生命活动。胆、胃、大肠、小肠、膀胱、三焦合称六腑。从形象上看，六腑属于管腔性器官；从功能上看指，六腑主"传化物"，即受纳和腐熟水谷，传化和排泄糟粕，主要对饮食物起消化、吸收、输送、排泄的作用。脑、髓、骨、脉、胆、女子胞六者合称奇恒之府。奇者异也，恒者常也。奇恒之腑，形多中空，与腑相近，内藏精气，又类于脏，似脏非脏，似腑非腑，故称之为"奇恒之腑"。

中医学对于人体有其独特的理解。心、肺、脾、肝、肾，这些看似熟悉的脏腑名称，虽与现代人体解剖学的脏器名称相同，但在中医学中，它们并不是一个单纯的解剖学概念，而是基于解剖又非解剖，概括了人体某一系统的生理功能。如在中医学的概念中，"脾"，相当于现代医学的脾以及胰腺、胃肠，甚至于整个消化系统。此外，还包括人体的肌肉、口唇、脾经，以及自然界的中央、土、长夏季节和"化"等各方面的内涵。另外，对于心脏，现代医学的认知习惯和思维方式认为它就是一个泵血器官，而中医学却认为"心"是君主之管，主持人体神明。

（四）经络学说

经络是经脉和络脉的总称。经络是人体运行气血、联络脏腑形体官窍、沟通上下内外的通道。针灸、推拿及刮痧，无不依靠调节经络的作用而获得效果。

人体经络系统由经脉、络脉及其连属部分组成。经，又称经脉，有路径之意。经脉贯通上下，沟通内外，是经络系统中纵行的主干，大多循行于人体的深部，且有一定的循行部位。络，又称络脉，有网络之意。络脉是经脉别出的分支，较经脉细小。络脉纵横交错，网络全身，无处不至。

经脉是经络系统的主干，包括十二经脉、奇经八脉和十二经别三大类。十二经脉是经络系统纵行的主干，大多循行于人体深部，有确定的循行路径，包括：手三阴经（手太阴肺经、手厥阴心包经、手少阴心经）、手三阳经（手阳明大肠经、手少阳三焦经、手太阳小肠经）、足三阳经（足阳明胃经、足少阳胆经、足太阳膀胱经）、足三阴经（足太阴脾经、足厥阴肝经、足少阴肾经）。奇经八脉，即督脉、任脉、冲脉、带脉、阴跷脉、阳跷脉、阴维脉、阳维脉，有统率、联络和调节全身气血盛衰的作用。十二经别是十二经脉别出的正经，它们分别起于四肢，循行于体内，联系脏腑，上出颈项浅部。十二经别不仅可以加强十二经脉中相为表里的两经之间的联系，而且因其联系了某些正经未循行到的器官与形体部位,从而补充了正经之不足。

络脉是经脉的分支,循行于较浅部位,网络全身,无处不至。有别络、浮络、孙络之分。别络有加强十二经脉中表里两经在体表的联系和渗灌气血的作用。浮络是循行于人体浅表部位,且常浮现的络脉,主要作用是输布气血以濡养全身。孙络是最细小的络脉。

经络系统在生理、病理和防治疾病方面有很重要的作用,包括:①联系作用:将人体各个脏腑组织器官有机地联系起来,构成表里、上下彼此之间紧密联系、协调共济地统一体;②感应作用:经络是人体各组成部分之间地信息传导网,当肌表受到某种刺激时,刺激量就沿着经脉传于体内有关脏腑,使该脏腑的功能发生变化,从而达到疏通气血和调整脏腑功能的目的;③濡养作用:气血通过经络循环贯注而通达全身,发挥其营养脏腑组织器官、抗御外邪保卫机体的作用;④调节作用,经络能运行气血和协调阴阳,使人体机能活动保持相对的平衡。当人体发生疾病时,出现气血不和及阴阳偏胜偏衰的证侯,可运用针灸等治法激发经络的调节作用。

(五)气血津液

气是构成人体的最基本物质,也是维持人体生命活动的最基本物质。气的生成源于三个方面:一为先天精气,来自于父母。脏腑定位在肾。二是后天水谷之气,乃消化吸收之物质。脏腑定位在脾胃。三是自然界清气,由呼吸而入,脏腑定位在肺。气的运动中医称为"气机"。有"升、降、出、入"四种运动形式。气在不同脏腑有不同的表现形式。气流布全身各处,走到脏腑就叫脏腑之气,至血脉内外则称营卫之气,至经络则称经络之气等。气有推动、温煦、防御、固摄、气化等作用。人体的气可分为元气、宗气、营气、卫气。气的"升降出入"运动失常,称为"气机不调"。其表现形式有气滞、气郁、气逆、气陷、气脱、气闭等。

血是运行于脉中,循环流注于全身,具有营养和滋润作用的红色液体,是构成人体和维持人体生命活动的基本物质之一。血液具有濡养滋润全身脏腑组织的作用。血盛则形盛,血衰则形萎,血败则形坏。血的濡养作用还可以从面色、肌肉、皮肤、毛发等方面反映出来。血液是神志活动的主要物质基础。血液供给充足,则神志活动正常。无论何种原因形成的血虚或运行失常,均可以出现不同程度的神志症状。心血虚、肝血虚常有惊悸、失眠、多梦等不安的表现,失血甚者还可出现烦躁、恍惚、昏迷等甚至失常的改变。

津液,是机体一切正常水液的总称,包括各脏腑形体官窍的内在液体及其正常分泌物,如胃液、肠液、唾液、关节液等。津液以水分为主体,含有大量的营养物质,是构成人体和维持生命活动的基本物质之一。

(六) 发病与病因

发病,是指疾病的发生。中医学认为发病是正气与邪气斗争的过程。中医学把人体本身对外界致病因素的防御能力称为正气,将致病因素称为邪气。人体之所以能发生疾病,其原因不外乎正邪两方面的斗争,邪正斗争的胜负决定发病与不发病。

正气不足是疾病发生的内在原因,有的人体格强壮,不易生病,即便生病,也易康复。这些人在中医看来是正气充足之人,说明脏腑功能活动正常,气血充足,阴阳平衡。正气充足,能够抵御邪气入侵,不易发病;即使发病,也能较好的祛除病邪,调节阴阳,即所谓"正气存内,邪不可干"。总之,只有在人体正气相对虚弱,抵御邪气入侵能力减退情况下,邪气才能成功侵入,破坏人体阴阳平衡,从而发生疾病。

邪气是发病的重要条件。什么是邪气? 邪气,即"病因",大致可分四类,即外感病因、内伤病因、病理产物及其他。外感病因,是指引发外感疾病的致病因素,其来源于自然界,多从肌表、口鼻入侵机体。外感病因主要包括六淫和疠气两类。六淫是风、寒、暑、湿、燥、火六种外感病邪的总称。正常情况下,自然界存在六种不同的气候变化,即风、寒、暑、湿、燥、火(热),称为"六气"。这种正常的气候变化,是万物生长的条件,对于人体是无害的,人体通过自身的调节与之相适应。所以,正常的"六气"一般不会使人发病。当六种气候变化超过了一定的限度,就可能导致疾病的发生。此时的"六气"就成为致病的邪气,称为"六淫,如春季多风病,夏季多暑病,长夏多湿病,秋季多燥病,冬季多寒病。疠气是一类具有强烈传染性的外感病邪,又称毒气、疫毒等,相当于西医的病毒、病原微生物等。疠气所致病症,称为疫疠、疫病,如 SARS、鼠疫、霍乱、痄腮(腮腺炎)等。

内伤病因,是指内伤致病因素,主要包括七情内伤,饮食失宜、劳逸失度等。这些病因在人们的精神、饮食、劳逸等活动中,导致脏腑气血阴阳失调而产生疾病。七情,是指喜、怒、忧、思、悲、恐、惊七种正常的情志活动,是机体对外界环境刺激的不同情绪反应,一般不会使人发病。但当强烈持久的情志刺激,超越了人体的适应能力,影响了脏腑之气的升降出入,则可致病。如过度愤怒可导致肝气上冲,思虑过度可导致心脾气虚等。饮食是人体后天生命活动所需营养物质的重要来源,若饮食不当,可成为病因而影响人体的生理功能,导致脏腑功能失调或正气损伤而发生疾病。饮食失宜,包括饮食不节、饮食不洁、饮食偏嗜三类。饮食失宜对人体的伤害,除损伤脾胃运化功能外,还可导致食积、聚湿、化热、生痰、气血不足等病变。劳逸,包括过度劳累和过度安逸两个方面。正常的劳动有利于气血畅通,可增强体质。必要的休息可消除疲劳,恢复体力和脑力,不会使人生病。如果劳逸失度,或长时间过于劳累,或过于安逸静养,都不利于健康,均可导致脏腑经络及气血津液的失常而引发疾病。如"久立伤骨,久行伤筋","久视伤血","久卧伤气,久坐伤肉"等。

病理产物性病因,是指六淫七情等致病因素在引起疾病发生的过程中,形成的痰饮、瘀血、结石等病理产物。这些产物形成后又能反过来作用于人体,干扰机体的正常功能,加重病理变化,或引起新的病变。如痰饮,是水液代谢障碍所形成的病理产物,"百病多由痰作祟"。凡是与津液代谢密切相关的脏腑功能失调,均可以导致痰饮的形成。而痰饮形成后,又会影响气的运动,阻滞津液的正常运行,导致脏腑功能失常,从而产生多种疾病,甚至很多疑难杂症。

其他病因,除外感、内伤、病理产物性病因外,还有外伤、寄生虫、胎传、毒邪和药邪等致病因素,皆能损伤皮肉筋骨和脏腑气血,形成各种病症。

(七)辨证论治

辨证论治,又称辨证施治。是中医认识疾病和治疗疾病的基本原则,是中医学对疾病特有的一种研究和处理方法。所谓辨证,就是根据望、闻、问、切四诊所收集的资料,通过分析、综合,辨清疾病的病因、性质、部位,以及邪正之间的关系,概括、判断 为某种性质的证。论治又称施治,是根据辨证的结果,确定相应的治疗方法。辨证和论治是诊治疾病过程中相互联系不可分离的两部分。辨证是决定治疗的前提和依据,论治是治疗的手段和方法。通过论治的效果可以检验辨证的正确与否。 中医临床认识和治疗疾病,既辨病又辨证,但主要着眼于"证"的区别上。例如,感冒是一种疾病,临床可见恶寒、发热、头身疼痛等症状,但由于引发疾病的原因和机体反应性有所不同,又表现为风寒感冒、风热感冒、暑湿感冒等不同的证型。辨清了感冒属于何种证型后,中医分别采用辛温解表、辛凉解表或清暑祛湿解表等治疗方法给予治疗。

1. 辨证　通过"四诊",即望诊、闻诊、问诊、切诊,获取病情资料,进而以中医理论进行分析、辨别和综合,明确病证。

(1)望诊:即观察神、色、形、态,以及身体局部、分泌物、排泄物的外观,其中以望面部和望舌为重点。望面色一般为:面色白主虚、寒,赤主热,黄主脾虚、湿困,青主瘀、寒、痛,黑主肾虚、寒、水、瘀。 望舌即中医的舌诊,主要是观察舌质和舌苔两个方面的变化。舌质,又称舌体,是舌的肌肉脉络组织。舌苔,是舌体上附着的一层苔状物,由胃气所生。中医认为,舌质淡红,舌苔薄白为正常。舌质淡白主寒、虚,红绛主热,青紫主寒凝血瘀;白苔主寒证、表证,黄苔 主热证、里证等。

（2）闻诊:包括耳闻和鼻嗅。

（3）问诊:是获取病情资料的主要途径。其内容常概括为"十问歌",即:一问寒热二问汗,三问头身四问便,五问饮食六问胸,七聋八渴俱当辨,九问旧病十问因,再兼服药参 机变;妇女尤必问经期,迟速闭崩皆可见。

（4）切诊:现在分为脉诊和按诊,但古代中医中主要是指切脉。切脉的部位,一般在手太阴肺经的寸口,即现代解剖中桡骨茎突内侧桡动脉所在部位。每侧寸口又分寸、关、尺三部,两手合而为六部脉,不同部位,对应不同脏腑,称为"三部九候"。中医脉象名目繁 多,除"平脉",即正常脉象外,对病脉现常归纳为"28 脉",即:浮、沉、迟、数、洪、细、微、散、虚、实、滑、涩、长、短、弦、芤、紧、缓、革、牢、弱、濡、伏、动、促、结、代、疾。诊脉时,患者一般取坐位或正卧位。患者手臂放平和心脏近于同一水平,直腕,手心向上,并在腕关节背侧垫上布枕。如患者取坐位,则医生和患者侧向坐,用左手按诊患者 的右手,用右手按诊患者的左手。诊脉下指时,首先用中指按在掌后高骨内侧关脉部位,接着用食指按关前的寸脉部位,无名指按关后的尺脉部位,三指应呈弓形,指头平齐,以指腹按触脉体。布指的疏密要和患者的身长相适应,身高臂长者,布指宜疏,身矮臂短者,布指宜密。部位取准之后,三指平布同时用力按脉,称为总按。为了重点地体会某一部脉象,也可用一指单按其中一部脉象,如诊寸脉时,微微提起中指和无名指;诊关脉则微提食指和无名指;诊尺脉,则微提食指和中指,临床上总按、单按常配合使用。

临床常用的辨证方法主要有八纲辨证、气血津液辨证、脏腑辨证、六经辨证、卫气营血辨证、三焦辨证、经络辨证。

2. 论治　以辨证为前提和基础,在获得对疾病的本质认识之后,确立治疗疾病时所必须遵循的基本治则及治法,从而达到祛除疾病的目的。基本治则主要包括扶正祛邪、调整阴阳、治病求本三个方面内容。治法从属于治则,是具体的治疗方法及措施,具体而又针对性。如"扶正",是指扶助正气,增强体质,提高机体的生理功能及抗邪防病能力的一种治则,适用于各种虚证,具体方法包括益气、养血、滋阴、补阳、填精、补津等。在具体治疗手段上,除内服汤药外,还有针灸、推拿、气功、食疗、形体锻炼、精神调摄等。"祛邪",即祛除邪气,消除体内病邪及其病理产物的侵袭和损害,抑制亢奋有余的病理反应,使邪去正安的一种治则,适用于"邪气盛则实"的各种实证,具体方法包括发汗、清热、攻下、消导、化痰、活血、散寒、解毒、涌吐、祛湿等。

第二节　常用养生保健方法

在中医理论指导下,养生学吸取各派精华,形成了一系列的养生方法。如因人调养,根据不同体质制定个性化养生保健方案;因时调养,根据四时气候变化,顺时调养;饮食保健,强调食养、食节、食忌、食禁等;传统运动养生更是功种繁多,如太极拳、八段锦、易筋经、五禽戏、六字诀等;经络保健,包括艾灸、按摩、推拿、拔火罐等,方便易行,效果显著;药物保健则注意药养、药治、药忌、药禁等;还有起居调养、娱乐养生、精神养生等。因篇幅有限,本文仅对常见方法展开阐述。

(一)体质调护

中医体质学认为,体质现象作为人类生命活动的一种重要表现形式,与健康和疾病密切相关。体质决定了我们的健康,决定了我们对某些疾病的易感性,也决定了患病之后的反应形式以及治疗效果和预后转归。为此,应用中医体质分类理论,根据不同体质类型的反应状态和特点,辨识体质类型,采取分类管理的方法、"因人制宜"制定防治原则,选择相应的预防、治疗、养生方法进行体质调护,对实现个性化的、有针对性的预防保健具有重要意义。

体质辨识以中医体质分类为基础。中医体质分类是根据人群中的个体各自不同的形态结构、生理功能、心理状态等方面的特征,按照一定的标准,采用一定的方法,通过整理、分析、归纳,分成若干类型。中医体质学者经过近30年的研究,根据人体形态结构、生理功能、心理特点及反应状态,将中医体质分为平和质、气虚质、阳虚质、阴虚质、痰湿质、湿热质、血瘀质、气郁质、特禀质九个类型,平和质之外的8种体质类型均为偏颇体质,并制定了《中医体质分类与判定》标准。该标准已纳入卫生部《国家基本公共卫生服务规范(2009年版)》,进入国家公共卫生体系。具体体质分类如下:

1. 平和质(A型)

总体特征:阴阳气血调和,以体态适中、面色红润、精力充沛等为主要特征。

形体特征:体形匀称健壮。

常见表现:面色、肤色润泽,头发稠密有光泽,目光有神,鼻色明润,嗅觉通利,唇色红润,不易疲劳,精力充沛,耐受寒热,睡眠良好,胃纳佳,二便正常,舌色淡红,苔薄白,脉和缓有力。

心理特征:性格随和开朗。

发病倾向：平素患病较少。

对外界环境适应能力：对自然环境和社会环境适应能力较强。

2. 气虚质（B型）

总体特征：元气不足，以疲乏、气短、自汗等气虚表现为主要特征。

形体特征：肌肉松软不实。

常见表现：平素语音低弱，气短懒言，容易疲乏，精神不振，易出汗，舌淡红，舌边有齿痕，脉弱。

心理特征：性格内向，不喜冒险。

发病倾向：易患感冒、内脏下垂等病；病后康复缓慢。

对外界环境适应能力：不耐受风、寒、暑、湿邪。

3. 阳虚质（C型）

总体特征：阳气不足，以畏寒怕冷、手足不温等虚寒表现为主要特征。

形体特征：肌肉松软不实。

常见表现：平素畏冷，手足不温，喜热饮食，精神不振，舌淡胖嫩，脉沉迟。

心理特征：性格多沉静、内向。

发病倾向：易患痰饮、肿胀、泄泻等病；感邪易从寒化。

对外界环境适应能力：耐夏不耐冬；易感风、寒、湿邪。

4. 阴虚质（D型）

总体特征：阴液亏少，以口燥咽干、手足心热等虚热表现为主要特征。

形体特征：体形偏瘦。

常见表现：手足心热，口燥咽干，鼻微干，喜冷饮，大便干燥，舌红少津，脉细数。

心理特征：性情急躁，外向好动，活泼。

发病倾向：易患虚劳、失精、不寐等病；感邪易从热化。

对外界环境适应能力：耐冬不耐夏；不耐受暑、热、燥邪。

5. 痰湿质（E型）

总体特征：痰湿凝聚，以形体肥胖、腹部肥满、口黏苔腻等痰湿表现为主要特征。

形体特征：体形肥胖，腹部肥满松软。

常见表现：面部皮肤油脂较多，多汗且黏，胸闷，痰多，口黏腻或甜，喜食肥甘甜黏，苔腻，脉滑。

心理特征：性格偏温和、稳重，多善于忍耐。

发病倾向：易患消渴、中风、胸痹等病。

对外界环境适应能力：对梅雨季节及湿重环境适应能力差。

6. 湿热质（F型）

总体特征：湿热内蕴，以面垢油光、口苦、苔黄腻等湿热表现为主要特征。

形体特征：形体中等或偏瘦。

常见表现：面垢油光，易生痤疮，口苦口干，身重困倦，大便黏滞不畅或燥结，小便短黄，男性易阴囊潮湿，女性易带下增多，舌质偏红，苔黄腻，脉滑数。

心理特征：容易心烦急躁。

发病倾向：易患疮疖、黄疸、热淋等病。

对外界环境适应能力：对夏末秋初湿热气候，湿重或气温偏高环境较难适应。

7. 血瘀质（G型）

总体特征：血行不畅，以肤色晦黯、舌质紫黯等血瘀表现为主要特征。

形体特征：胖瘦均见。

常见表现：肤色晦黯，色素沉着，容易出现瘀斑，口唇黯淡，舌黯或有瘀点，舌下络脉紫黯或增粗，脉涩。

心理特征：易烦，健忘。

发病倾向：易患癥瘕及痛证、血证等。

对外界环境适应能力：不耐受寒邪。

8. 气郁质（H型）

总体特征：气机郁滞，以神情抑郁、忧虑脆弱等气郁表现为主要特征。

形体特征：形体瘦者为多。

常见表现：神情抑郁，情感脆弱，烦闷不乐，舌淡红，苔薄白，脉弦。

心理特征：性格内向不稳定、敏感多虑。

发病倾向：易患脏躁、梅核气、百合病及郁证等。

对外界环境适应能力：对精神刺激适应能力较差；不适应阴雨天气。

9. 特禀质（I型）

总体特征：先天失常，以生理缺陷、过敏反应等为主要特征。

形体特征：过敏体质者一般无特殊；先天禀赋异常者或有畸形，或有生理缺陷。

常见表现：过敏体质者常见哮喘、风团、咽痒、鼻塞、喷嚏等；患遗传性疾病者有垂直遗传、先天性、家族性特征；患胎传性疾病者具有母体影响胎儿个体生长发育及相关疾病特征。

心理特征：随禀质不同情况各异。

发病倾向：过敏体质者易患哮喘、荨麻疹、花粉症及药物过敏等；遗传性疾病如血友病、先天愚型等;胎传性疾病如五迟(立迟、行迟、发迟、齿迟和语迟)、五软(头软、项软、手足软、肌肉软、口软)、解颅、胎惊等。

对外界环境适应能力:适应能力差,如过敏体质者对易致过敏季节适应能力差,易引发宿疾。

(二) 饮食养生

饮食养生,简称"食养",是指在中医理论指导下,合理地摄取食物,以营养机体、维持健康、保健强身、延年益寿的活动。"食养"一词,较早见于《黄帝内经》。《素问·五常政大论》说:"谷肉果菜,食养尽之。"

食物之所以能够养生治病,是由它们自身具有一定的性能所决定的。这些性能是古代医家在长期实践中,对食物的认识积累而加以概论和总结出来的,它与阴阳、脏腑、经络、治疗等中医基础理论紧密的结合在一起。食物的性能主要有性、味、归经、升降浮沉等几方面内容。

"性"是指食物具有寒、凉、温、热四种性质,中医称为"四性"或"四气"。食物的四气属性,是古人根据食物作用于人体所产生的反应归纳总结出来的。凡适用于热性体质或病证的食物,就属于寒凉性食物。如西瓜可用于热病烦渴,鸭梨可用于咳嗽、咯黄痰,表明这两种食物具有寒凉之性。反之,凡适用于寒性体质或病证的食物,则属于温性或热性食物。如干姜可用于畏寒腹痛,生姜、葱白用于风寒感冒等,表明其具有温热之性。

"味"是指辛、甘、苦、酸、咸五种基本的滋味。此外,还有涩味和淡味。但一般统称为五味。五味的确定,一方面是通过由口尝而得,它是食物真实味道的反映。如糖甜,具有甘味;蒜辣,具有辛味;醋有酸味;苦菜有苦味。另一方面是通过食物作用于人体的反应而总结出来的,因此具有相同的味的食物通常有共同的作用。《本草备要》记载,"酸者能涩能收,苦者能泻能燥能坚,甘者能补能缓,辛者能散能润能横行,咸者能下能软坚,淡者能利窍能渗泄,此五味之用也。"概括而言,辛散、酸收、甘缓、苦坚、咸软。如葱白味辛,具有发散行气的作用,可用于外感表证;石榴味涩,能收敛固涩,可用于泻痢下血。

归经是食物对机体某部分的选择性作用,即主要对于某脏腑及其经络发生明显的作用,而对其他经则作用较小或没有作用。如,鸭梨和西瓜,同属寒性食物,虽然都有清热作用,但由于归经不同,鸭梨偏于清肺热,西瓜偏于清胃热。又如莲子和干贝,同属于补益之品,莲子善补心,干贝则补肾。因此,在应用食物进行调养的时候,应将其多种性能结合起来综合考虑,有针对性地选择适宜的饮食。

此外,饮食养生,大要有四:一要"和五味",即食不可偏,要合理配膳,全面营养;二要"有节制",即不可过饱,亦不可过饥,食量适中,方能收到养生的效果;三要注意饮食卫生,防止病从口入;四要因时因人而宜。

(三) 传统运动

运用传统的体育运动方式进行锻炼,以活动筋骨,调节气息,静心宁神来畅达经络,疏通气血,和调脏腑,达到增强体质,益寿延年的目的,这种养生方法称为运动养生,又称为传统健身术。"动则不定"是我们中华民族养生、健身的传统观点。早在数千年以前,体育运动就已经被做为健身、防病的重要手段之一而广为运用。

传统养生运动的特点,归纳起来,大要有三:

(1) 以祖国医学理论指导养生运动。无论哪一种传统运动方法,都是以中医的阴阳、脏腑、气血、经络等理论为基础,以养精、练气、调神为运动的基本要点,以动形为基本锻炼形式,用阴阳理论指导运动的虚、实、动、静;用开阖升降指导运动的屈伸、俯仰;用整体观念说明运动健身中形、神、气、血、表、里的协调统一。所以,传统运动的每一招式,都是与中医理论密切相关。

(2) 注重意守、调息和动形的协调统一。强调意念,呼吸和躯体运动的配合,即所谓意守、调息、动形的统一。意守指意念专注;调息指呼吸调节;动形指形体运动,统一是指三者之间的协调配合,要达到形、神一致,意、气相随,形、气相感,使形体内外和谐,动、静得宜,方能起到养生、健身的作用。

(3) 融导引、气功、武术、医理为一体。传统的养生运动是我国劳动人民智慧的结晶。千百年来,人们在养生实践中总结出许多宝贵的经验,使运动养生不断地得到充实和发展,形成了融导引、气功、武术、医理为一体的具有中华民族特色的养生方法。源于导引气功的功法有:五禽戏、八段锦等;源于武术的功法有:太极拳、太极剑等。然而,无论哪种功法,运用到预防保健方面,则都讲求调息、意守、动形,都是以畅通气血经络、活动筋骨、和调脏腑为目的。融诸家之长为一体,则是养生运动的一大特点。

运动养生是通过锻炼以达到健身的目的,因此,要注意掌握运动量的大小。运动量太小则达不到锻炼目的,起不到健身作用;太大则超过了机体耐受的限度,反而会使身体因过劳而受损。但是,锻炼身体并非一朝一夕的事,要经常而不间断。只有持之以恒、坚持不懈,才能收到健身效果,三天打鱼两天晒网是不会达到锻炼目的。运动养生不仅是身体的锻炼,也是意志和毅力的锻炼。

目前,国家体育总局普及推广的传统健身运动包括:太极拳、易筋经、五禽戏、六字诀、八段锦。现将以杨氏太极拳改编的"简化太极拳"的招式介绍如下。

"太极拳二十四式",其各式名称为:

① 起势;

② 左右野马分鬃;

③ 白鹤亮翅;

④ 左右搂膝拗步;

⑤ 手挥琵琶;

⑥ 左右倒卷肱;

⑦ 左揽雀尾;

⑧ 右揽雀尾;

⑨ 单鞭;

⑩ 云手;单鞭;高 探马;右蹬脚;双峰贯耳;转身左蹬脚;左下势独立;右下势独立;左右穿梭;海底针;闪通臂;转身搬拦捶;如封似闭;十字手;收势。

太极拳练功要领如下:

1. **神静、意导**　练习太极拳,要始终保持神静,排除思想杂念,使头脑静下来,全神贯注,用意识指导动作。神静才能以意导气,气血才能周流。

2. **含胸拔背、气沉丹田**　含胸,即胸略内涵而不挺直;拔背,即指脊背的伸展。能含胸则自能拔背,使气沉于丹田。

3. **沉肩坠肘、体松**　身体宜放松,不得紧张,故上要沉肩坠肘,下要松胯松腰。肩松而下垂即是沉肩;肘松而下坠即是坠肘;腰胯要松,不宜僵直板滞。体松则经脉畅达,气血周流。

4. **全身协调、浑然一体**　太极拳要求根在于脚,发于腿,主宰于腰,形于手指,只有手、足、腰协调一致,浑然一体,方可上下相随,流畅自然。外动于形,内动于气,神为主帅,身为驱使,内外相合,则能达到意到、形到、气到的效果。

5. **以腰为轴**　太极拳中,腰是各种动作的中轴,宜始终保持中正直立,虚实变化皆由腰转动,故腰宜松、宜正直,腰松则两腿有力,正直则重心稳固。

6. **连绵自如**　太极拳动作要轻柔自然,连绵不断,不得用僵硬之拙劲、宜用意不用力。动作连绵,则气流通畅;轻柔自然,则意气相合,百脉周流。

7. **呼吸均匀**　太极拳要求意、气、形的统一和协调,呼吸深长均匀十分重要,呼吸深长则动作轻柔。一般说来,吸气时,动作为合;呼气时,动作为开。呼吸均匀,气沉丹田,则必无血脉偾胀之弊。

(四) 经络保健

针、灸、推拿、穴位贴敷等是在经络学说指导下的重要中医治疗手段,同样也是中医养生学中的重要保健措施和方法。利用针、灸、推拿、穴位贴敷等进行保健强身,是中医养生法的特色之一。然而,由于针刺疗法需要具备相应执业资质才能实施,故在此仅介绍灸法、推拿法及贴敷法。

灸法、推拿、贴敷就是根据有关经络腧穴的理论,运用不同的方法调整经络气血,借以通达营卫,谐调脏腑,达到增强体质,防病治病的目的。而通于保健强身、益寿延年者,则属于养生范畴,称之为保健灸、推拿、贴敷。保健灸、推拿、贴敷,方法各有不同,但其基本点是相同的,都以中医经络学说为基础,以调整经络、刺激腧穴为基本手段,以激发营卫气血的运行,从而起到和阴阳、养脏腑的作用。

1. 保健灸　在身体某些特定穴位上施灸,以达到和气血、调经络、养脏腑、益寿延年的目的,这种养生方法称之为保健灸法。灸法一般多用艾灸。艾为温辛、阳热之药。其味苦、微温、无毒,主灸百病。是多年生菊科草本植物,灸用以陈旧者为佳。点燃后,热持久而深入,温热感直透肌肉深层,一经停止施灸,便无遗留感觉,这是其他物质所不及的。因而,艾是灸法理想的原料。

一般说来,针刺保健的常用穴位,大都可以用于保健灸法。如,常灸足三里,可健脾益胃,促进消化吸收,强壮身体,中老年人常灸足三里还可预防中风,具防老及强身作用。灸法:用艾条、艾炷灸均可,时间可掌握在5~10分钟。现代研究证明,灸足三里穴确可改善人的免疫功能,并对肠胃、心血管系统等有一定影响。

2. 推拿　古称“按蹻”,是我国传统的摄生保健方法之一。运用手和手指的技巧,推拿人体一定部位或穴位,从而达到预防、保健目的的养生方法,叫做保健推拿。保健推拿主要是通过对身体局部刺激,促进整体新陈代谢,从而调整人体各部分功能的协调统一,保持机体阴阳相对平衡,以增强机体的自然抗病能力。达到舒筋活血,健身、防病之效果。

较有代表性的保健推拿方法有如下:

(1)熨目:具体做法:两手相摩擦,搓热后,将手掌放于两眼之上,这就是熨眼。如此反复熨眼三次。然后,用食指、中指、无名指轻轻按压眼球,稍停片刻。做烫目,宜在黎明时分。功用:养晴明目,常做此法,可使眼睛明亮有神,而不生病痛。

(2)摩耳:具体做法:两手掌按压耳孔,再骤然放开,连续做十几次。然后,用双手拇指、食指循耳廓自上而下按摩20次。再用同样方法按摩耳垂 30 次,以耳部感觉发热为度。功用:常做此法,可增强听力,清脑醒神。

(3) 摩腹:具体做法:用手掌面按在腹上,先以顺时针方向,再以逆时针方向,各摩腹 20 次。立、卧均可。饭后,临睡前均可进行。功用:饭后摩腹,有助于消化吸收;临睡前摩腹,可健脾胃、助消化,并有安眠作用。

(4) 摩涌泉:具体做法:用左手拇指按摩右足涌泉穴;用右手按摩左足。按摩时,可反复摩搓 30~50 次,以足心感觉发热为度。此法适宜在临睡前或醒后进行。功用:常摩涌泉穴,具有调肝、健脾、安眠、强身的作用。

3. 穴位贴敷　古代又称天灸、自灸、冷灸,是祖国医学中一种独特的治疗方法。穴位贴敷是以中医经络学说为理论依据,把药物研成细末,用水、醋、酒、蛋清、蜂蜜、植物油、药液等调成糊状,或用呈凝固状的油脂(如凡士林等)、黄醋、枣泥制成软膏、丸剂或饼剂等,再直接贴敷穴位,用来治疗疾病的一种方法。

穴位贴敷在防病保健方面,有着广泛的应用,临床也有大量的报道,对于身体虚弱者的预防保健方面,临床常选用补肾健脾、疏肝养肺、益气活血、温经通络的药物,贴敷于关元、气海、背俞、足三里等具有强壮作用的穴位,起到增强人体正气,提高抗病能力,预防疾病的作用。

目前在"治未病"领域最常用的穴位贴敷方法为"三伏贴"。三伏贴,又叫"冬病夏治"穴位贴敷,是根据中医"天人相应"和"春夏养阳"理念,在三伏天期间,将药物敷贴到人体穴位,来预防和减轻疾病的传统中医外治疗法。该方法适用于在冬春之际容易反复发作或者遇寒冷刺激加重的慢性、顽固性肺系疾病。适用人群包括:(1)慢性咳嗽;支气管哮喘、慢性支气管炎、慢性阻塞性肺病;(2)变应性鼻炎、慢性鼻窦炎、慢性咽喉炎;(3)小儿体虚易感冒者,反复呼吸道感染者。近年也有将其用于骨关节炎等疾病。

(五) 药物养生

具有抗老防衰作用的药物,称为延年益寿药物。运用这类药物来达到延缓衰老,健身强身目的的方法,即药物养生。药物养生的具体应用是着眼在补、泻两个方面。用之得当,可在一定程度上起到益寿延年的作用。

具有益寿延年效果的中药有很多,通过具有补益作用,同时也能疗疾。既可组方使用,亦可单味服用。如:

(1) 补气类:如人参、黄芪、茯苓、山药、薏苡仁;

(2) 养血类:如熟地黄、何首乌、龙眼肉、阿胶、紫河车;

(3) 滋阴类:如枸杞子、玉竹、黄精、桑葚、女贞子等;

(4) 补阳类:如菟丝子、鹿茸、肉苁蓉、杜仲等。

益寿延年的"名方",在历代本草及医家著述亦多有所记载,如:

(1)健脾益气方:人参固本丸《养生必用方》、大茯苓丸《圣济总录》、资生丸《兰台轨范》、八珍糕《外科正宗》等;

(2)益肾方:彭祖延年柏子仁丸《千金翼方》、乌麻散《千金翼方》、何首乌丸《太平圣惠方》、枸杞子丸《圣济总录》等;

但药物不是万能的,只是一种辅助的养生措施。在应用过程中,一定要注意以下原则:不盲目进补、补勿过偏、辨证进补、盛者宜泻、泻不伤正、用药宜缓。

(六)起居调养

1. 和谐自然 中国养生家历来十分强调人与自然的和谐。中国古老的风水术,又称"堪舆",即是探讨人与环境的和谐。"风"与"堪"指"天道"——是人周围的天文条件;"水"与"舆"指"地道"——是人周围的地理环境。 中医认为,自然环境的优劣,直接影响人的寿命的长短。《素问·五常政大论》指出:"一州之气,生化寿夭不同……高者其气寿,下者其气夭……"。意为居住在空气清新、气候寒冷的高山地区的人多长寿;居住在空气污浊、气候炎热的低洼地区的人常短寿。唐代孙思邈《千金翼方》中也提到:"山林深远,固是佳境……背山临水,气候高爽,土地良沃,泉水清美……地势好,亦居者安"。自古僧侣皇族的庙宇行宫,多建筑在高山、海岛、多林木地区;说明古人对于理想的养生环境的选择十分重视,如住宅选址要依山傍水,建房最佳是坐北朝南。

2. 起居有常 《素问·上古天真论》说:"饮食有节,起居有常,不妄作劳,故能形与神俱,而尽终其天年,度百岁乃去"。中医养生家认为起卧休息只有与自然界阴阳消长的变化规律相适应,才能有益于健康。例如,平旦之时阳气从阴始生,到日中之时,则阳气最盛,黄昏时分则阳气渐虚而阴气渐长,深夜之时则阴气最为隆盛。人们应在白昼阳气隆盛之时从事日常活动,而到夜晚阳气衰微的时候,就要安卧休息,也就是古人所说的"日出而作,日入而息",这样可以起到保持阴阳运动平衡协调的作用。

3. 劳逸适度 孙思邈《备急千金要方·道林养性》说:"养生之道,常欲小劳,但莫疲及强所不能堪耳"。古人主张劳逸"中和",有常有节,认为劳逸过度,精竭形弊是导致内伤虚损的重要原因。《素问·宣明五气》说:"五劳所伤,久视伤血,久卧伤气,久坐伤肉,久立伤骨,久行伤筋"。

(七)娱乐养生

各种娱乐活动,如琴棋书画、花木鸟鱼、旅游观光、艺术欣赏等,可怡神养性,防病健身。琴、棋、书、画被古人称为四大雅趣,也是娱乐养生的主要形式和方法。琴是我国一种古老而富有民族特色的弹弦乐器,因它常与瑟一起演奏,故常琴瑟并称。《礼记·乐记》说:"诗言其志也,歌咏其声也,舞动其容也,三者本于心,然后乐器从之,是故情深而文明气盛,而化神和神,积中而英华发外"。养生的音乐,可抒发情感,调节情志、调和血脉,怡养五脏、动形健身。

我国棋类有很多,如围棋、象棋、军棋等。弈棋之时,精神专一,意守棋局,杂念皆消,神情有弛有张。古人就有"善弈者长寿"之说。弈棋可养性益智,使身心舒畅。

书画中,书指书法,画指绘画。以书画进行养生、治病,有两方面的内容。一是习书作画,二是书画欣赏。习书作画是指自己动手,或练字或作画,融学习、健身及艺术欣赏于一体。书画欣赏是指对古今名家的书画碑帖艺术珍品的欣赏,在艺术美的享受之中,达到养生健身的目的。历代养生家多提倡远足郊游、欣赏花木鸟鱼,而道家、佛家的庵、观、寺、庙也多建立在环山抱水,风景优美之处,以得山水之清气,修身养性。

(八) 精神养生

精神养生,就是在"天人相应"整体观念的指导下,通过怡养心神、调摄情志。调神之法,包括清静养神、立志养德、开朗乐观、调畅情志、心理平衡等方面。养生家认为静养之要在于养心,道、儒、佛、医都有此主张。"儒曰正心,佛曰明心,道曰炼心,要皆参修心学一事"。

1. 清静养神　方法主要包括:①少私寡欲:少私,是指减少私心杂念;寡欲,是降低对名利和物质的嗜欲。老子《道德经》主张:"见素抱朴,少私寡欲。"《内经》指出"是以志闲而少欲,心安而不惧,形劳而不倦,气从以顺,各从其欲,皆得所愿……所以能年皆度百岁而动作不衰。"②养心敛思:养心,即保养心神;敛思,即专心致志,志向专一,排除杂念,驱逐烦恼。

2. 立志养德　《灵枢·本脏》言:"志意者,所以御精神,收魂魄,适寒温,和喜怒者也"。就是说意志具有统率精神,调和情志,抗邪防病等作用,意志坚强与否与健康密切相关。

3. 修身养性、开朗乐观　孔子提出:"德润身","仁者寿"的理论。唐代孙思邈在《备急千金要方》中说:"性既自喜,内外百病皆悉不生,祸乱灾害亦无由作,此养性之大经也",明代的《寿世保元》说:"积善有功,常存阴德,可以延年",明代王文禄也在《医先》中说:"养德、养生无二术"。

4. 调摄情绪　《吕氏春秋》说:"欲有情,情有节,圣人修节以止欲,故不过行其情也"。《备急千金要方》指出:"卫生切要知三戒,大怒、大欲、并大醉,三者若还有一焉,须防损失真元气"。老庄提出"宠辱不惊"之处世态度,视荣辱若一,后世遂称得失不动心为宠辱不惊。

(吴夏秋　吴海云)

参 考 文 献

1. 范永升 . 科学走近中医 . 北京:中国中医药出版社,2015.
2. 樊巧玲 . 中医学概论 . 北京:中国中医药出版社,2014.
3. 刘占文 . 中医养生学 . 北京:人民卫生出版社,2007.
4. 周俭 . 中医营养学 . 北京:中国中医药出版社,2012

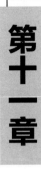

康复医学基础知识

第一节　现代康复医学的兴起与发展

与医学相关的"康复"一词，最早出现于《南史·袁宪传》："羣情喁喁，冀圣躬康复。"然而自从有了人类就有了康复，人类自诞生就会用简单的治疗手段进行自我康复。虽然康复医学的雏形已有数千年的历史，但现代康复医学作为一门新兴的医学学科，萌芽于第一次世界大战，到20世纪40年代即第二次世界大战结束后，在欧美国家正式形成独立的医学学科并迅速在全世界得到推广。迄今为止，康复医学的发展已有80余年的历史，已经形成了相对成熟的学科体系，为人类的健康与发展做出了突出的贡献。

一、国外康复医学的发展

（一）萌芽探索阶段（1910—1945年）

1910年开始，"康复"一词正式开始应用残疾人身上。1917年美国陆军成立了身体功能重建部和康复部。康复问题引起人们的重视是在第一次世界大战之后，战争造成的截肢等系列功能障碍问题引起了社会的重视，随后的第二次世界大战涌现的大量伤残军人进一步促进了社会对康复医学重要性的认识。为使伤员尽快回归社会，康复医学应运而生。

（二）累积确定阶段（1946—1970年）

美国康复医学之父 Howard A. Rusk 博士将第二次世界大战时的康复治疗经验在综合医院进行推广，开始尝试用多种康复治疗手段进行康复治疗。1947年美国成立了物理医学与康复医学委员会，全面康复理念逐渐深入人心。1950年国际物理医学与康复学会成立。1958年，Rusk博士主编的《康复医学》教科书问世，这是康复医学领域第一本权威教材。

这一阶段,康复医学作为一门独立的学科得到了世界卫生组织的认可,专业机构的成立以及教材的问世促使康复医学的发展进入了快车道。

(三) 蓬勃发展阶段(1970 年以后)

20 世纪末康复医学发展的里程碑是国际康复医学会和国际物理医学与康复联盟合并成为国际物理与康复医学协会,标志着在国际上康复医学的学术内涵达成一致,学术组织实现了统一。在本阶段,世界发达国家的康复医学都取得了长足的发展,在康复机构建设、康复人才教育、康复技术更新等方面形成了完整的体系。Rusk 博士建立的美国纽约大学康复医学研究所,成为世界著名的康复医学中心和康复专业人才培训基地。康复医学成长为一门成熟的学科,学科体系日臻完善,亚学科逐渐形成,康复医学被社会广泛公认对改善患者的独立生活能力、提高生活质量具有独特的作用。

二、国内康复医学的发展

我国康复事业的发展也大致经历了三个阶段,从起步到探索再到全面发展,历经 30 余年,机构建设初具规模,学科体系相对完善,康复医疗产业链已经形成,能够为社会提供多元化的康复服务。

(一) 起步阶段(1984—1995 年)

1982 年,Rusk 博士率"世界康复基金会代表团"访问中国并讲学,促进了康复医学在中国的发展。1984 年,国家"七五"重点工程——中国康复研究中心开工建设,标志着现代康复医学正式引入中国;同期,国家卫生部陆续在河北省立医院、北京小汤山、辽宁汤岗子、广东丛化等地设立了 4 个康复医学试点,逐步开始了现代康复服务的尝试。政策支持方面,国家在这一阶段陆续颁布了《综合医院分级管理标准》,要求医疗卫生系统开始在各地二级以上医院成立康复医学科;国家出台了《康复医学事业八五规划要点》,残疾人康复被纳入国家发展规划,康复工作在全国开始布局。

(二) 试点推广阶段(1995—2005 年)

"九五"期间,中共中央、国务院作出了《关于卫生改革与发展的决定》,提出要"积极发展社区卫生服务",将康复医学的发展辐射到社区。"九五""十五"期间,全国康复行业及机构建设取得了长足发展,20 余个省(自治区、直辖市)先后成立康复服务机构,并通过实施康复服务与重点项目相结合的方式,扩大康复服务面,康复医学的影响面越来越大。

(三) 全面发展阶段(2005 年至今)

2006 年中国残联制定下发了《残疾人康复中心建设标准》,对各省、市（地级）、县的残疾人康复中心按照建设规模、人员配置、业务部门设置、技术水平提出了明确的要求。2008 年，卫生部多次强调，康复医学体系的基本组成是当前我国医学系统的短板。2009 年，国务院颁布了《关于深化医药卫生体制改革的意见》，为康复医学的发展提供了政策依据，明确提出了预防、治疗、康复并举的医院功能定位，确立了康复医疗的地位。2011 年国家卫计委出台了《综合医院康复医学科基本标准（试行）》；2012 年印发了《康复医院基本标准》，对我国各级综合医院的康复医学科和康复专科医院建设提出了明确具体的建设要求。2013 年国务院印发的《关于促进健康服务业发展的若干意见》更是为康复医学的发展注入了新的动力。2017 年 2 月 7 日国务院于发布了《残疾预防和残疾人康复条例》，将预防残疾的发生、减轻残疾程度，帮助残疾人恢复或者补偿功能，促进残疾人平等、充分地参与社会生活，发展残疾预防和残疾人康复事业纳入到国家法律、法规层面，在政策上给予了全方位的支持和保障。2018 年党的"十九大"报告中明确指出要发展残疾人事业，加强残疾康复服务。从这些具体举措可以看出，国家不仅继续关注康复面的扩大、康复数量的增长，同时兼顾康复质量的提高，在全面推动的基础上，更加注重康复事业的协调、持续和长远发展。

三、我国康复服务体系及康复机构建设情况

1. 三级康复网络服务理念　世界发达国家围绕残疾人康复建立了从急性期救治、系统康复治疗再到社区、家庭康复，已经形成了比较完善的全方位的康复服务体系。虽然我们国家康复起步较晚，但近几年发展迅速，各地康复服务网络正在逐步形成。

（1）早期康复：以国家级、省级大型康复中心或有条件的综合医院为主，立足于疾病急性期的早期康复介入，与相关临床专科互相配合，提供及时有效、高水平的康复治疗，并承担人才培养（培训）任务。

（2）后期康复：以区域性康复中心或专科医院及综合医院康复医学科为主，为疾病恢复期患者提供专科化、专业化、系统的康复治疗。

（3）社区康复：以社区康复机构或社区卫生服务机构为主，为疾病稳定期患者提供基本康复服务或家庭化的康复服务指导。

2. 康复机构建设和服务现状　目前，国内康复资源集中分布比较分散，可以提供服务的主要有中国残联系统建立的各级康复中心；三级综合医院康复医学科、二级医院开展的部分康复项目，一级医院基本上缺少康复资源。一般来说，专门的康复中心或康复医院以及三级医院的康复治疗场地较大，设备齐全，能够开展物理治疗、作业治疗、言语治疗、心理治

疗和康复工程等,二级医院设置的康复医学科开展康复治疗常不够全面。一级医院有待于进一步发展康复治疗。

(1)中国残联系统康复服务体系:在中国政府的大力支持下,目前残联目前正致力于残疾人两个体系建设即残疾人保证体系和服务体系建设,已经建成国家级中心 1 家,省级康复中心 29 家,地市级康复中心 93 家,县市级康复机构 2500 余个,基层社区康复机构 7 万余家,基本上形成了覆盖全国的残疾人康复服务网络。

(2)卫生部、地方政府管理的康复资源:主要存在于各级医院的康复医学科,这部分康复资源已具备了相当大的规模,但服务水平参差不齐,技术手段大都以传统理疗、中医为主,缺乏现代康复理念和技术。近几年随着康复知识的普及,在北京、上海、广州等大中型城市的康复医学科发展非常迅速,现代康复理念得到快速提升。

(3)民政系统康复资源:主要集中在各级民政部门设置的疗养机构,一般设置在风景区或旅游区,治疗理念以休闲、疗养为主兼顾一部分康复,服务对象多局限于特定人群。通常情况下一些社会机构也会建有一些行业内的疗养院、所,服务对象多集中本系统内,相关的康复服务内容更加有限。

(4)人事和社会劳动保障系统康复资源:随着我国社会劳动保障制度的发展和完善,一些地区开始建立专门为工伤患者提供康复服务的工伤康复机构,服务模式以后期康复和职业康复为主。

(5)教育系统康复资源:大多分布在一些特殊教育学校,以特殊教育和某类特定疾病的康复为主,如聋哑学校开展的言语康复,盲校开展的低视力康复,弱智学校开展的智力康复等。

(6)民办康复资源:开始阶段民办康复机构通常规模较小,大部分以营利为主要目的,提供的康复手段十分有限。近几年随着我国社会经济的发展和许多大的社会机构如保险公司、养老地产、国际财团等逐渐开始关注和涉足康复产业,一大批设备设施精良化、服务层次多元化的康复机构迅速在各地建立,给我国的康复市场带来了新的气息,同时也使得康复市场的竞争日益激烈。

第二节　康复医学基本概念

一、康复与康复医学

1. 康复　康复(Rehabilitation)定义较为复杂,英语可直译为"复原"、

"重新获得能力"或"恢复原来的权利、资格、地位、尊严"等。1981年世界卫生组织(WHO)对康复的最新定义是：综合地、协调地应用医学的、教育的、社会的、职业的各种方法，使病、伤、残者(包括先天性残疾)已经丧失的功能尽快地、最大可能地得到恢复和重建，使他们在体格上、精神上、社会上和经济上的能力得到尽可能的恢复，重新走向生活、工作和社会。

根据工作内容和服务方式不同，康复可以分为五个方面：医学康复、教育康复、职业康复、社会康复和康复工程。康复工作不仅针对疾病而且着眼于整个人，从生理上、心理上、社会上及经济能力上进行全面康复。

(1) 医学康复(medical rehabilitation)：是指通过应用医学的方法和手段帮助病伤残者实现全面康复的目标，包括药物、手术、物理疗法等治疗手段，是康复的首要内容和基础。

(2) 教育康复(educational rehabilitation)即通过特殊教育和培训促进康复，包括对肢体残疾进行的普及教育，对视力、听力、言语、智力及精神残疾者进行的特殊教育，以及对全民进行康复知识普及与预防的教育。

(3) 职业康复(vocational rehabilitation)即恢复就业能力取得就业机会的康复，包括职业评定、职业咨询、职业培训和职业指导等连续的过程，最终使残疾者能找到合适的工作。

(4) 社会康复(social rehabilitation)即在社会层面上采取与社会有关的措施，促使残疾人重返社会。包括为残疾人建立无障碍设施；改善经济环境，最大限度地获得经济能力的恢复；改善法律环境，维护和保障残疾人的基本权益等。是实现医学康复、教育康复和职业康复目标的最终保证。

(5) 康复工程(rehabilitation engineering)即应用现代工程学的原理和方法，研究残疾人康复过程中的工程技术问题，通过假肢、矫形器、辅助工具以及环境改造等途径，最大限度地帮助残疾人恢复躯体功能。

2. 康复医学　康复医学是一门具有独立的理论基础、功能评定方法、治疗技能和规范的医学应用学科，旨在预防和改善服务对象的功能障碍，提高生活质量，回归家庭、社会、学习、工作。

(1) 康复医学的内容：包含康复基础学、康复评定学、康复治疗学、康复临床学和社区康复学等。

(2) 康复医学工作模式与康复评定会：由多学科、多专业人员组成康复团队，共同致力于患者功能康复。由康复医师召集物理治疗师、作业治疗师、言语治疗师、康复护师、心理医生、假肢及矫形器技师、社会工作者、营养师以及相关科室医生等出席康复评定会，确认患者的功能障碍、制定康复目标并制定、修正系统康复计划等。

（3）康复医学发展模式：人类医学模式发展大致经历了三个阶段，即从自然哲学医学模式，到生物医学模式，再到生物 - 心理 - 社会康复模式。现代康复综合考虑生物、心理及环境因素之间的联系与影响，认为人类疾病的治疗方法除了传统的生物学方法以外，还应当包括社会科学和心理学方法。现代康复医学以患者为中心，以人与环境和谐适应为基础，而不仅仅是简单的防病、治病。灾难发生后，患者往往身心俱损。康复工作者可采取多种形式，急患者所急、想患者所想，设身处地、换位思考，鼓励患者重新拥有生活的勇气和信心，积极进行康复训练。充分动员社会各阶层力量，为患者提供舒适的社会生活环境，帮助患者融入社会。

3. 服务对象

（1）残疾人：据世界卫生组织统计，目前残疾人占世界总人口 10% 左右。中国 2006 年第二次全国残疾人抽样调查统计结果显示，我国残疾人占全国总人口的比例为 6.34%，总数达 8296 万。目前最新数据显示，我国残疾人数量为 8500 万，涉及 2.6 亿家庭人口，其中 60% 的残疾人有康复需求，总量超过 5000 万。各类残疾人的人数及各占残疾人总人数的比重分别是：视力残疾 1233 万人，占 14.86%；听力残疾 2004 万人，占 24.16%；言语残疾 127 万人，占 1.53%；肢体残疾 2412 万人，占 29.07%；智力残疾 554 万人，占 6.68%；精神残疾 614 万人，占 7.40%；多重残疾 1352 万人，占 16.30%。

（2）老年人：随着衰老，老年人有不同程度退行性改变，产生许多功能障碍。我国已经进入老年化社会，截至 2017 年年底，我国 60 岁及以上老年人口有 2.41 亿人，占总人口 17.3%；其中约有 1 亿的老年人有康复需求。

（3）慢性病患者：主要是指各种内脏疾病、神经疾病和运动系统疾病患者。这些患者往往由于疾病而减少身体活动，并因此产生继发性的功能衰退，除临床治疗外，进行积极的康复治疗，有助于改善他们的躯体和心理功能，减轻残疾程度，提高生活的独立性。目前我国有康复需求的各类慢性病患者已超过 2 亿人。

（4）疾病和损伤的急性期和恢复期患者：急性期及恢复早期的许多疾病和损伤的患者需早期开展康复治疗，早期康复不仅可促进疾病的临床治愈、预防并发症，而且也为疾病的后期功能康复创造了条件。如针对脑卒中、脑外伤、脊髓损伤、老年性认知功能损害等神经系统疾病患者进行的康复；对手外伤、骨关节病、骨折等骨关节疾病患者进行的康复；对以冠心病、高血压等内脏疾病患者进行的康复；对小儿脑瘫、孤独症等儿童疾病患者进行的康复等。这类人群已逐渐成为康复医学最主要的治疗对象。

（5）亚健康人群：世界卫生组织将机体无器质性病变，但是有一些功能改变的状态称为"第三状态"，我国称为"亚健康状态"。亚健康即指非病非健康状态，这是一类次等健康状态（亚即次等之意），是介于健康与疾病之间的状态。对亚健康状态人群进行康复治疗干预有助于恢复健康，提高生活质量。

二、国际功能、残疾和健康分类

世界卫生组织于 1980 年制定了"国际残疾分类"方案。2001 年世界卫生组织又修订通过了"国际功能、残疾、健康分类（International Classification of Function，ICF）"。用身体功能、个体功能、社会功能来表示健康功能状态。可以用残损、活动受限、参与受限评定残疾。

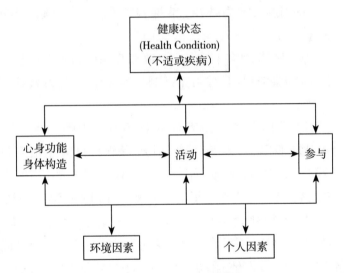

图 11-1　ICF 残疾模式

ICF 的开发为描述和分类健康以及健康相关领域提供了统一的国际化和标准化的语言，并为健康结局的测量提供了通用架构。ICF 弥补了传统上仅关注死亡和疾病的不足。

ICF 包括三个关键部分。简单地说，第一部分，身体功能和结构，分别是指生理功能和解剖部分；缺失或偏离正常的身体功能和结构都被称为损伤。第二部分，活动，是指个体的任务执行情况；"活动受限"是指个人在执行中可能遇到的困难。第三部分，参与，指的是与生活状态有关的方面；"参与局限"是个体投入到生活情景中可能体验到的问题。涵盖性术语"功能和残疾"总结了这三个部分，它们与健康状况（例如障碍或疾病）以及个人和环境因素有关，并且可能相互影响。

ICF 包括患者的功能、残疾和健康的绝大多数重要方面,临床医生和健康专业人员能据此制定干预目标。它还包含大范围的功能、残疾以及健康相关生活质量测量项目的内容。

三、残疾与残疾学

1. **残疾** 是指由于各种躯体、身心、精神疾病或损伤以及先天异常所致人体解剖结构、生理功能的异常和(或)丧失,造成机体长期、持续或永久性的功能障碍状态,并影响到身体活动、日常生活、工作、学习和社会交往活动能力。

2. **残疾学** 是针对残疾人及残疾状态,研究残疾病因、流行规律、表现特点、发展规律、结局以及评定、康复与预防的学科。

3. **残疾分类** 根据残疾的性质和特点可以分为:视力残疾、听力残疾、言语残疾、肢体残疾、智力残疾、精神残疾和多重残疾。多重残疾是指有两种及两种以上的残疾。

(1)视力残疾:是指因各种原因导致双眼视力低下并且不能矫正或双眼视野缩小,以致影响其日常生活和社会参与。视力残疾包括盲及低视力。

(2)听力残疾:是指因各种原因导致双耳不同程度的永久性听力障碍,听不到或听不清周围环境声及言语声,以致影响其日常生活和社会参与。

(3)言语残疾:是指因各种原因导致的不同程度的言语障碍,经治疗一年以上不愈或病程超过两年,而不能或难以进行正常的言语交流活动,以致影响其日常生活和社会参与。包括:失语、运动性构音障碍、器质性构音障碍、发声障碍、儿童言语发育迟滞、听力障碍所致的言语障碍、口吃等。

(4)肢体残疾:是指人体运动系统的结构、功能损伤造成的四肢残缺或四肢、躯干麻痹(瘫痪)、畸形等导致人体运动功能不同程度丧失以及活动受限或参与的局限。

(5)智力残疾:是指智力显著低于一般人水平,并伴有适应行为的障碍。此类残疾是由于神经系统结构、功能障碍,使个体活动和参与受到限制,需要环境提供全面、广泛、有限和间歇的支持。智力残疾包括在智力发育期间(18 岁之前),由于各种有害因素导致的精神发育不全或智力迟滞;或者智力发育成熟以后,由于各种有害因素导致智力损害或智力明显衰退。

(6)精神残疾:是指各类精神障碍持续一年以上未痊愈,由于存在认知、情感和行为障碍,以致影响其日常生活和社会参与。自闭症一般划归为精神残疾范畴。

（7）多重残疾：是指同时存在视力残疾、听力残疾、言语残疾、肢体残疾、智力残疾、精神残疾中的两种或两种以上残疾。

4.残疾分级 各类残疾按残疾程度分为四级，残疾一级、残疾二级、残疾三级和残疾四级。残疾一级为极重度，残疾二级为重度，残疾三级为中度，残疾四级为轻度（表 11-1~ 表 11-6）。

表 11-1 视力残疾分级

级别	视力、视野状况
一级	无光感 ~<0.02；或视野半径 <5 度
二级	0.02~<0.05；或视野半径 <10 度
三级	0.05~<0.1
四级	0.1~<0.3

表 11-2 听力残疾分级

级别	听力状况
一级	听觉系统的结构和功能极重度损伤，双耳平均听力损失大于 90dB HL，不能依靠听觉进行言语交流，在理解、交流等活动上极重度受限，在参与社会生活方面存在极严重障碍
二级	听觉系统的结构和功能重度损伤，较好耳平均听力损失在(81~90)dB HL 之间，在理解和交流等活动上重度受限，在参与社会生活方面存在严重障碍
三级	听觉系统的结构和功能中重度损伤，较好耳平均听力损失在(61~80)dB HL 之间，在理解和交流等活动上中度受限，在参与社会生活方面存在中度障碍
四级	听觉系统的结构和功能中度损伤，较好耳平均听力损失在(41~60)dB HL 之间，在理解和交流等活动上轻度受限，在参与社会生活方面存在轻度障碍

表 11-3 言语残疾分级

级别	言语能力状况
一级	脑和(或)发音器官的结构、功能极重度损伤，无任何言语功能或语音清晰度小于等于 10%，言语表达能力等级测试未达到一级测试水平，在参与社会生活方面存在极严重障碍
二级	脑和(或)发音器官的结构、功能重度损伤，具有一定的发声及言语能力。语音清晰度在 11%~25% 之间，言语表达能力等级测试未达到二级测试水平，在参与社会生活方面存在严重障碍
三级	脑和(或)发音器官的结构、功能中度损伤，可以进行部分言语交流。语音清晰度在 26%~45% 之间，言语表达能力等级测试未达到三级测试水平，在参与社会生活方面存在中度障碍
四级	脑和(或)发音器官的结构、功能轻度损伤，能进行简单会话，但用较长句表达困难。语音清晰度在 46%~65% 之间，言语表达能力等级测试未达到四级测试水平，在参与社会生活方面存在轻度障碍

表 11-4　肢体残疾分级

级别	肢体功能状况
一级	不能独立实现日常生活活动,并具备下列状况之一:四肢瘫,四肢运动功能重度丧失;截瘫,双下肢运动功能完全丧失;偏瘫,一侧肢体运动功能完全丧失;单全上肢和双小腿缺失;单全下肢和双前臂缺失;双上臂和单大腿(或单小腿)缺失;双全上肢或双全下肢缺失;四肢在手指掌指关节(含)和足跗跖关节(含)以上不同部位缺失;双上肢功能极重度障碍或三肢功能重度障碍
二级	基本上不能独立实现日常生活活动,并具备下列状况之一:偏瘫或截瘫,残肢保留少许功能(不能独立行走);双上臂或双前臂缺失;双大腿缺失;单全上肢和单大腿缺失;单全下肢和单上臂缺失;三肢在手指掌指关节(含)和足跗跖关节(含)以上不同部位缺失(一级中的情况除外);二肢功能重度障碍或三肢功能中度障碍
三级	能部分独立实现日常生活活动,并具备下列状况之一:双小腿缺失;单前臂及其以上缺失;单大腿及其以上缺失;双手拇指或双手拇指以外其他手指全缺失;二肢在手指掌指关节(含)和足跗跖关节(含)以上不同部位缺失(二级中的情况除外);一肢功能重度障碍或二肢功能中度障碍
四级	基本上能独立实现日常生活活动,并具备下列状况之一:单小腿缺失;双下肢不等长,差距大于等于 50mm;脊柱强(僵)直;脊柱畸形,后凸大于 70 度或侧凸大于 45 度;单手拇指以外其他四指全缺失;单手拇指全缺失;单足跗跖关节以上缺失;双足趾完全缺失或失去功能;侏儒症(身高小于等于 1300mm 的成年人);一肢功能中度障碍或两肢功能轻度障碍;类似上述的其他肢体功能障碍

表 11-5　智力残疾分级

级别	智力发育水平		社会适应能力	
	发育商(DQ) 0~6 岁	智商(IQ) 7 岁及以上	适应行为 (AB)	WHO-DAS Ⅱ分值 18 岁及以上
一级	≤25	<20	极重度	≥116 分
二级	26~39	20~34	重度	106~115 分
三级	40~54	35~49	中度	96~105 分
四级	55~75	50~69	轻度	52~95 分

适应行为表现:

极重度——不能与人交流、不能自理、不能参与任何活动、身体移动能力很差;需要环境提供全面的支持,全部生活由他人照料。

重度——与人交往能力差、生活方面很难达到自理、运动能力发展较差;需要环境提供广泛的支持,大部分生活由他人照料。

中度——能以简单的方式与人交流、生活能部分自理、能做简单的家务劳动、能参与一些简单的社会活动;需要环境提供有限的支持,部分生活由他人照料。

轻度——能生活自理、能承担一般的家务劳动或工作、对周围环境有较好的辨别能力、能与人交流和交往、能比较正常地参与社会活动;需要环境提供间歇的支持,一般情况下生活不需要由他人照料。

表 11-6 精神残疾分级

级别	障碍表现
一级	WHO-DAS Ⅱ值大于等于116分,适应行为极重度障碍;生活完全不能自理,忽视自己的生理、心理的基本要求。不与人交往,无法从事工作,不能学习新事物。需要环境提供全面、广泛的支持,生活长期、全部需他人监护
二级	WHO-DAS Ⅱ值在106~115分之间,适应行为重度障碍;生活大部分不能自理,基本不与人交往,只与照顾者简单交往,能理解照顾者的简单指令,有一定学习能力。监护下能从事简单劳动。能表达自己的基本需求,偶尔被动参与社交活动。需要环境提供广泛的支持,大部分生活仍需他人照料
三级	WHO-DAS Ⅱ值在96~105分之间,适应行为中度障碍;生活上不能完全自理,可以与人进行简单交流,能表达自己的情感。能独立从事简单劳动,能学习新事物,但学习能力明显比一般人差。被动参与社交活动,偶尔能主动参与社交活动。需要环境提供部分的支持,即所需要的支持服务是经常性的、短时间的需求,部分生活需由他人照料
四级	WHO-DAS Ⅱ值在52~95分之间,适应行为轻度障碍;生活上基本自理,但自理能力比一般人差,有时忽略个人卫生。能与人交往,能表达自己的情感,体会他人情感的能力较差,能从事一般的工作,学习新事物的能力比一般人稍差。偶尔需要环境提供支持,一般情况下生活不需要由他人照料

注:WHO-DAS 为世界卫生组织残疾评定量表,即 WHO Disability Assessment Schedule(WHO-DAS II)。18岁以上的精神障碍患者根据 WHO-DAS 分数和上述适应行为表现,18岁以下依据上述当事人的适应行为表现判断他们的障碍程度

多重残疾分级按所属残疾中残疾程度最重类别的分级确定其残疾等级。

第三节　康复医学的基本内容

康复医学的工作内容包括康复预防、康复功能评定和康复治疗三部分。

一、康复预防

康复医学的首要任务是预防残疾的发生,保护患者的身体功能和各种能力。残疾预防是指在了解致残原因的基础上,积极采取各种有效措施、途径,防止、控制或延迟残疾的发生。康复医学人员配合其他学科的工作人员进行残疾流行病学的研究,对残疾的原因、发生率、种类,残疾者的年龄、性别、职业、地区的分布等进行统计分析,从而提出预防计划,从医疗卫生、安全防护、社会管理、宣传教育等方面提出综合性预防措施。残疾预防分为三级,即在三个不同层次上来预防伤残或功能障碍的发生。

1. **一级预防** 指预防可能导致残疾的各种损伤和疾病,避免发生原发性残疾的过程。残疾预防的主要目的是减少残损的发生率,通过有效的预防措施,可降低残疾发生率的70%。如通过对青少年进行运动锻炼和生活方式的调整,减少或预防冠心病以及脑血管病的发生,从而预防由此类疾病引起的残疾。一级预防的主要措施包括免疫接种、预防性咨询及指导、预防性保健、避免引发残疾的危险因素、实行健康的生活方式、提倡合理行为及精神卫生;安全防护预防职业性工伤事故;加强学校、家庭、社会的宣传教育及交通安全教育,减少各种意外事故造成的残疾等。

2. **二级预防** 指疾病或损伤发生之后,采取积极主动的措施限制或逆转由损伤造成的残疾,可降低残疾发生率的10%~20%。二级预防的主要措施有:通过残疾早期筛查、定期健康检查、控制危险因素、改变不良生活方式、早期医疗干预、早期康复治疗、必要的药物治疗、必要的手术、及时提供系统的康复治疗等措施防止损伤后出现残疾。

3. **三级预防** 指残疾已经发生,采取各种积极措施防止残疾恶化的过程,以减少残疾残障给个人、家庭和社会所造成的影响。三级预防的措施包括:防止残疾变成残障或降低残障影响的各种措施,如通过各种康复治疗、安装假肢、训练等,对残疾者直接干预,以改善或提高躯体和心理功能;通过职业咨询和训练,提高生活自理能力,恢复或增强工作和学习能力;通过改变雇主和社会公众的态度和行为、保险等,促使残疾者重返家庭和社会。

二、康复评定

1. **定义** 康复功能评定是康复医学领域内一门对功能障碍进行评定的专门诊断技术,是指在临床检查的基础上,对病、伤、残者的功能状况及其水平进行客观、定性和(或)定量的描述,并对结果做出合理解释的过程。

2. **康复评定的目的** 判断患者功能障碍的性质、部位、范围、程度,制定相应的康复目标;确定患者尚存的代偿能力情况;找出功能障碍的发展、转归和预后;制定可行的康复治疗措施;决定康复治疗后患者回归及去向的过程;根据治疗前后评定结果判定疗效等。

3. **康复评定过程**

(1)初期评定:在制定康复治疗计划和开始康复治疗前进行的首次评定,在患者入院初期完成,目的是全面了解患者功能状况和障碍程度、致残原因、康复潜力,并估计患者康复的预后,以此确定康复目标和制定康复治疗计划的依据。

（2）中期评定：在康复治疗中期进行的评定，目的是了解经过一段康复治疗后，患者功能改变情况，有无康复疗效，分析其原因，并以此作为调整康复治疗计划的依据，中期评定可多次进行。

（3）末期评定：在康复治疗结束时进行，目的是了解患者经过康复治疗后，患者总体功能状况，评价康复治疗效果，提出今后重返家庭和社会或进一步康复治疗的建议。

开展康复评定具有重要的临床意义，可以帮助医生确定患者功能障碍的部位和性质、障碍的程度、判断患者代偿能力、确定患者康复治疗目标、康复治疗方案及具体的治疗措施以及根据评定结果预测患者康复疗效、随时调整对患者的治疗计划，变更治疗措施，以获得更好的康复治疗效果，判断在康复治疗结束后，患者的去向等。

4. 康复评定的内容

（1）躯体功能评定：包括肌力评定、关节活动度评定、痉挛的评定、感觉疼痛评定、协调与平衡功能评定、日常生活活动能力评定、步态分析、神经电生理评定、心肺功能评定、泌尿和性功能评定等。

（2）精神功能评定：包括认知功能评定、情绪评定、失用症和失认症的评定、智力测定、性格评定等。

（3）言语功能评定：包括失语症评定、构音障碍评定失用症评定、语言错乱评定、言语发育迟缓评定。

（4）社会功能评定：包括社会生活能力评定、生活质量评定、就业能力评定等。

三、康复治疗（rehabilitation treatment）

1. 定义　康复治疗是为帮助患者获得知识和技能，最大程度获得躯体、精神和社会功能的一个主动的、动态的过程。康复治疗可最大程度增加患者的运动功能，将残疾和残障降低到最低程度，从而促进活动能力和参与能力。

2. 康复治疗的特点

（1）强调"以患者功能为中心"的战略：康复治疗强调"以患者功能为中心"，目的是改善患者的功能及其障碍，使患者能独立完成功能活动，同时又能适应自己周围环境。

（2）强调患者主动参与：在实施康复治疗前，首先要获得患者的信任，使他们了解治疗方案的重要性，只有患者主动参与，才能保证康复治疗的有效性。

（3）康复团队模式：康复治疗由多学科的专业人员组成康复治疗小组共同进行。在实施中虽有先后，但原则上主要治疗同步进行、穿插安排，以发挥康复小组共同作用模式，提高患者的康复治疗效果。

（4）终身康复治疗：康复治疗应尽早介入，并贯穿于整个治疗的始终，患者应长期坚持，终身康复。脑血管意外、脊髓损伤等较严重的患者，患者急救后转入康复病房后要坚持三个月的康复治疗，出院后在家中或社区定期进行康复训练，重返职业后仍坚持康复训练。

3. 康复治疗的作用

（1）预防或矫正继发性功能障碍：对瘫痪肢体进行关节的被动活动预防关节周围肌肉的挛缩；针对痉挛肌肉而导致肌肉挛缩可进行持续牵伸以对抗挛缩造成的肢体畸形；定时变换体位缓解感觉丧失或减弱的骨突部位皮肤状况以预防褥疮的发生；对膀胱进行细致的护理以预防膀胱结石形成，输尿管反流或肾盂肾炎等并发症。

（2）强化肢体的代偿功能：利用渐进抗阻训练强化截瘫患者双上肢的肌力，以便患者进行功能转移时，能起到代偿功能的作用；利用渐进抗阻训练强化偏瘫患者健侧肢体的肌力，以代偿患者在日常生活中的稳定性；利用唇读或语读（即用眼观察说话者的口型变化猜测说话内容）的方式与严重失聪患者进行语言交流。

（3）利用代偿方法提高疾患系统的功能：利用治疗性的运动方式提高急性梗死恢复期患者的心脏功能；利用助听器补偿部分听力丧失；对力量减弱的肌肉给予渐进抗阻运动训练以提高其肌力。

（4）利用矫形器具／适应性器械装置增进功能：利用电子喉代偿喉切除术后患者进行发声；利用手杖、腋杖和矫形支具辅助患者步行；利用轮椅帮助行走障碍患者进行日常功能活动；利用假肢使下肢截肢者能进行步行，上肢截肢者能进行上肢的功能活动。

（5）调整患者生活和职业环境：调整患者生活和职业环境，使患者充分发挥残存功能，适应残疾情况。将不能上下楼梯的患者移居到楼房的底层以方便出行；加宽房间内、浴室内过道，以利于轮椅通过；对站立和步行功能障碍患者，建议改成坐位职业；训练家庭成员帮助患者培养适应性行为避免出现病态行为。

（6）应用心理疗法改善患者行为表现以提高患者的学习效果：利用手势或示范的方法指导具有言语沟通障碍患者；利用松弛疗法结合深呼吸、轻松的社交活动结合游戏等方法缓解精神紧张的患者；利用小组集体活动方式，促进具有相同残疾性质和程度的患者进行心理、社会能力的恢复；利用反复学习结合口头教导方法帮助记忆力较差患者掌握新的活动技巧。

4. 康复治疗常用手段

康复治疗是康复医学日常工作的基本内容,最常用的康复治疗手段如下:

(1) 物理疗法(physical therapy,PT):包括运动疗法(kinesiotherapy)和物理因子疗法(electrophysical agents)。运动疗法是物理疗法的核心部分,主要是通过运动(力学方法)对身体的功能障碍和功能低下进行预防、改善和功能恢复的治疗方法。物理因子疗法是使用电、光、声、磁、水、蜡等物理因子治疗手段,促进患者的康复。

(2) 作业疗法(occupational therapy,OT):作业疗法是指针对病、伤、残者的功能障碍,指导患者参与选择性、功能性活动的治疗方法。此疗法主要以人体工效学和职业功能评定学为基础,包括认知训练、感觉统和训练、矫形器具和自助具制作、压力治疗、缅怀治疗与心理辅导、康复环境设计及改造、社区及家庭生活技能训练等。其主要作用是减轻残疾、保持健康,增强患者参与社会、适应环境、创造生活的能力。如利用患者进食、梳洗、穿衣、轮椅与床间的转移等动作,改善患者日常生活能力;选用木工活、纺织、刺绣、制陶、手工艺品制作等,改善患者双手功能等。

(3) 言语治疗(speech therapy,ST):针对脑卒中、颅脑外伤后、小儿脑瘫、头颈部肿瘤以及一些先天缺陷患者引起的交流能力障碍和口语发音障碍等进行评定,并进行训练和矫治的方法。常见交流能力障碍包括:对语言的理解、表达和学习获得的障碍,如失语症、言语发育迟缓;常见口语障碍包括:构音障碍、口吃等。

(4) 心理治疗(psychological therapy):通过观察、谈话、实验和心理测验法(智力、人格、神经心理等)对患者的心理异常进行诊断,采用精神支持疗法、暗示疗法、催眠疗法、行为疗法、脱敏疗法、松弛疗法、音乐疗法和心理咨询等对患者进行心理治疗的方法。通过专业的心理治疗可以帮助患者改善心理危机、心理创伤、各种类型的神经症等,以重新恢复患者的自信心。

(5) 康复护理(rehabilitation nursing,RN):用护理学方法照料残疾者,除治疗护理手段外,尚采用与日常生活活动有密切联系的训练方法帮助患者在病房中进行自理生活的训练。利用床上良好体位的摆放,预防患者关节肌肉的挛缩畸形;通过对患者进行肢体的被动运动防止患者出现肌肉萎缩和关节僵直;通过教给患者定时翻身和变换体位预防压疮的发生;利用自助具的辅助,训练患者在病房中练习进食、穿衣等动作,加强患者的自理生活能力;通过进行膀胱护理和再训练,改善膀胱的功能。总之,这些训练的目的是使患者从被动接受他人的护理,转变为自己照料自己的自我护理等。

(6)康复工程(rehabilitation engineering,RE):应用现代化工程学的原理和方法,恢复或重建患者功能的科学。通过研制功能代偿性用品,如假肢、矫形器或辅助器具的制作,使患者最大限度代偿或重建患者的躯体功能;通过研制康复评定设备和功能训练器械等,系统评定患者的运动功能,制定患者准确有效的治疗方案,以最大限度恢复患者的运动功能;通过设计无障碍建筑和环境改造等途径,方便残疾者室内和社区内的活动。

(7)中国传统康复疗法(Chinese traditional rehabilitation medicine):整理、发掘、研究、总结用中国传统医学的理论和方法解决康复医学中所面临问题的医学方法,包括按摩、太极拳、针灸、气功、推拿等。中国传统康复疗法是中国医药宝库的组成部分,有独特的疗效,也是我国康复医学赶超国际先进水平的重要切入点。如推拿疗法、针灸疗法、气功疗法等。

(8)社会工作(social work,SW):社会工作是残疾人全面康复的组成部分,它是指从社会的角度推进医疗康复、教育康复、职业康复等工作,动员社会各界、各种力量,为残疾人的生活、学习、工作和社会活动创造良好的社会环境,使他们能够平等参与社会生活并充分发挥自己的潜能,自强自立,享有与健全人同样的权利和尊严,并为社会履行职责,做出贡献。如通过对患者进行系统评定,加强患者适应社会的能力和对社会各种资源的利用度;与社会福利、服务、保险和救济部门联系,帮助患者解决康复治疗的费用;通过与各专业组各成员间协调关系,帮助患者配合各专业进行全面康复;通过与社会部门联系,解决患者出院后存在的困难等。

第四节　康复治疗技术

一、维持或扩大关节活动范围的康复治疗

(一)定义

维持或扩大关节活动范围的治疗主要是以维持或扩大正常或现存关节活动范围,防止因关节挛缩或肌肉痉挛等多种因素引起的各种关节功能障碍为目的,借助他人、器械或自我肢体辅助来完成的一种治疗方法。

(二)常用方法

通过保持肢体良好的体位、定时进行体位转换、被动运动、徒手体操

或利用器械扩大关节活动范围;通过缓慢牵伸缓解肌肉痉挛,从而扩大关节活动范围。

二、增强肌力和肌肉耐力的康复治疗

(一)定义

增强肌力和肌肉耐力的训练统称为力量训练。前者是指通过训练加强肌肉进行最大力量收缩的能力。而后者则是指肌肉持续地维持一定强度的等长收缩,或做多次一定强度的等张(速)收缩的能力,即通过训练加强肌肉持续收缩进行某项特定任务(作业)的能力,其大小可以从肌肉收缩到出现疲劳时已收缩了的总次数或所经历的时间来衡量。

(二)常用方法

1. 按照不同肌力大小分类　有辅助训练、主动训练、抗阻训练、渐进抗阻训练等运动方法。1~3 级肌力时,可采用辅助训练;3 级以上肌力,可行主动训练;4~5 级肌力时,可行抗阻训练。

2. 按照不同肌肉收缩的方式分类　可分为等长训练、等张训练及等速训练。

三、恢复平衡能力的康复治疗

(一)定义

平衡是指人体所处的一种稳定状态,以及不论处在何种位置、运动,或受到外力作用时,能自动地调整并维持姿势的能力,即当人体重心垂线偏离稳定的支持面时,能立即通过主动的或反射性的活动使重心垂线返回到稳定的支持面内,这种能力就称为平衡能力。恢复平衡能力的训练是指为提高患者维持身体平衡能力所采取的各种训练措施。通过这种训练能激发姿势反射,加强前庭器官的稳定性,从而改善平衡功能,平衡功能的训练是康复治疗中的一项重要内容,因为平衡的好坏能直接或间接地影响患者身体控制和日后的生活自理能力。平衡训练要求患者在训练后达到能下意识自动维持平衡。

(二)常用方法

1. 按照体位可分为仰卧位训练、前臂支撑下俯卧位训练、肘膝跪位训练、双膝跪位和单膝跪位训练、坐位训练(又分为长坐位平衡训练和端坐位平衡训练)及站立位平衡训练。

2. 按平衡类型又可分为静态平衡训练、自动态平衡训练和他动态平衡训练。同时,还可利用平衡板、平衡木或窄道上步行、身体移位运动、平衡运动等方式进行练习。

四、改善协调功能的康复治疗

(一)定义

协调性(coordination)指身体肌群活动的时机(timing)正确、动作方向及速度恰当,平衡稳定且有韵律性。协调的运动功能会产生平滑的、准确的、有控制的运动。这种协调必须有适当的速度、距离、方向、节奏和肌力来配合进行。而不协调的运动则是指笨拙的、不平衡的和不准确的运动。协调训练指让患者在意识控制下训练,在神经系统中形成预编程序、自动的多块肌肉协调运动的记忆印迹,从而使患者能够随意再现多块肌肉协调、主动运动形式的能力,而且比单块肌肉随意控制所产生的动作更迅速、更精确、更有力。在康复治疗中,改善协调功能的训练最为困难,因为影响协调性的因素除了与遗传和患者心理有关外,尚与肌力与肌耐力、技术动作纯熟度、速度与耐力、身体重心平衡、动作韵律性、肌肉放松与收缩有关,甚至还与柔软度等相关。

(二)常用方法

单块肌肉训练法,即训练单块肌肉的控制和协调能力;多块肌肉协调动作的训练,即同时进行多块肌肉的协调训练。根据患者的不同情况,还可采取包括上下肢协调、左右侧协调、速度协调、位相协调等训练,具体如手精细功能训练,肢体协调性训练及步态训练等。

五、矫正步态的康复治疗

(一)定义

步行训练指恢复独立或者辅助步行能力的训练方法。步行训练的基本原则应以步态分析为依据,将患者异常步态的关键环节作为训练重点,同时注重下肢关节、肌肉、平衡能力等训练,在训练中,适当使用矫形器和步行辅助具。

(二)常用方法

根据患者的不同情况,开始可以原地迈步练习,在平行杠中进行前后小幅度迈步。然后利用轮椅、三轮或四轮步行器,或自制四轮小推车练习行走,当有一定向前行走的基础后,还可逐渐加大难度,如进行后退、拐弯、上下斜坡的练习,包括跨越障碍物的练习等。

六、增强心肺功能的康复治疗

(一)定义

增强心肺功能指的是加强人体的摄氧能力和转化氧气成为能量的能

力,其目的是预防心脏病的发生,主要以身体大肌群参与、较低强度、持续较长时间、有规律运动形式为主的运动最有效。

(二)常用方法

有氧耐力训练是提高机体心肺功能的重要手段。常见的可增强心肺功能的运动方式包括:长距离步行、慢跑、打太极拳、骑自行车、游泳和爬山等。但对残疾患者,力所能及的日常生活活动同样可产生有益作用,如整理床铺、收拾房间和打扫卫生等。

七、促进运动功能恢复的神经生理学疗法

(一)定义

神经生理学疗法(neuro-physiological therapy,NPT)或易化技术(facilitation techniques)是一类改善由于神经系统疾病造成的肢体运动功能障碍的治疗技术。它是依据神经系统正常生理功能及发育过程,即由头到脚、由近端至远端的发育过程,运用诱导或抑制的方法,使患者逐步学会以正常的运动方式去完成日常生活动作的康复治疗。

(二)常用方法

在神经系统疾病的康复治疗中常用的神经生理学疗法包括:

1. **Bobath 疗法**　是临床常用的易化技术,适用于脑瘫和偏瘫患者。

2. **Brunnstrom 疗法**　此疗法诱导患者利用和控制异常的运动模式以获得一些运动反应。随着时间的推移,运动功能恢复阶段递增,共同运动能够较随意、自由地进行,再训练患者摆脱共同运动模式,逐步完成向分离运动及随意运动的过度。

3. **本体感觉神经肌肉促进技术(proprioceptive neuromuscular facilitation,PNF)**　是利用牵张、关节收缩、牵引和施加阻力等本体刺激和应用螺旋对角线式运动模式来促进运动功能恢复的一种治疗方法。

4. **Rood 疗法**　是通过刺激传入神经末梢所支配的区域,诱导骨骼肌运动,使之能完成对某一动作或姿势的控制过程从而达到治疗目的。目前该疗法多作为辅助方法应用。

八、改善日常生活活动(activities of daily living,ADL)功能的康复治疗

(一)定义

通过 ADL 训练和使用自助具,可提高患者翻身、起坐、穿衣、进食、洗浴、修饰、行走、如厕、家务劳动、工作、学习等,以及各种消遣性活动的自理能力。日常生活活动训练在康复治疗中是非常重要的内容之一,可使

患者重新建立生活信心,积极投入康复治疗,治疗原则是从获得最简单的生活能力开始。日常生活活动能力的水平也是决定患者康复程度及回归社会目标的重要因素。因此,日常生活活动训练绝对不是可有可无的生活琐事,康复医务工作者必须予以足够的重视。

(二)常用方法

1. 增强肌力训练　如利用木工、铜板、沙磨板等作业活动,可为患者提供抗阻、抗重力的主动运动形式。

2. 维持和扩大关节活动度训练　如利用桌面推动滚筒运动或木钉盘得摆放运动;利用两块木钉板摆放的距离远近、位置不同进行水平面的、立体的或躯干双侧对称的运动,使患者的关节活动范围逐渐扩大。

3. 改善协调和灵巧度的训练　如锯木、打磨平板、编织等。

4. 平衡训练　如套圈、抛沙包等。

5. 日常生活动作训练等。

(密忠祥　张　琦　陈立嘉)

参 考 文 献

1. 全国卫生专业技术资格考试专家委员会.2010 全国卫生专业技术资格考试指导.康复医学与治疗技术.北京:人民卫生出版社,2010.
2. 缪鸿石.康复医学理论与实践.上海:上海科学技术出版社,2000.
3. 戴红.康复医学.第 2 版.北京:北京大学医学出版社,2009.
4. 李建军.综合康复学.北京:求真出版社,2009.
5. 李建军.我国康复服务的未来发展方向探讨:中国康复理医与实践,2008,14(11):1081-1082.
6. 李建军.中国康复医学发展的回顾与展望:中国康复理医与实践,2011,1(17):1-4.
7. 李胜利.言语治疗学.北京:华夏出版社,2005.
8. 陈立嘉.基础作业学.北京:华夏出版社.2005.
9. 纪树荣.康复疗法学.北京:华夏出版社,2005.
10. 卓大宏.中国康复医学.北京:华夏出版社,2003.
11. 王宁华.康复医学概论.北京:人民卫生出版社,2013.

第十二章

健康信息学

第一节　信息学概述

一、信息

(一) 信息的含义

"信息"一词历史悠久。早在两千多年前的西汉,即有"信"字的出现。"信"常可作消息来理解。作为日常用语,"信息"经常是指"音讯、消息"的意思。现代社会中信息是人们广泛使用的一个概念,"信息"一词应用的领域很多,使用范围广泛,既有数学上的、技术上的定义,也有人文社会科学方面的解释。信息论的创始人香农认为:"信息是能够用来消除不确定性的东西"。Wiener 信息定义:"信息是物质、能量、信息及其属性的标示"。邓宇等人 2002 年提出的"信息"概念与定义:"信息是事物现象及其属性标识的集合"。信息的作用在于消除观察者在相应认识上的不确定性,其数值则是用以消除不确定性的大小,或等效地以新增知识的多少来度量。虽然传播活动各式各样,但所有社会传播活动的内容从本质上说都是信息。信息是客观事物状态和运动特征的一种普遍形式,客观世界中大量地存在、产生和传递着以这些方式表示出来的各种各样的信息。在管理信息系统领域,一种被普遍接受的观点认为,"信息是经过加工过的数据,它对接收者有用,对决策或行为有现实的、潜在的价值"。

信息的定义可以从不同的角度来理解,有关信息的定义已逾百种,一方面表明由于个人所处观察与研究的角度及侧重点不同,导致他们各自所注重的只是其学科领域中信息现象的一个侧面、一个层次或某一典型特征;另一方面表明信息概念的复杂性。

（二）信息的主要特征

从哲学角度上看，信息具有物质的属性，如客观性、普遍性、有用性等，此外，信息还具有本身特有的性质。

1. **可识别性** 信息是可以识别的，识别又可分为直接识别和间接识别。直接识别是指通过感官的识别，间接识别是指通过各种测试手段的识别。不同的信息源有不同的识别方法。

2. **可存储性** 信息可以用不同的方式存储在不同的介质上，信息是可以通过各种方法存储的。

3. **可扩充性** 信息随着时间的变化，将不断扩充。

4. **可共享性** 同一信源可以供给多个信宿，因此信息是可以共享的。

5. **可传递性** 人们通过声音、文字、图像或者动作相互沟通消息，因此，信息具有可传递性，这是信息的本质特征。

6. **可转换性** 信息是可以由一种形态转换成另一种形态。

7. **可再生性** 信息永远都在产生、更新、演变，是取之不尽、用之不竭的智慧源泉，是人类社会与自然界不可或缺的可再生资源。

8. **时效性和时滞性** 信息在一定的时间内是有效的信息，在此时间之外就是无效信息。而且任何信息从信源传播到信宿都需要经过一定的时间，都有其时滞性。

（三）信息的形态

信息一般有4种形态：数据、文本、声音、图像。这4种形态可以相互转化，例如，照片被传送到计算机，就把图像转化成了数字。

（四）信息的分类

信息可以从不同角度来分类：

1. 按照其重要性程度可分为战略信息、战术信息和作业信息。

2. 按照其应用领域可分为管理信息、社会信息、科技信息和军事信息。

3. 按照信息的加工顺序可分为一次信息、二次信息和三次信息等。

4. 按照信息的反映形式可分为数字信息、图像信息和声音信息等。

5. 按信息的性质可分为语法信息、语义信息和语用信息。

6. 按观察过程可分为实在信息、先验信息和实得信息。

7. 按信息的作用可分为有用信息、辅助信息、无用信息和有害信息。

8. 按信息的传递方向可分为前馈信息和反馈信息。

（五）信息技术

信息技术是研究信息的获取、传输和处理的技术，由计算机技术、通信技术、微电子技术结合而成,有时也叫做"现代信息技术"。也就是说,信息技术是利用计算机进行信息处理,利用现代电子通信技术从事信息采集、存储、加工、利用以及相关产品制造、技术开发、信息服务的新学科。信息技术是信息高度发展的结果。

二、数据

(一)数据的含义

数据(data)是载荷或记录信息的按一定规则排列组合的物理符号。数据是对客观事物的真实反映,它没有掺杂任何主观性因素,可以是数字、文字、图像,也可以是计算机代码。对信息的接收始于对数据的接收,对信息的获取只能通过对数据背景的解读。数据背景是接收者针对特定数据的信息准备,即当接收者了解物理符号序列的规律,并知道每个符号和符号组合的指向性目标或含义时,便可以获得一组数据所载荷的信息。数据转化为信息,可以用公式"数据 + 背景 = 信息"表示。

(二)数据的分类

数据的种类很多,按性质分为:①定位数据,如各种坐标数据;②定性数据,如表示事物属性的数据(居住地、性别、血型等);③定量数据,反映事物数量特征的数据,如长度、面积、体积等几何量或重量、速度等物理量;④定时数据,反映事物时间特性的数据,如年、月、日、时、分、秒等。按表现形式分为:①数字数据,如各种统计测量数据;②模拟数据,由连续函数组成,又分为图形数据(如点、线、面)、符号数据、文字数据和图像数据等。按记录方式分为地图、表格、影像、磁带、纸带。按数字化方式分为矢量数据、格网数据等。

第二节 健康信息收集、分析与利用

一、健康信息的来源

一般情况下,大众媒体如报纸、杂志、书籍、广播、电视、互联网等都是信息的重要来源,实际运用中应根据信息的不同来源,选择与之相应的信息获取方法。由于人的健康和疾病问题一般是在接受相关卫生服务(如预防、保健、医疗、康复等)过程中被发现和被记录,所以健康管理相关信息主要来源于各类卫生服务记录。常见有三个来源:一是卫生服务过程中的各种服务记录;二是定期或不定期的健康体检记录;三是专题健康或疾病调查记录(图 12-1)。

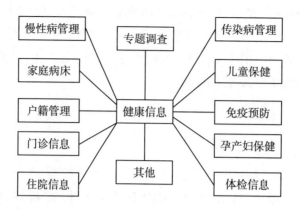

图 12-1　健康信息来源

卫生服务记录的主要载体是卫生服务记录表单。卫生服务记录表单是卫生管理部门依据国家法律法规、卫生制度和技术规范的要求，用于记录服务对象的有关基本信息、健康信息以及卫生服务操作过程与结果信息的医学技术文档，具有医学效力和法律效力。

与健康管理相关的卫生服务记录表单主要有以下六个部分：

1. 基本信息

（1）个人基本信息：个人基本情况登记表。

2. 儿童保健

（2）出生医学登记：出生医学证明。

（3）新生儿疾病筛查：新生儿疾病筛查记录表。

（4）儿童健康体检：0~6 岁儿童健康体检记录表。

（5）体弱儿童管理：体弱儿童管理记录表。

3. 妇女保健

（6）婚前保健服务：婚前医学检查表、婚前医学检查证明。

（7）妇女病普查：妇女健康检查表。

（8）计划生育技术服务：计划生育技术服务记录表。

（9）孕产期保健与高危管理：产前检查记录表、分娩记录表、产后访视记录表、产后 42 天检查记录表、孕产妇高危管理记录表。

（10）产前筛查与诊断：产前筛查与诊断记录表。

（11）出生缺陷监测：医疗机构出生缺陷登记卡。

4. 疾病控制

（12）预防接种记录：个人预防接种记录表。

（13）传染病记录：传染病报告卡。

（14）结核病防治：结核病患者登记管理记录表。

（15）艾滋病防治：艾滋病防治记录表。

（16）血吸虫病管理：血吸虫病患者管理记录表。

（17）慢性丝虫病管理：慢性丝虫病患者随访记录表。

（18）职业病记录：职业病报告卡、尘肺病报告卡、职业性放射性疾病报告卡。

（19）职业性健康监护：职业健康检查表。

（20）伤害监测记录：伤害监测报告卡。

（21）中毒记录：农药中毒报告卡。

（22）行为危险因素记录：行为危险因素监测记录表。

（23）死亡医学登记：居民死亡医学证明书。

5. 疾病管理

（24）高血压病例管理：高血压患者随访表。

（25）糖尿病病例管理：糖尿病患者随访表。

（26）肿瘤病病例管理：肿瘤报告与随访表。

（27）精神分裂症病例管理：精神分裂症患者年检表、随访表。

（28）老年人健康管理：老年人健康管理随访表。

6. 医疗服务

（29）门诊诊疗记录：门诊病历。

（30）住院诊疗记录：住院病历。

（31）住院病案记录：住院病案首页。

（32）成人健康体检：成人健康检查表。

二、信息收集方法

信息收集是指对事物运动过程中所产生、加工、存储的信息，通过一定的渠道，按照一定的程序，采用科学的方法，对真实、实用、有价值的信息进行有组织、有计划、有目的采集的全过程。

1. 信息收集原则

（1）计划性：根据需求，有针对性、分步骤地收集信息的原则。要做到有计划性的收集信息，首先必须明确目的，其次必须考虑保证重点、全面兼顾，最后要根据需求修订计划。

（2）系统性：根据单位性质、专业特点、学科任务等不间断地连续采集信息的原则。

（3）针对性：根据实际需要，有目的、有重点、分专业、分学科、按计划、按步骤地收集，以最大限度满足用户信息需求的原则。

（4）及时性：按照用户的信息需求，敏捷迅速地采集到反映事物最新动态、最新水平、新发展趋势信息的原则。

（5）完整性：根据用户现在与潜在的信息需求，全面、系统收集信息的原则。

（6）真实性：采集真实、可靠信息的原则。

2. 信息收集方法 健康管理相关信息主要来源于各类卫生服务记录，这些记录按照规定长期填写积累，可以充分利用。当需要解决某些专门问题时，经常的记录和报表往往不能提供足够数量的信息，因此需要通过专题调查来获取资料。专题调查的方法可分为访谈法、实地观察法及问卷法。

（1）访谈法：是以谈话为主要方式了解某人、某事、某种行为或态度的一种调查方法。即访问者通过走家访户，或通过信件，或通过现代通讯工具直接与被调查者进行口头交谈，从而获得信息的方式。可以是访谈者单独访问被调查者，也可以与多个调查对象进行访谈。

（2）实地观察法：是由调查员到现场对观察对象进行直接观察、检查、测量或计数而取得资料。实地观察法主要是耳闻眼看，观察者基本上是单方面进行观察活动，被观察者不管是人还是物，都是被动处于观察者的视野中，如调查员在现场进行体检、收集标本；生长发育调查中，调查员直接对儿童进行身高、体重等的测量。本法取得的资料较为真实可靠，但所需人力、物力、财力较多。实际调查中，访谈法与实地观察法常结合使用，互相补充。

（3）问卷法：是调查者运用事先设计好的问卷向被调查者了解情况或征询意见，是一种书面调查方法。调查问卷简称问卷，实际上就是一种调查表格。问卷调查主要用于了解研究对象的基本情况、人们的行为方式、人们对某些事件的态度以及其他辅助性情况。

三、数据库的建立

数据库（database）是按照数据结构来组织、存储和管理数据的仓库。随着信息技术和市场的发展，特别是 20 世纪 90 年代以后，数据管理不再仅仅是存储和管理数据，而转变成用户所需要的各种数据管理的方式。数据库有很多种类型，从最简单的存储（有各种数据的表格）到能够进行海量数据存储的大型数据库系统都在各个方面得到了广泛的应用。

当用户需要利用关系数据库管理系统管理一个部门的数据时，首先要建立关系数据模型，进而按照关系规范化的要求建立起每一个关系，即每一个数据库文件。医学研究的原始数据常列成类似于表 12-1 的二维结构。表中的顶行给出了表的结构，又称为记录结构，以后每一行为一条记录,每条记录对应一个记录号,它是该记录在表中的位置序号,即第一条记录的记录号为 1,第二条记录的记录号为 2,依此类推。表中的每一列为一个变量(又称属性),每个字段的名称在表的顶行列出,依次为编号、儿童姓名、母亲文化、出生日期、出生身高、免疫时间和阳性反应结果。表12-1 记录的原始数据是一个由 127 例观察单位和 8 个变量组成的数据库。原始数据中,变量分为标识变量和分析变量两种。标识变量主要用于数据管理,包括数据的核对与增删等,是研究记录中不可缺少的内容,如表 12-1 中的编号和儿童姓名即为标识变量,其他均为分析变量。

表12-1 127 名儿童接种乙肝疫苗情况记录

编号	儿童姓名	母亲文化	出生日期	出生体重 (kg)	出生身高 (cm)	免疫时间	阳性反应结果
1	李安棋	小学	1987.06.03	2.80	40.00	1997.08.02	阳性
2	周小亮	大学	1982.12.15	1.90	44.00	1996.10.10	阳性
3	叶静	高中	1993.04.21	3.00	46.21	1998.09.02	阴性
4	欧阳仪德	初中	1991.11.07	3.35	47.12	1998.06.15	阳性
⋮	⋮	⋮	⋮	⋮	⋮	⋮	⋮
127	王薇	大学	1992.10.27	3.30	48.50	1998.11.02	阴性

分析变量又被分为反应变量和解释变量。反应变量是表示试验效果或观察结果大小的变量或指标。解释变量又称为指示变量、分组变量、分类变量、协变量等。例如表 12-1 中,如果进行乙肝疫苗接种效果的评估,反应变量为阳性反应结果,其他变量为解释变量。

在进行数据分析前,原始数据需录入计算机,录入的文件类型大致有:数据库文件,如 dBASE、FoxBASE、Lotus、EPI info 等;Excel 文件;文本文件,如 word 文件、WPS 文件等;统计应用的相应软件,如 SPSS 数据库文件、SAS 数据文件、STATA 数据文件等。上述文件类型大多数都可以相互转换。

录入数据时,应遵循便于录入、便于核查、便于分析的原则。便于录入是指尽可能减少录入工作量,例如表 12-1 原始数据录入 SPSS 数据文件形式时,母亲文化程度用数值变量取代字符变量,可以节约录入的时间。便于核查是指一定要设有标识变量,方便核查。便于转换是指录入数据时要考虑不同软件对字节和字符的要求,例如文本文件对变量名字节数量没有要求,但 SPSS12.0 以前版本、STATA 软件的变量名要求不超过 8 个字节;有些软件不识别中文,因此,数据录入时,定义变量尽可能用英文,且不超过 8 个字节,中文可用标记的方式表示,如表 12-1 的

SPSS 数据文件将阳性反应结果标识为"1= 阳性，0= 阴性"。便于分析是指每项研究最好记录成一个数据文件，录入格式能满足各种统计分析的需要。

四、信息更新与整理

(一) 数据核查

数据录入后，首先必须对录入的数据进行核查。核查数据的准确性分两步进行，第一步是运行统计软件的基本统计量过程，列出每个变量的最大值和最小值，如果某变量的最大值或最小值不符合逻辑，说明数据有误，例如，如果年龄的最大值为 500 时，一定有误，利用统计软件的查找功能可找到该数据。第二步是数据核对，将原始数据与录入的数据一一核对，更正错误，有时为了慎重起见，采用双录入方式，然后用程序自动比较，不一致一定是数据录入错误。

(二) 信息整理

信息整理就是将所获取的信息资料分门别类地加以归纳，使之能说明事物的过程或整体。资料整理一般可分为三步：

第一步是进行信息分类。根据信息资料的性质、内容或特征进行分类，将相同或相近的资料合为一类，将相异的资料区别开来。

第二步是进行资料汇编。汇编就是按照研究的目的和要求，对分类后的资料进行汇总和编辑，使之成为能反映研究对象客观情况的系统、完整、集中、简明的材料。汇编有三项工作要做：①审核资料是否真实、准确和全面，不真实的予以淘汰，不准确的予以核实准确，不全面的补全找齐；②根据研究目的要求和研究对象客观情况，确定合理的逻辑结构，对资料进行初次加工；③汇编好的资料要井井有条、层次分明，能系统完整地反映研究对象的全貌，还要用简短明了的文字说明研究对象的客观情况，并注明资料来源和出处。

第三步是进行资料分析。即运用科学的分析方法对所整理好的信息资料进行分析，研究特定课题的现象、过程及内外各种联系，找出规律性的东西，构成理论框架。

(三) 信息更新

健康管理过程具有连续性，健康管理信息需要不断进行更新。由于人的主要健康和疾病问题一般是在接受相关卫生服务（如预防、保健、医疗、康复等）过程中被发现和被记录，所以健康管理相关信息主要来源于各类卫生服务记录。健康管理信息更新本质上就是将存于各类卫生服务记录中的有关健康信息加以累积并进行分析。

五、信息的利用

信息是一种战略资源和决策资源,是可以被健康管理者利用的关键资源。信息利用应贯穿健康管理的始终。健康信息包括健康相关信息(生理、心理社会适应性、营养与环境、运动与生活方式)、疾病相关信息、健康素质能力、健康寿命等信息。健康信息可用于服务人群健康状态的评价、健康风险的评估、疾病的预期诊断与预后判断、健康教育等健康管理服务。信息的利用包括个体和群体层面。

(一) 个体层面信息的利用

个人信息是指在现实生活中能够识别特定个人的一切信息,如姓名、电话号码、家庭住址、身份证号等。个人健康信息是个人信息的组成部分,是指一个人从出生到死亡的整个过程中,其健康状况的发展变化情况以及所接受的各项卫生服务记录的总和。个人健康信息的收集需要确保真实性和客观性,因此,要认真收集,客观及时地记录相关信息。

在健康管理中,对个人健康信息的收集结果可用来分析、评价其健康状况和健康危险因素,据此,制订有针对性的个人健康管理计划,提出具体的健康改善目标和健康管理指导方案,并针对健康危险因素的发展趋势进行相应的生活行为方式干预指导。个人健康信息还可用来进行健康管理效果的评价,如高血压、糖尿病等慢性病管理有效程度的量化评价。

(二) 群体层面的信息利用

健康管理者在工作中通过一定的定性与定量的调查研究方法,收集管理群体健康信息的必要资料,通过科学、客观的分析、汇总和评估,作出社区诊断,分析主要健康问题、危险因素和目标人群,为制订干预计划提供依据,为企业、机关、团体提供群体健康的指导建议和相关的健康需求参考资料,通过讲座、咨询、个别重点对象的针对性指导、服务等方式,切实落实有效的干预措施,达到最大的防治疾病和健康改善的效果。

群体健康信息在健康管理工作中已经得到了一定的运用。例如,据孙莉等学者报道,2007 年对 236 人进行健康体检,根据受检者提供的个人健康信息调查表及体检结果,对群体健康危险因素的数据进行了汇总分析,发现该健康管理群体的健康危险因素存在情况为:人群中的 61.0% 膳食结构不合理,29.2% 缺乏身体活动,14.4% 吸烟,27.5% 被动吸烟,3.0% 饮酒过量,3.0% 经常熬夜。人群中还有 75.9% 代谢紊乱的危险度为高危,63.1% 冠心病或脑卒中的发病危险度高于平均危险度,肥胖、超重比例达 55.1%。据此,得出结论:健康工作应该是全方位的、全覆盖的生命健康保障体系。建立健康意识和知识是健康工作的第一步;提高人群的健康认识,建立起行之有效的健康路径,做到防患于未然,是健康工作的第二步;第三步是在治病过程中给予人群健康理念和健康保障措施。

群体健康信息亦可提供基础数据和结果数据,评价人群健康管理效果,如行为因素流行率、KAB 改变率、患病率等,以促进健康管理工作的完善和发展。作为健康管理工作者,应学会充分利用个体和群体健康信息,作出准确的健康教育指导和适宜的健康干预工作。

第三节 居民健康档案概述

一、建立居民健康档案的意义

居民健康档案是卫生保健服务中不可缺少的工具。它是居民健康管理(疾病防治、健康保护、健康促进)过程的规范、科学记录。健康档案是以个人健康为核心,动态测量和收集生命全过程的各种健康相关信息,满足居民个人和健康管理需要建立的健康信息资源库;是社区顺利开展各项卫生保健工作,满足社区居民的预防、医疗、保健、康复、健康教育、生育指导"六位一体"的卫生服务需求及提供经济、有效、综合、连续的基层卫生服务的重要保证。通过建立个人、家庭和社区健康档案,能够了解和掌握社区居民的健康状况和疾病构成,了解社区居民主要健康问题和卫生问题的流行病学特征,为筛选高危人群,开展疾病管理,采取针对性预防措施奠定基础。社区卫生服务中心需要建立完善的社区居民健康档案,并严格管理和有效利用,有针对性地开展系统的社区卫生服务。

在我国,一般将居民健康档案分成三个部分,即个人健康档案、家庭健康档案、社区健康档案。建立健康档案的重要性已经为广大医务界人士所认同。一份记录良好的健康档案的意义主要在于:

1. 能够帮助健康管理者全面、系统地了解居民的健康问题及其患病的相关背景信息。它有助于增进健康管理者与居民的沟通交流,使健康管理者明确个人及家庭健康问题,做出明智的临床决策。通过长期管理和照顾,健康管理者有机会发现居民现存的健康危险因素和病患,有利于及时为居民及其家庭提供具体规范的预防保健服务。

2. 有助于促进社区卫生服务的规范化。规范的居民健康档案是宝贵的科研资料,准确、完整、规范和连续性的居民健康档案为前瞻性研究居民健康状况,探讨危险因素提供了理想的资料,可以帮助健康管理者不断地回顾和积累临床管理患者的经验,了解疾病的自然史,以及评价健康管理者诊治的正确性和效果,不断增长经验和学识。

3. 有助于全面评价社区居民的健康问题。健康档案可作为全面掌握居民健康状况的基本工具，为社区居民提供连续性、综合性、协调性和高质量的医疗保健服务提供支持。正确理解和鉴定居民或患者所提出的问题，就必须充分了解居民个人和家庭的背景资料。通过掌握和了解社区居民的情况，可以主动挖掘个人、家庭的问题，对健康问题作出全面评价。

4. 有助于制订准确实用的卫生保健计划，合理利用社区有限的卫生资源，提高社区卫生服务的管理水平。作为卫生规划的资料来源，完整的健康档案不仅记载了居民健康状况以及与之相关的健康信息，还记载了有关社区卫生机构、卫生人力等社区资源的信息，从而为社区诊断、制订社区卫生服务计划提供基础资料，也为充分利用社区资源提供了必要条件。

5. 可用于评价健康管理者的服务质量和技术水平，有时还可作为处理医疗纠纷的法律依据。医生为居民提供服务过程中的诊断、治疗、用药及临床处置正确与否都可以在健康档案中找到答案。

6. 健康档案中的信息资料，可作为政府和医疗管理机构收集基层医疗信息的重要渠道，也可对突发公共卫生事件的应急处理提供及时、准确的居民健康信息。

7. 居民健康档案是医学教学科研的重要参考资料。以问题为中心的健康记录，重视背景资料的作用，反映居民生理、心理、社会方面的问题，具有连续性、逻辑性，利于培养学生的临床思维和处理健康问题的能力，还可利用居民健康档案进行案例教学和社区卫生服务的科学研究。

二、建立健康档案的基本要求

（一）资料的真实性

健康档案是由各种原始资料组成的，这些原始资料应能真实地反映居民当时的健康状况，如实地记载居民的病情变化、治疗过程、康复状况等详尽的资料。在记录时，对于某些不太明晰的情况，一定要通过调查获取真实的结果，绝不能想当然地加以描述。已经记录在案的资料，绝不能出于某种需要而任意改动。健康档案除了具有医学效力，还具有法律效力，这就需要保证资料真实可靠。

（二）资料的科学性

居民健康档案作为医学信息资料，应按照医学科学的通用规范进行记录。各种图表制作、文字描述、计量单位使用都要符合有关规定，做到准确无误，符合标准。实际工作中经常使用的健康问题的名称，要符合疾病分类的标准，健康问题的描述符合医学规范。

（三）资料的完整性

居民健康档案在记录方式上虽然比较简洁,但记录的内容必须完整。这种完整性一是体现在各种资料必须齐全,应该包括个人、家庭和社区三个部分;二是所记录的内容必须完整,如居民个人健康档案应包括患者的就医背景、病情变化、评价结果、处理计划等。

（四）资料的连续性

以问题为导向的记录方式及其使用的一些表格与传统的以疾病为导向的记录方式有显著区别。以疾病为导向的记录方式是以患者某次患病为一个完整资料保存下来的,对患者整个生命过程中的健康变化很难形成一个连续性的资料。而以问题为导向的记录方式是把居民的健康问题进行分类记录,每次患病的资料可以累加,从而保持了资料的连续性。而且通过病情流程表,可以把健康问题的动态变化记录下来。

（五）资料的可用性

一份理想的健康档案不应成为一叠被隔离在柜子里、长期贮存起来的"死资料",而应是保管简便,查找方便,能充分体现其使用价值的"活"资料。这就需要我们对健康档案的设计要科学、合理,记录格式要简洁、明了,文句描述要条理清晰,善于使用关键词、关键句。

三、健康档案的分类

（一）个人健康档案

个人健康档案是指一个人从出生到死亡的整个过程中,其健康状况的发展变化情况以及所接受的各项卫生服务记录的总和。

个人健康档案包括两部分内容:一是以问题为导向的健康问题记录;二是以疾病预防为导向的健康服务记录。以问题为导向的健康问题记录包括患者的基础资料、个人生活行为习惯记录、健康问题描述、健康问题随访记录、转诊会诊记录等。以疾病预防为导向的健康服务记录通常包括预防接种、健康体检记录等,通过预防服务的实施,达到早期发现危险因素及病患,并加以干预的目的。综合两方面要素,个人健康档案包括 3 类表格:居民基本情况表、健康体检表、服务记录表(接诊记录表、各种重点人群随访表、计划免疫记录表、会诊与转诊记录表)等。

1. **问题为导向的记录**　以问题 / 患者为导向(problem/patient-oriented medical record,POMR)的记录方式,由 Weed 在 1969 年首先提出。1970 年,Bjorn 添加了暂时性问题目录,1997 年 Grace 等又添加了家庭问题目录。由于用该记录方式所收集的资料简明、条理清楚、重点突出、便于统计和同行间交流等优点,在美国的家庭医疗中首先被采用,后在其他国家的全科/家庭医学住院医师培训项目中广泛推广和使用。目前,世界各地的基层医疗和大医院的病历记录中广泛使用 POMR 方式进行记录,在全科医疗中该记录方式不仅用于个人健康档案,也应用于家庭健康档案的记录。

个人基础资料、问题描述、健康问题随访记录、转会诊记录构成了以问题为导向记录方式的基本要素。

(1)基础资料 个人的基础资料包括:①个人的人口学资料,如年龄、性别、受教育程度、职业、婚姻状况、种族、社会经济状况、家庭状况及家庭重大事件;②健康行为资料,如吸烟、酗酒、运动、饮食习惯、就医行为等;③临床资料,如患者的主诉、过去史、家族史、个人史(药物过敏史、月经史、生育史等)、各种检查及结果、心理精神评估资料等。

(2)健康问题描述(problem statements):问题描述又称为接诊记录,是每次服务对象就诊内容的详细资料记录,是 POMR 记录的核心部分,常采用 SOAP 的形式对就诊问题逐一进行描述。SOAP 记录形式中的四个字母分别代表不同的含义。

S(subjective data):代表服务对象主观资料,是指由服务对象或其就医时的陪伴者提供的主诉、症状、患者的主观感觉、疾病史、家族史和社会生活史等。健康管理者对以上情况的描述要尽量贴近患者对问题的表述,避免将医疗者的看法加诸其中。

O(objective data):代表客观资料,是指健康管理者在诊疗过程中所观察到的患者的资料,包括体检所见、实验室检查结果、心理行为测量结果以及医生观察到的患者的态度、行为。

A(assessment):代表对健康问题评估,完整的评估应包括诊断、鉴别、问题的轻重程度及预后等,它不同于以往的以疾病为中心的诊断模式。健康问题可以是生理问题、心理问题、社会问题或未明确原因的症状和(或)主诉。对健康问题的评估是问题描述中的最重要一部分。

对于以上三个部分的内容不必逐条列项记录,可视具体情况、参照病历书写规范进行记录。

P(plan):代表对问题的处理计划,是针对问题而提出的,体现以健康为中心、预防为导向以及生物-心理-社会医学模式的全方位考虑,而不仅限于开出药物处方。计划内容一般应包括诊断计划、治疗计划、对患者的各项健康指导等。

(3)健康问题随访记录表(flow sheet):是对某一主要健康问题的进展情况进行跟踪的动态记录,多用于慢性病患者的病情记录,内容一般为事先设定好的,可包括症状、体征、辅助检查、用药、转诊原因等。

在实际工作中,通过使用流程表,健康管理者可方便地利用表中记录的资料,快速了解居民某特定健康问题的进展,并对干预效果作出及时的评估;若对该表格记录资料定期进行小结,不仅可以达到以上目的,还有助于健康管理者自我学习和加强临床经验积累。

(4)转诊会诊记录:全科医生在患者病情需要时,应及时地作出转诊或会诊决定。患者在转出之后,全科医生仍对其负有追踪和关注其医治情况的责任。一般情况下,全科医生除了接收和保存其他医生或照顾者转回来的患者资料外,还需要自己在患者的健康档案中写一份患者在社区外就医情况的小结。会诊记录填写主要会诊原因、会诊医生及其所在医院、会诊意见等。

双向转诊(转出)单中的患者基本信息应与个人一般情况表一致。初步诊断填写疾病名称的全称。转诊目的应简练、具体、明确。主要现病史、既往史、检查结果、已施处置等应简明扼要。双向转诊(转回)单中的治疗经过、进一步治疗方案及康复建议应对社区医生具有指导作用,是社区医生制订患者疾病恢复期治疗计划的重要依据。

2. 预防为导向的健康服务记录 全科医生常用的预防医学服务包括预防接种、健康体检、危险因素筛查及评价等。通过预防服务的实施,达到早期发现病患及危险因素,并加以干预的目的。

(1)预防接种:该项预防服务内容的记录,不仅适用于儿童,对老年人和特定的患者均适用。

(2)健康体检:是根据不同性别、年龄、职业、针对社区的主要健康问题和健康危险因素,为个人设计的终身性定期健康检查。因其具有很强的科学性、系统性和针对性,是各国全科医生日常诊疗工作中的重要内容。

实施健康体检,首先要为个体设计好健康检查计划。一生中应做哪些检查?各项检查最合适的年龄段是什么?检查间隔的时间以多少为好?这些都应根据不同性别、年龄、职业和健康状况决定。因此,严格地说,每个人都应有一个适合自己的健康方案,但是这个个体健康方案的设计应建立在明确社区诊断的基础上,也就是说我们可以通过社区诊断中获得的社区人群健康资料,设计出一个普遍适应于社区人群的通用方案。例如,该地区直肠癌的高发年龄是 46~65 岁,那么做直肠指检的对象应为 40~70 岁的居民。如果有人在尚未进入某种疾病的高发年龄时就已有高危因素存在,那就应该提前接受检查,而且检查的间隔周期要短于普通人群。

(二)家庭健康档案

家庭健康档案(family health record)是居民健康档案中的重要组成

部分,其内容包括家庭的基本资料、家系图、家庭评估资料、家庭主要问题目录、问题描述、家庭各成员的个人健康记录和家庭生活周期健康维护记录。

家庭健康档案在各国建立和使用的形式不一。但从总体看,均以全科/家庭医学的专业特点为主,要求全科医生必须考虑患者家庭及其家庭中影响健康的各种因素,并充分利用家庭资源为患者服务。下面详细论述家庭健康档案的具体内容。

1. **家庭基本资料(family profile)**　包括家庭各成员的基本资料,如姓名、性别、年龄、职业、教育程度、宗教信仰、健康资料等,以及家庭类型、内在结构、居住环境等。

家庭基本资料收集的途径除了常见的首诊询问患者之外,还有家庭医生独特的方式,即通过家访和与患者及家庭长期的良好医患关系带来的对患者家庭的了解,这使得家庭医生所掌握的有关患者家庭的资料更丰富、真实、可靠。这些资料,可以用多种方式记录下来,如病历、表格、家系图等,以便供社区卫生服务团队其他成员共享。家庭基本资料通常放在家庭档案的最前面。

2. **家系图(genogram)**　是以绘图的方式来描述家庭结构、医疗史、家庭成员疾病间的遗传联系、家庭关系及家庭重要事件等。它可以使医生快速地掌握大量信息,评判家庭成员的健康状况,是掌握家庭生活周期、家庭功能以及家庭资源等资料的最好工具。

绘制家系图的目的是要对家庭背景和潜在的健康问题作出一个实际的总结,所用的技术和符号应是医生认为在医疗中最有意义、最方便使用的。

绘制家系图时应遵循以下原则:

(1) 绘制家系图时所使用的符号应尽量简单,代表各种问题的符号应尽可能无须解释,标注信息尽量简明扼要,以便马上找出所需的信息。

(2) 绘制时可以从最年轻的一代开始,也可以从中间开始,一般是从家庭中首次就诊的患者这一代开始,向上下延伸。

(3) 标准的家系图应描述3代或3代以上的家人,包括夫妇双方家庭成员。

(4) 长辈在上,晚辈在下;同辈中,长者在左,幼者在右;夫妻中,男在左、女在右;同一代人应位于同一水平线上,符号应大小相等。

(5) 代表每个人的符号旁边,应标记姓名、出生年月日、重大生活事件及其发生的时间、遗传病、慢性病等。

(6) 用虚线圈出同一处居住的成员。

（7）家系图绘制可一次完成，也可在照顾患者的过程中逐渐完成。

3. 家庭主要问题目录及描述 主要记录家庭和家庭生活周期各阶段存在或发生的较为重大的生理、心理和社会问题，家庭功能评价结果等。对家庭问题的诊断需要征得患者的知情同意，对家庭问题的具体描述可依编号以 POMR 中 SOAP 的方式加以描述。

家庭生活周期的划分对社区医生实施以家庭为单位的照顾有较大帮助。社区医生可根据家庭所处生活周期的不同阶段，对家庭提出保健指导建议，并可用表格记录家庭所在周期出现的健康问题以及干预的措施等。

4. 家庭成员的健康记录 在家庭健康档案中，每一个家庭成员应有一份自己的健康资料记录，主要内容同个人健康档案，详见本章"（一）个人健康档案"部分。

（三）社区健康档案

社区健康档案是记录社区自身特征和居民健康状况的资料库。健康管理者可根据社区健康档案中所收集的资料进行社会居民健康需求评价，最终达到以社区为导向进行整体性、协调性医疗保健服务的目的。较完整的社区健康档案一般包括社区基本资料、社区卫生服务资源、社区卫生服务状况、社区居民健康状况等内容。

1. 社区基本资料

（1）社区的自然环境：包括社区所处的地理处置、范围、自然气候及环境状况、卫生设施和卫生条件、水源、交通情况、宗教及传统习俗等。不同社区的自然环境状况间可能存在着很大区别，影响社区居民健康的危险因素也会有所不同，因而导致社区存在的卫生问题也不同。社区健康档案中，这部分资料可以用社区地图的形式来表示。

（2）社区的经济和组织情况：包括社区居民的人均收入、消费水平、社区的各种组织机构，尤其是与全科医疗服务相关的一些组织和机构，如街道办事处、居委会、健康促进会、志愿者协会等。了解社区的经济和组织状况有利于全科医生开展社区健康促进和进行慢性病管理等服务。

（3）社区动员潜力：是指社区内可被动员起来参与和支持社区居民健康服务活动的人力、物力和财力资源。通常这些资源是要靠全科医生或相关人员来发现或开发的。社区基本资料的收集，有利于健康管理者了解其所服务社区居民健康状况，对健康管理者的个体化服务或群体服务具有较为重要的意义。

2. 社区卫生服务资源 社区的卫生服务资源包括社区的卫生服务机构和卫生人力资源状况两部分。社区卫生服务机构是指社区内现存的、直接或间接服务于社区居民的专业卫生机构。健康管理者对这些资料的掌握,有利于开展社区居民的协调性服务,也利于健康管理者向同行进行业务咨询,充分利用社区内资源。而社区卫生人力资源,则是指在社区中各类医务人员及卫生相关人员的数量、年龄结构、职称结构和专业结构等。以上资料可以用图或表格来反映。

3. 社区卫生服务状况

(1) 一定时期内的患者就诊原因分类、常见健康问题的种类及构成、门诊量、门诊疾病种类及构成;转会诊病种及转至单位和科室、转诊会诊率、转诊会诊的适宜程度分析等。

(2) 家庭病床数、家庭访视人次、家访原因、家庭问题分类及处理情况等。

(3) 住院情况统计,包括住院率、患病种类及构成、住院的时间等。

4. 社区居民的健康状况　　包括社区的人口学资料;社区居民健康问题的分布及严重程度;社区居民健康危险因素评估,如饮食习惯、生活压力事件、就医行为、获得卫生服务的障碍等;社区人群的发病率、患病率及疾病构成、病死率及残疾率;社区疾病谱及死因谱等。

(1) 社区人口学资料:包括社区的总人口数、出生率、死亡率、人口自然增长率、平均寿命、负担人口比例,以及年龄、性别构成、职业、教育程度、文化、婚姻、种族等人口学因素构成比例。此类资料的收集可用表格的形式来反映。

1) 人口数量:是反映社区居民健康状况的重要指标,是社区卫生服务的规划及确定卫生政策的重要依据。国际上统计人口数量的方法有两种:一是实际制,只计调查时刻某地实际存在人数(包括临时在该地的人);二是法定制,只计算某地的常住人口数。我国人口普查采用法定制,在非普查年,人口的计算取相邻两年年末(12 月 31 日)人口平均值。全科医生可以在当地村委会、居民委员会或派出所获得本项资料。

2) 人口构成:社区人口构成可以按性别、年龄、文化、职业等进行计算,其中最基本的是人口的性别年龄构成。两者可以结合起来,用人口金字塔表示(塔底为男女人口数或构成比,通常 5 岁为一组)。此外,人口负担系数是反映社区人口构成的一项指标。

(2) 社区患病资料:包括社区人群的发病率、患病率、社区疾病谱等内容。

(3) 社区死亡资料:常用的死亡指标有死亡率、社区死因谱、婴儿死亡率、特殊人群死亡率、社区死亡顺位等。全科医生可以根据具体情况统计以上资料。

（4）危险因素调查、评估与干预：通过问卷调查、个人健康档案资料的积累或其他形式收集社区人群中危险因素的情况，来分析该社区居民健康危险因素评估结果，提出该社区居民健康危险因素的干预手段与方法，主要目的是用客观数据来提示患者，激励其改变不健康的生活方式和行为习惯，提高社区居民的健康水平。

四、健康档案管理的基本原则

建立健康档案的主体为乡镇卫生院（社区卫生服务中心）或村卫生室（社区卫生服务站）的门诊部、住院部、预防保健等科室的医务人员。建立健康档案的基本原则应体现以下几点：

1. 自愿为主，多种方式相结合　在居民自愿的基础上，采取多种方式建立健康档案，不要求采用统一的方式建立健康档案。

2. 体现健康管理和连续性服务的特点　健康档案是在传统意义基础上扩大的病历记录，含居民基本信息、临床与保健记录等内容。通过健康档案的有效管理，能够体现健康管理和连续性服务的特点。

3. 科学性与灵活性相结合　档案管理首先不能远离医务人员，以免由于利用不便，成为实际意义的"死档"。同时要保持健康档案的科学性，对上门接受服务的人群一家庭一套；由于目前的人力、物力、财力的条件限制，不要求为所有辖区居民建立健康档案，可分批、有重点地针对重点人群先行建立档案并进行动态管理，也可对参加新型农村合作医疗的人群先行建立健康档案。

第四节　健康大数据和互联网移动医疗

随着医疗行业的改革，"互联网＋医疗"的发展，信息技术的进步，特别是云计算、物联网、大数据等新兴技术的发展，以智慧医疗开始得以飞速发展。互联网移动医疗就是在健康大数据基础上智慧医疗发展的具体形式之一。

一、健康大数据

（一）健康大数据的概念

健康医疗大数据是指健康医疗活动产生的数据的集合，既包括个人到死亡的全生命周期过程中，因免疫、体检、治疗、运动、饮食等健康相关活动所产生的大数据，又涉及医疗服务、疾病防控、健康保健和食品安全、养生保健等多方面数据的聚合。近几年信息技术的高速发展，使得海量数据的捕捉、存储、管理和处理分析成为可能,大数据在优化资源配置、节约信息连接成本、提供决策依据等方面具有重要价值和潜力。

健康数据从概念上来说,主要包括三个部分:面向医院的电子医疗档案(EMR)、面向区域卫生的电子健康档案(EHR)和面向个人的个人健康档案(PHR)。其中,电子医疗档案是在一家医疗机构内存储的诊疗信息,电子健康档案是区域化共享的健康信息,个人健康档案则包含了自我管理的个人健康信息。随着云计算技术的发展,健康数据的云数据化过程是一个必然的趋势。

(二) 健康大数据的应用

过去,传统医疗行业有几个突出的问题,比如大病小病都找三甲医院,优质的医疗资源十分有限,医生的精力也十分有限,所以无法充分发挥医生的价值。而医学的信息也不对称,预防,康复知识匮缺乏病人的主动参与,医院传统的医疗数据存储总量不大,各个医疗机构之间的差异比较大,医疗行业信息化水平差异比较大,医疗信息化水平不一。随着医疗大数据的发展,为有效解决这些问题提供了新的思路。

虽然健康医疗大数据行业属于起步阶段,属于朝阳产业,但大数据技术已被应用到健康医疗的各个方面。对于医疗机构,医疗大数据的分析结果将帮助医疗机构科学决策,提高管理和诊疗水平,医疗大数据是和医疗信息化紧密相连的,医疗机构的信息化,尤其是电子病历系统的完善是实现临床数据分析的重要条件,同时大数据技术也将加速医疗信息化的进程;医药企业在追赶大数据＋互联网的潮流中选择了多条路径,相比缺乏盈利模式的医疗＋医药产业链建设,可穿戴医疗设备研发制造和基于生物大数据的新药研发市场前景更为明确,是医药企业真正发展机会;大数据＋互联网将为医护工作者提供线上诊疗、医户上门的额外收入,同时打造医生个人品牌,此外,通过电子病历、病例交流共享、用药助手实现精确诊疗,简化工作流程,有助于缓解医患矛盾;传统意义上的保险服务处于医疗链条的末端,患者在治疗结束后向保险公司理赔,互联网＋大数据为健康行业从末端扩展到健康管理、医疗服务的前端提供了机会,目前各大保险企业纷纷加速健康医疗布局探索建立基于新技术的健康管理服务模式。通过大数据分析应用,推动数据分析应用,推动覆盖全生命周期的预防、治疗和健康管理的一体化健康服务,这是未来健康服务管理的新趋势。

二、互联网移动医疗

(一) 移动医疗的概念

大数据技术的深度发展促进了移动通信系统在医疗保健行业的应

用,出现了移动医疗(mHealth,Mobile Health)的概念。移动医疗是把计算机技术、移动通信以及信息技术应用于整个医疗过程的一种新型的现代化医疗方式,它是面向社会的、全面的医疗信息、医疗服务和健康管理服务的复杂系统。

(二)互联网移动医疗在健康管理的应用

mHealth 最早用于紧急医疗支持。自 2000 年以来有关于无线、应急远程医疗系统的报道,大多数的应用是集中在传输疾病的主要特征参数,如远程心电(ECG)对心脏病的诊断。最新的研究一部分集中在支持紧急医疗服务,即提供了创伤平面图像或视频传输(例如:超声),或者集中于集成系统以用于针对特定的紧急情况,如脑卒中。

移动电话的普及为运用移动医疗技术支持医疗服务提供了关键的基础。过去,阻止移动医疗成为现实的障碍是网络连接、安全性、可靠性,以及低成本和低功耗等要求。但随着 4G 无线通信技术的普及,5G 呼之欲出,无线通信技术对移动医疗的支撑已经不是问题。

对个体健康管理按照基本步骤大致可以分为三个阶段,第一步是了解和掌握个体健康现状,开展健康状况检测和信息收集;第二步是评价个体健康,开展健康风险评估和健康评价;第三步是改善和促进个体健康,开展健康危险干预和健康促进,三个步骤循环往复,开展干预后,及时更新个体健康信息。同时,在个体健康管理的过程中,在宏观角度是一个前瞻性的卫生服务模式,为群体健康管理提供相关支持。概括起来,基于移动医疗的健康管理一般流程如图 12-2 所示。

1. 健康状况检测和信息收集　移动医疗尚未兴起之时,针对个体的健康信息收集停留在健康体检阶段。随着物联网的飞速发展,现在可通过便携式的医疗检测设备、可穿戴医疗设备检测自身的生理状态,例如,国外的 DASH Mobile、BPMAP 软件具有监测和记录血压、心率等生命体征功能。这些可穿戴便携设备通过互联网、手机 APP 实现即时的数据共享,实现了健康数据收集多样化,健康档案管理云存储。

2. 健康风险评估和健康评价　利用移动医疗开展健康风险和健康评价在目前多处于理论研究阶段,尚需要更多的实证研究去支持、验证。国内外很多学者目前都分别利用大数据提取整合方法,经数据挖掘,构建了疾病预测的基本模型。虽然当前开展的基于大数据的疾病风险和健康评价研究较少,但是,目前学界的普遍观点认为,移动医疗的发展为人群健康大数据的建立提供了可靠的条件,是健康管理领域的研究热点,可以采用大数据挖掘,云计算等方法,开展健康风险评估和健康评价,弥补过去流行病学相关研究的不足。

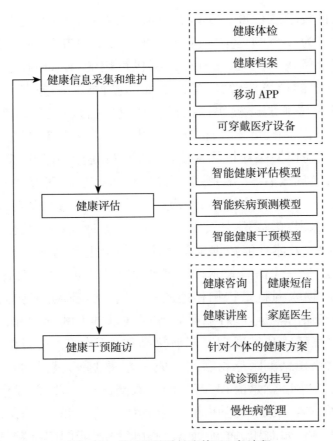

图 12-2　移动医疗的健康管理一般流程

3. 健康干预和健康促进　健康干预和健康促进领域是目前移动医疗发挥作用最大的领域。在现代健康管理中,依靠移动手机 APP,微信公众号、健康短信等的推送,人们可以轻松获取到健康信息。在需要就诊的时候,可以通过 APP 自动挂号、预约。患有慢性病的病人,可以利用很多程序,在医生的指导下制定健康干预方案,并实时得到相关信息提醒,以实现慢性病的健康管理。

健康干预和健康促进的效果是开展移动医疗健康管理的关注重点。目前,基于移动医疗健康干预,在健康状况方面的改善较为明显,但是在干预人群的依从性存在一定的争议,有的研究者认为移动健康干预可以改善人群的依从性,有的研究者认为,由于移动健康关于多采用人机互动模式,缺少一种约束力,干预对象的依从性并不好。一些随机对照研究表明,接受移动医疗 APP 进行干预的慢性病患者,在其症状管理方面有一定的改善。

三、健康云与物联网技术

到目前为止云计算仍没有统一的定义,因为它是一个抽象的概念,并不是特指某种技术或标准。所以，不同的人因其视角不同而对其理解也不同。目前广为接受的是美国国家标准与技术研究院的定义：云计算是一种按使用量付费的模式，这种模式提供可用的、便捷的、按需的网络访问，进入可配置的计算资源共享池（资源包括网络、服务器、存储、应用软件、服务），这些资源能够被快速提供，只需投入很少的管理工作，或与服务供应商进行很少的交互。"健康云"是指以向云计算产业基地所在区下属所有医院和相关医疗机构提供医院管理和居民健康档案管理应用服务。通过云计算、云存储、云服务、物联网、移动互联网等技术手段，通过医疗机构、专家、医疗研究机构、医疗厂商等相关部门的联合、互动、交流、合作，为医疗患者、健康需求人士提供在线、实时、最新的健康管理、疾病治疗、疾病诊断、人体功能数据采集等服务与衍生产品开发。

物联网是新一代信息技术的重要组成部分，也是"信息化"时代的重要发展阶段。物联网就是物物相连的互联网。这有两层意思：其一，物联网的核心和基础仍然是互联网，是在互联网基础上的延伸和扩展的网络；其二，其用户端延伸和扩展到了任何物品与物品之间，进行信息交换和通信，也就是物物相息。医疗物联网分成三方面："物"就是对象，就是医生、病人、机械等。"网"就是流程，医疗的物联网概念；"联"就是信息交互，物联网标准的定义对象是可感知的，可互动的，可控制的。居民健康管理包括健康指标监测（如血压、血糖、血氧、心电等）智能健康预警、居民健康档案、健康常识等。采用物联网技术，通过体检、评估、预防、咨询等方式，使处于亚健康的个体自未病到疾病的轨迹以数字化形式表达，并提出个性化健康干预方案，最大限度实现健康促进和早期预防。医疗物联网能及时监测慢性病患者身体指标变化，慢性病患者使用时可自动收集数据信息，传到医疗中心的个人健康档案中，进行实时健康管理。

四、健康大数据和互联网移动医疗的发展前景

一是中医药事业依托大数据和移动医疗发展前景广阔。在移动医疗领域，中医药仍处于起步阶段，同时，与现代医学相比较，我国的传统医学在健康管理方面的优势却是现代医学无法比拟的：中医学自古就有"治未病"学说，具备充实的理论基础，而且利用中医开展健康管理成本低、兼容性好，对于人群亚健康的改善具有独特的作用。可以预见，为加快我国传统医学发展，通过健康大数据和移动医疗必然是国家支持的重点方向。

二是O2O模式将进一步发展，线上线下融合更加深入。移动通信技术的不断进步，使得具备线下医疗资源整合能力的健康医疗类应用将在

未来更具优势,可以预言,线上、线下相互融合的 O2O 医疗模式应用将在市场上拥有更大的竞争力。

三是移动医疗的发展方向将向健康管理不断靠近。利用移动医疗让有限的资源惠及更多民众是解决当前我国看病难问题的一条出路。移动医疗健康行业将进一步推进分级诊疗:加强与一线医院、社区医院等医疗服务机构的合作,优化医疗医院资源配置。但从健康中国战略的整体布局看,医疗基础信息的整合与共享,智能硬件、大数据等技术的充分应用,将有效实现对个人健康的全面监护,也有利于健康中国战略的实现,因此,移动医疗产业将向健康管理方向深入发展是大势所趋。

四是健康大数据的价值将进一步提升。医疗健康的核心在于数据,企业对于数据的重视度将会极大提升,随着在线问诊平台、互联网医院、区域医疗信息化平台等大平台逐步搭建完成,企业将积累百万级甚至千万级的医疗基础数据。通过数据挖掘与数据分析进而构建独特的商业模式将对这类企业的发展有极大的促进作用。

（郭　清　赵发林　冷志伟）

参 考 文 献

1. 金新政. 卫生信息系统管理. 北京:人民卫生出版社,2009.

2. 陈敏,金新政. 卫生管理信息系统. 北京:高等教育出版社,2006.

3. 傅征,梁铭会. 数字医学概论. 北京:人民卫生出版社,2009.

4. 郭秀花. 实用医学调查. 北京:人民军医出版社,2004.

5. 孙振球,徐勇勇. 医学统计学. 第 2 版. 北京:人民卫生出版社,2005.

6. 丁元林,高歌. 卫生统计学. 北京:科学出版社,2008.

7. 洪楠. SPSS for Windows 统计分析教程. 北京:电子工业出版社,2000.

8. 刘朝杰. 卫生决策信息管理. 北京:人民卫生出版社,2009.

9. 武留信. 健康信息评估与后续管理服务.［2010-05-26］. http://www.shenglianbj.com/sl/files/online/files/jkwt/6.htm.

10. 崔树起,杨文秀. 社区卫生服务管理. 北京:人民卫生出版社,2006.

11. 侯晓云,元虹,胡友利. 社区卫生档案与个人健康信息的保护. 卫生软科学,2009,23(4):376-377.

12. 陶国枢. 加强健康管理优质保健服务. 中华保健学,2009.

13. 孙莉,张艾丽,赵岚. 加强健康管理优质保健服务. 中华健康管理学,2008,2(4):224.

14. 郭清. 健康管理学［M］. 北京:人民卫生出版社,2015.

15. KimHH,SeoHJ. HealthTWITTER initiative:design of a social networking service based tailored application for diabetes self-management［J］. Healthc InformRes. 2014,20(3):226-230.

16. 高晨晨,周兰妹. 智能健康管理在老年健康管理领域的研究进展和启示. 护理研究,2016(30)4:1281-1284.

第十三章

医学伦理与职业道德

第一节 医学伦理与健康管理伦理的定义和基本原则

一、医学伦理与健康管理伦理的定义

1. 医学伦理学定义 医学伦理学（medical ethics）是研究医学道德及与之密切相关内容的科学。医学伦理学运用一般伦理学的原理和道德原则来研究、解决和调整医疗实践与医学科学中人们的道德关系和行为准则。

医学伦理学作为伦理学的分支，是一般伦理学理论在医疗领域中的具体运用。传统的医学伦理学也称医德学，它的范围局限在医疗职业内。现代的医学伦理学超出了医疗职业范围，扩大到整个卫生保健，除了研究医生与患者的关系、医生的行为准则、医生应该怎样对待患者等医患关系道德，还随着时代的发展变化增添了许多新的内容。

2. 健康管理伦理定义 健康管理伦理（health management ethics）是指个人、团体、国家在健康管理中应该遵守的行为准则和规范，以及个人、团体、国家对公众健康应该承担的道德责任。健康管理伦理是医学伦理的重要组成部分和丰富发展。

二、医学伦理与健康管理伦理的基本原则

1. 医学伦理的基本原则

（1）医学伦理基本原则定义：医学伦理的基本原则是指在医学领域中调整各种医疗人际关系所应遵循的根本指导原则或标准。

（2）医学伦理基本原则内容与作用：医学伦理的基本原则内容是防病

治病,救死扶伤,实行医学人道主义,全心全意为人民健康服务。为人民健康服务的内容应该是全方位的,在医学服务中既要给予患者生物学方面的救助,更要给予心理学、社会学方面的照护,不断满足人民大众不断增长的健康需求。医学伦理的基本原则始终在指导和规范着医疗卫生服务实践中医务人员的医德意识和医德行为、调节医学与社会的道德关系方面发挥着作用。

2. 健康管理伦理的基本原则　健康管理伦理的基本原则始终受医学伦理基本原则的引导,是我国健康管理的道德关系及要求的集中概括,是处理健康管理领域中复杂利益关系的价值导向,是医学伦理基本原则在健康管理中的具体体现。切实可行的健康管理伦理原则是健康管理健康发展的保障。健康管理中的伦理原则是:

(1) 以人为本、以健康为中心的原则:广大的健康管理提供者要在健康管理中能够真正贯彻上述原则,在日常的工作中就必须切实做到:

1) 了解、热爱服务对象。

2) 尊重服务对象。

3) 面向社区各个层次提供不同服务。

4) 正确判断,及时处理服务对象的相关健康问题。

(2) 公平、合理的原则

1) 服务对象应该平等享有健康保健服务,平等使用卫生资源。健康管理的最终目标是提高全民健康水平,健康管理的对象不应只是"高端"人群。

2) 健康管理服务人员与服务对象应该形成服务与被服务的双向互动关系。

3) 在健康管理服务中优先考虑服务对象的需要。

4) 公开收费标准,让服务对象心中有数,在知情、同意的基础上接受方便、经济、综合、有效的健康管理服务。

(3) 保守秘密的原则:保守秘密是医务人员对患者应尽的责任,健康管理工作中也要坚守这一原则。但健康管理的保密不是临床保密的生搬硬套,健康管理提供者要在健康管理实践中结合实际情况,不但要对"有关患者疾病信息"保守秘密,还要正确对待"有关社区居民健康信息"。

1) 建立并妥善保管健康档案。

2) 不泄露服务对象的健康信息:在健康管理服务过程中对一些特殊的服务对象出于对其保护性医疗的要求,凡是不利于其身心健康的或有可能对其产生不良影响的事情,都应保守秘密。

3) 正确对待服务对象的隐私:正确对待性传播疾病等涉及个人性道

德、性行为方面隐私的患者。

4）做好上门服务的保密工作。

（4）有利和主体原则：要激发服务对象对健康管理的热情，增强自我保健意识，关心参与健康管理工作。

1）让健康管理"花钱少，获益大"。

2）维护服务对象利益，并使之利益最大化。

3）健康为主，效果明显。

4）争取服务对象的配合，发挥服务对象的主体作用。

（5）优质服务的原则

1）了解、发现服务对象健康需求。

2）以生活方式疾病为管理重点，加强对慢性非传染性疾病的预防与控制。

3）加强对健康管理人员的培养，使健康管理队伍尽快从以治疗为主转变为具有较高健康管理能力和水平的健康管理提供者。

4）顺应社会需求，提高健康管理质量。

第二节　健康管理伦理规范及权利、义务

一、健康管理伦理关系及规范

1. 健康管理的伦理关系

（1）健康管理的伦理关系含义：健康管理的伦理关系一般是指在健康管理过程中健康管理提供者与服务对象所建立的各种关系。

（2）健康管理的伦理关系内容：健康管理的伦理关系包括健康管理机构及健康管理提供者与社会人群的关系；健康管理提供者与服务对象的关系；健康管理提供者之间的关系；健康管理提供者、服务对象与社会、环境的关系等。

（3）健康管理的伦理关系性质、作用：健康管理的伦理关系是一种双向的、特定的、动态的关系。健康管理的伦理关系是医学伦理关系的重要组成部分。培育并维护良好的伦理关系是健康管理实践中的重要一环，是健康管理取得实效的必要前提。

（4）健康管理的伦理关系特点：健康管理实践中的服务者与服务对象之间的关系不能照搬医院的医患关系，也不能等同于一般人际交往。广大的健康管理提供者要在健康管理服务实践中不断探索，形成并不断完善适合中国国情的健康管理的伦理关系。

2. 健康管理的伦理规范

(1) 健康管理的伦理规范含义及作用:健康管理的伦理规范是指在健康管理实践中健康管理提供者与服务对象双方应共同遵守的行为准则。健康管理的伦理规范是医学伦理学研究的重要方面,是医学伦理学的丰富和发展。

健康管理的伦理规范旨在规范健康管理提供者与服务对象双方的行为,协调健康管理提供者与服务对象间的关系,实质是为了提高健康管理质量。在健康管理提供者与服务对象关系中,健康管理提供者往往处于主导地位,是主要道德责任方,服务对象处于接受服务地位,是次要道德责任方。因此,健康管理提供者的道德水平决定着社会对健康管理行业的评价,直接影响着健康管理的发展。

(2) 健康管理的伦理规范内容

1) 健康管理提供者应遵守的规范:以人为本、文明管理;增进责任、积极主动;尊重个性、保护隐私;加强修养、提高水平;健全机制、规范制度;有效评价、完善监督;服务社会、保障健康。

2) 服务对象应遵守的规范:与时俱进、科学理念;重视权利、履行义务;配合管理、体现主体;彰显责任、实践健康。

3) 健康管理提供者与服务对象应共同遵守的规范:双方平等、互相尊重;遵守法律、实践规范;相互信任、相互依托;良好合作、健康和谐。

二、健康管理中的相关权利、义务

1. 健康管理中的权利

(1) 健康管理中的权利含义及作用:健康管理中的权利一般是指在健康管理过程中服务对象和健康管理提供者应有的权利和必须保障的利益。它不同于法律上的权利。在健康管理实践中,无论是健康管理提供者还是服务对象,凡是脱离和超出社会现实的权利,是不可能得到伦理支持的。

在健康管理中重视服务对象和健康管理提供者双方的权利和义务,其目的在于使服务对象和健康管理提供者以及广大社会人群更好地恢复健康、维护健康、促进健康。

(2) 健康管理中的权利内容:在健康管理的服务过程中,健康管理服务对象与健康管理提供者之间由于掌握的医学知识、所处地位、职责的不同,在健康管理关系中承担不同的责任并享有相应的权利。

1) 服务对象在健康管理中的权利:①合理的、平等的健康保健权。享受平等的医疗保健服务,是社会人群的最基本的权利和正当要求。

②知晓健康管理相关措施及进程的权利。在健康管理中,服务对象有权要求医务人员告知有关自身的治疗、保健的措施及进程,以便选择、决定。③保护自身正当利益的权利。服务对象在健康管理中一旦发现自己的医疗保健的权利、名誉、身体等受到损害,有权提出批评和意见,终止损害。④要求保护秘密和隐私的权利。健康管理提供者享有为服务对象提供医疗卫生保健服务的特殊职权,可以获得服务对象身体、心理甚至隐私等信息;服务对象为了诊治疾病而信任健康管理提供者,将必要的信息告诉对方,服务对象有权要求健康管理提供者保守秘密。⑤要求赔偿健康损害的权利。健康管理提供者在健康管理中因违反规章制度,治疗、护理等方面出现的过失或过错,造成了服务对象身心损害等不良后果,服务对象有权追究医务人员的责任,得到相应的赔偿。

2)健康管理提供者在健康管理中的权利:维护服务对象健康的权利、为服务对象提供健康服务的权利、恰当地使用干涉权、拒绝权等。

2. 健康管理中的义务 健康管理提供者与服务对象的权利是与其须承担的义务相对应的。健康管理提供者和服务对象在享有一定权利的同时,也必须承担相应的义务才能保证健康管理的正常进行。

(1)健康管理提供者在健康管理中的义务:健康管理提供者在健康管理中的义务由对服务对象的义务和对社会的义务构成。

1)健康管理提供者在健康管理中对服务对象的义务有:①为服务对象提供健康保健服务的义务。健康管理提供者必须运用所掌握的健康知识和技能尽最大努力为服务对象提供健康保健服务,这是健康管理提供者对服务对象义不容辞的义务和责任。②为服务对象解除痛苦的义务。健康管理提供者要同情、理解服务对象,千方百计为服务对象解除躯体和精神方面的痛苦。③对服务对象进行宣传、教育的义务。健康管理提供者要以服务对象和社会利益为重,对服务对象进行及时、科学的健康宣传、健康教育、健康干预等措施,提高服务对象的健康意识。④为服务对象保守秘密、保护隐私的义务。在健康管理过程中,健康管理提供者应该保守服务对象因为健康原因而提供的隐私、秘密;对特殊服务对象的病情及预后保密。⑤满足服务对象正当需求的义务等。健康管理提供者在健康管理中对服务对象的有关健康的正当要求和建议应该尽量满足。

2)健康管理提供者在健康管理中对社会的义务:①面向全社会、全人类的预防保健义务。健康管理提供者要面向社会,主动宣传普及医药卫生知识,提高人们自我保健和预防疾病的能力。②提高社会人群生命质量的义务。医务人员要为广大社会人群提供医疗保健、健康咨询、计划免疫等服务,关注亚健康管理、临终关怀、安乐死等医学、社会问题,提高社会人群的生命质量。③推进健康事业发展的义务。健康管理提供者在健康管理中还要兼顾社会整体健康,在服务对象因个人健康原因而危害社会利益时,健康管理提供者要以社会利益为重,说服服务对象的个人利益服从社会利益。

(2) 服务对象在健康管理中的义务:在健康管理中,服务对象的各项权利必须得到保障。但服务对象的权利是与相应的义务对应的,服务对象在关注自身权利实现的同时也要明确自身在健康管理中的义务。服务对象在健康管理中的义务有:

1) 保持和恢复健康的义务:服务对象首先要明确个人的健康是对家庭、社会责任的体现。个人应该努力消除或远离导致疾病发生或影响健康的重要因素。建立科学的生活方式,养成良好的生活习惯,促进健康。

2) 承担相关费用的义务:根据我国国情,每个服务对象在健康管理中都要承担相应的医药、保健费用,以支持健康管理事业的发展,维护自身健康。

3) 支持、配合健康管理提供者的健康管理工作的义务:服务对象在健康管理中必须遵守相关的规章制度,尊重健康管理提供者的人格,配合健康管理提供者的工作。参与各种卫生防疫和环境治理活动。

【案例】

社区的健康管理

小王在社区门诊部当护士。这天早上,一名支气管炎患者由妻子陪同,来门诊部进行氨茶碱静脉滴注。一般氨茶碱常用量一天是 0.25g,但是该患者药袋上标明滴注氨茶碱用量为一天两次,每次 0.25g,而且他前天已在某大医院静滴两次。在小王的临床经验中,这样的治疗方法是少见的,小王让患者取出病历和药袋核对,结果病历上医生所开用量是每天一次,每次 0.25g,与药袋上不符,小王初步判断,这是医院方面的失误。小王对患者说,氨茶碱药毒性较大,剂量过大或过速可致心肌兴奋过度而致心悸,血压明显下降,惊厥以致死亡。小王劝患者为了慎重,再到原就诊医院查对,患者却毫不介意:"他们是大医院,而且,昨天我已经挂过两次了,不碍事的"。小王坚决拒绝,患者妻子也劝他小心为妙,但是患者觉得在门诊部与医院之间奔波太过费事。因此再次要求,以每天两次的用量进行滴注。小王心急如焚,说:"除非有医生的签字,否则我不愿拿你的生命冒险。而且我观察你气喘的又不十分明显,搞不懂该医院为什么给你一天两次!"患者跟妻子商量一下,终于返回原就诊医院去查对。事实证明了小王的判断,该医院为自己的失误向患者道歉,并且修改了药袋上的药物用量。

请运用健康管理原则、规范及权利的相关原理分析此案。

第三节 健康管理师职业道德

一、职业道德基础知识

(一) 职业道德的概念

道德是社会学意义上的一个基本概念。不同的社会制度,不同的社会阶层都有不同的道德标准。所谓道德,就是由一定社会的经济基础所决定,以善恶为评价标准,以法律为保障并依靠社会舆论和人们内心信念来维系的,调整人与人、人与社会及社会各成员之间关系的行为规范的总和。

职业道德是一般道德在职业行为中的反映,是社会分工的产物。所谓职业道德,就是人们在进行职业活动过程中,一切符合职业要求的心理意识、行为准则和行为规范的总和。它是一种内在的、非强制性的约束机制。是用来调整职业个人、职业主体和社会成员之间关系的行为准则和行为规范。

(二) 职业道德的本质

1. 职业道德是生产发展和社会分工的产物 自从人类社会出现了农业和畜牧业、手工业的分离,以及商业的独立,社会分工就逐渐成为普遍的社会现象。由于社会分工,人类的生产就必须通过各行业的职业劳动来实现。随着生产发展的需要,随着科学技术的不断进步,社会分工越来越细。

分工不仅没有把人们的活动分成彼此不相联系的独立活动,反而使人们的社会联系日益加强,人与人之间的关系越来越紧密,越来越扩大,经过无数次的分化与组合,形成了今天社会生活中的各种各样的职业,并形成了人们之间错综复杂的职业关系。这种与职业相关联的特殊的社会关系,需要有与之相适应的特殊的道德规范来调整,职业道德就是作为适应并调整职业生活和职业关系的行为规范而产生的,可见,生产的发展和社会分工的出现是职业道德形成、发展的历史条件。

2. 职业道德是人们在职业实践活动中形成的规范 人们对自然、社会的认识,依赖于实践,正是由于人们在各种各样的职业活动实践中,逐渐地认识人与人之间、个人与社会之间的道德关系,从而形成了与职业实践活动相联系的特殊的道德心理、道德观念、道德标准。由此可见,职业道德是随着职业的出现以及人们的职业生活实践形成和发展起来的,有了职业就有了职业道德,出现一种职业就随之有了关于这种职业的道德。

3. 职业道德是职业活动的客观要求 职业活动是人们由于特定的社会分工而从事的具有专门业务和特定职责,并以此作为主要生活来源的社会活动。它集中地体现着社会关系的三大要素——责、权、利。

(1) 其一,每种职业都意味着承担一定的社会责任,即职责。如完成岗位任务的责任,承担责权范围内的社会后果的责任等。职业者的职业责任的完成,既需要通过具有一定权威的政令或规章制度来维持正常的职业活动和职业程序,强制人们按一定规定办事,也需要通过内在的职业信念、职业道德情感来操作。当人们以什么态度来对待和履行自己的职业责任时,就使职业责任具有道德意义,成为职业道德责任。

(2) 其二,每种职业都意味着享有一定的社会权力,即职权。职权不论大小都来自于社会,是社会整体和公共权力的一部分,如何承担和行使职业权力,必然联系着社会道德问题。

(3) 其三,每种职业都体现和处理着一定的利益关系,职业劳动既是为社会创造经济、文化效益的主渠道,也是个人一个主要的谋生手段,因此,职业是社会整体利益、职业服务对象的公众利益和从业者个人利益等多种利益的交汇点、结合部。如何处理好它们之间的关系,不仅是职业的责任和权力之所在,也是职业内在的道德内容。

总之,没有相应的道德规范,职业就不可能真正担负起它的社会职能。职业道德是职业活动自身的一种必要的生存与发展条件。

4. 职业道德是社会经济关系决定的特殊社会意识形态 职业道德虽然是在特定的职业生活中形成的,但它作为一种社会意识形态,则深深根植于社会经济关系之中,决定于社会经济关系的性质,并随着社会经济关系的变化而变化发展着。

在人类历史上,社会的经济关系归根到底只有两种形式:一种是以生产资料私有制为基础的经济结构;一种是以生产资料公有制为基础的经济结构。与这两种经济结构相适应也产生了两种不同类型的职业道德:一种是私有制社会的职业道德,包括奴隶社会、封建社会和资本主义社会的职业道德;另一种是公有制社会即社会主义社会的职业道德。以公有制为基础的社会主义的职业道德与私有制条件下的各种职业道德有着根本性的区别。

社会主义社会人与人之间的关系,不再是剥削与被剥削、雇佣与被雇佣的职业关系,从事不同的职业活动,只是社会分工不同,而没有高低贵贱的区别,每个职业工作者都是平等的劳动者,不同职业之间是相互服务的关系。每个职业活动都是社会主义事业的一个组成部分。各种职业的职业利益同整个社会的利益,从根本上说是一致的。因此,各行各业有可能形成共同的职业道德规范,这是以私有制为基础的社会的职业道德难以实现的。

(三)职业道德的基本要求

《中华人民共和国公民道德建设实施纲要》中明确指出:"要大力倡导以爱岗敬业、诚实守信、办事公道、服务群众、奉献社会为主要内容的职业道德,鼓励人们在工作中做一个好建设者。"因此,我国现阶段各行各业普遍适用的职业道德的基本内容,即"爱岗敬业、诚实守信、办事公道、服务群众、奉献社会"。

1. 爱岗敬业 通俗地说就是"干一行爱一行",它是人类社会所有职业道德的一条核心规范。它要求从业者既要热爱自己所从事的职业,又要以恭敬的态度对待自己的工作岗位,爱岗敬业是职责,也是成才的内在要求。

所谓爱岗,就是热爱自己的本职工作,并为做好本职工作尽心竭力。爱岗是对人们工作态度的一种普遍要求,即要求职业工作者以正确的态度对待各种职业劳动,努力培养热爱自己所从事工作的幸福感、荣誉感。

所谓敬业,就是用一种恭敬严肃的态度来对待自己的职业。任何时候用人单位只会倾向于选择那些既有真才实学又踏踏实实工作,持良好态度工作的人。这就要求从业者只有养成干一行、爱一行、钻一行的职业精神,专心致志搞好工作,才能实现敬业的深层次含义,并在平凡的岗位上创造出奇迹。一个人如果看不起本职岗位,心浮气躁,好高骛远,不仅违背了职业道德规范,而且会失去自身发展的机遇。虽然社会职业在外部表现上存在差异性,但只要从业者热爱自己的本职工作,并能在自己的工作岗位上兢兢业业工作,终会有机会创出一流的业绩。

爱岗敬业是职业道德的基础,是社会主义职业道德所倡导的首要规范。爱岗就是热爱自己的本职工作,忠于职守,对本职工作尽心尽力;敬业是爱岗的升华,就是以恭敬严肃的态度对待自己的职业,对本职工作一丝不苟。爱岗敬业,就是对自己的工作要专心、认真、负责任,为实现职业上的奋斗目标而努力。

2. 诚实守信 诚实就是实事求是地待人做事,不弄虚作假。在职业行为中最基本的体现就是诚实劳动。每一名从业者,只有为社会多工作、多创造物质或精神财富,并付出卓有成效的劳动,社会所给予的回报才会越多,即"多劳多得"。

"守信",要求讲求信誉,重信誉、信守诺言。要求每名从业者在工作中严格遵守国家的法律、法规和本职工作的条例、纪律;要求做到秉公办事,坚持原则,不以权谋私;要求做到实事求是、信守诺言,对工作精益求精,注重产品质量和服务质量,并同弄虚作假、坑害人民的行为进行坚决的斗争。

3. **办事公道** 所谓办事公道是指从业人员在办事情处理问题时,要站在公正的立场上,按照同一标准和同一原则办事的职业道德规范。即处理各种职业事务要公道正派、不偏不倚、客观公正、公平公开。对不同的服务对象一视同仁、秉公办事,不因职位高低、贫富亲疏的差别而区别对待。

如一个服务员接待顾客不以貌取人,无论对于那些衣着华贵的大老板还是对那些衣着平平的乡下人,对不同国籍、不同肤色、不同民族的宾客能一视同仁,同样热情服务,这就是办事公道。无论是对于那些一次购买上万元商品的大主顾,还是对于一次只买几元钱小商品的人,同样周到接待,这就是办事公道。

4. **服务群众** 指听取群众意见,了解群众需要,为群众着想,端正服务态度,改进服务措施,提高服务质量。做好本职工作是服务人民最直接的体现。要有效地履职尽责,必须坚持工作的高标准。工作的高标准是单位建设的客观需要,是强烈的事业心责任感的具体体现,也是履行岗位责任的必然要求。

5. **奉献社会** 是社会主义职业道德的最高境界和最终目的。奉献社会是职业道德的出发点和归宿。奉献社会就是要履行对社会、对他人的义务,自觉地、努力地为社会、为他人作出贡献。当社会利益与局部利益、个人利益发生冲突时,要求每一个从业人员把社会利益放在首位。

奉献社会是一种对事业忘我的全身心投入,这不仅需要有明确的信念,更需要有崇高的行动。当一个人任劳任怨,不计较个人得失,甚至不惜献出自己的生命从事于某种事业时,他关注的其实是这一事业对人类、对社会的意义。

二、健康管理基本职业守则

1. 健康管理师不得在性别、年龄、职业、民族、国籍、宗教信仰、价值观等方面歧视个体或群体。

2. 健康管理师首先应该让个体或群体了解健康管理工作的性质、特点以及个体或群体自身的权利和义务。

3. 健康管理师在对个体或群体进行健康管理工作时,应与个体或群体对工作的重点进行讨论并达成一致意见,必要时(如采用某些干预措施时)应与个体或群体签订书面协议。

4. 健康管理师应始终严格遵守保密原则,具体措施如下:

(1)健康管理师有责任向个人或群体说明健康管理工作的相关保密原则,以及应用这一原则时的限度。

(2)在健康管理工作中,一旦发现个人或群体有危害自身或他人的情况,必须采取必要的措施,防止意外事件发生(必要时应通知有关部门或家属),应将有关保密的信息暴露限制在最低范围之内。

(3)健康管理工作中的有关信息,包括个案记录、检查资料、信件、录音、录像和其他资料,均属专业信息,应在严格保密的情况下进行保存,不得泄露。

(4)健康管理师只有在个体同意的情况下才能对工作或危险因素干预过程进行录音、录像。在因专业需要进行案例讨论,或采用案例进行教学、科研、写作等工作时,应隐去可能会据此辨认出个体的有关信息。

(郭　清　王晓迪)

参 考 文 献

1. 田荣云 . 医学伦理学 . 北京:人民卫生出版社,2008.
2. 张福如 . 关于建立公共健康伦理的思考 . 江西社会科学,2004,12(1):83.
3. 施卫星 . 生物医学伦理学 . 杭州:浙江教育出版社,2010.
4. 杨廷忠 . 健康行为理论与研究 . 北京:人民卫生出版社,2007.

健康保险与健康管理

第一节　健康保险概述

一、健康保险的原理

健康保险是以人的身体健康为目标的,是对因疾病或意外伤害所发生的医疗费用或因疾病或意外失能所致收入损失的保险,同时健康保险还包括因年老、疾病或伤残需要长期护理而给予经济补偿的保险。

健康保险的产品设计是对保险标的、保险责任、保险费率、保险金额、保险期限等重要内容进行不同排列组合,从而形成满足消费者需求的保险商品的过程。健康保险的产品设计要遵循市场、简明、互补、平衡等原则,涉及要素包括投保范围、保险责任、责任免除、保险期间、续保、保险费、投保人解除合同的处理、被保险人的年龄、性别、职业等及其他风险要素。其中,保险责任是最重要的部分,直接关系到最终保险产品的质量。

健康险经营管理的基础工作之一是精算工作,主要分为费率制定、赔付率计算和准备金提取三大部分。其中主要任务就是费率制定(即所谓定价),基本原理是保费收入恰好等于赔款支出。因此,健康保险的定价贯穿于业务管理工作的始终,其基本要素包括索赔总额、费用、等待期、免赔额、保单续保率和失效率、利率和安全余量等。等价和公平是健康保险费率制定的两大基本原则,前者是指保险公司所承担的对被保险人的保险责任应与被保险人所交纳的保险费等价,后者是指风险程度相同的被保险人所交纳的保险费应相等。

二、健康保险的定义和分类

按保险性质不同,健康保险可分为社会医疗保险和商业健康保险。

社会医疗保险是国家实施的基本医疗保障制度,是为保障人民的基本医疗服务需求,国家通过立法形式强制推行的医疗保险制度。商业健康保险是在被保险人自愿的基础上,由商业保险公司提供的健康保险保障形式。本章中讲述的健康保险主要指商业健康保险。

我国 2006 年出台的《健康保险管理办法》将健康保险分为疾病保险、医疗保险、失能收入保险和护理保险四大类,针对不同的需要和损失进行给付和补偿。

健康保险是对因健康原因导致的损失给付保险金的保险。因健康原因导致的损失主要包括两类:一是由于健康原因接受治疗和护理所支出的医疗和其他相关费用;二是由于暂时或永久的丧失工作能力所导致的收入损失。

1. 疾病保险

(1) 定义和特点:疾病保险是指以约定疾病的发生为给付保险金条件的人身保险。它具有以下特点:

1) 保险金的给付条件只依据疾病诊断结果,不与治疗行为的发生或医疗费用相关;

2) 疾病保险的主要产品类型是重大疾病保险,即当被保险人罹患保险合同中规定的重大疾病或疾病状态并符合其严重程度的定义时,保险公司按照约定保险金额履行给付责任的保险。

3) 为了防止被保险人带病投保,降低逆选择的风险,疾病保险合同通常设有等待期。

(2) 重大疾病保险:重大疾病是指严重的、可能造成死亡的,或显著加速生存者提前死亡的、直接影响生存、工作能力和生活能力的特定疾病。这些疾病可能导致死亡,或在死亡之前的某个生理过程中体现。重大疾病严重威胁生命,通常需要高额治疗费用。例如,急性心肌梗死、恶性肿瘤等。重大疾病保险主要是给被保险人罹患重大疾病提供财务保障,从而避免被保险人及其家属无钱就医,或者在接受治疗后导致整体生活质量下降,甚至陷入巨大的经济窘迫中。

重大疾病保险有多种分类方式。根据保险期限的不同,可以分为一年期重大疾病保险、定期重大疾病保险和终身重大疾病保险;根据是否独立存在,可以分为以主险形式存在的重大疾病保险和以附加险形式存在的重大疾病保险;根据投保人群的性质,可以分为全体重大疾病保险和个人重大疾病保险;根据不同的人口属性,还可以分为少儿重大疾病保险、女性重大疾病保险和男性重大疾病保险等。

根据保险责任的不同,重大疾病保险主要分为纯疾病保障型和疾病保障与死亡保障结合型两种主要形式。

2. 医疗保险

（1）定义与特点：医疗保险是指以约定医疗行为的发生为给付保险金条件，为被保险人接受诊疗期间的医疗费用支出提供保障的保险。它具有如下特点：

1）医疗保险的保险金的给付条件是以医疗行为的发生或医疗费用支出作为依据，与疾病诊断不直接相关。

2）医疗保险产品具有不同的分类方法。按照保险金的给付性质，医疗保险可分为费用补偿型医疗保险和定额给付型医疗保险。按照保障责任范畴，医疗保险可分为基本型医疗保险和补充型医疗保险。补充型医疗保险是指与社会基本医疗保险制度相互衔接的一系列商业医疗保险产品，是构建国家多层级医疗保障制度的重要组成部分，目的是对社会基本医疗保险费用补偿不足部分进行有效的二次补偿。

3）医疗保险风险因素多，经营管理复杂。保险公司为控制医疗保险的经营成本，鼓励医疗费用控制在合理的范围内，防治或降低被保险人的道德风险，通常在保险合同中规定免赔额、最高限额、共保比例等限制性条款。

（2）补充医疗保险：我国的社会保障制度经过多年的发展，已经形成低水平、广覆盖的局面。补充医疗保险是与社会基本医疗保险相衔接，对参保人员的医疗费用进行补充性的二次补偿，有效地提升了参保人员的医疗保障程度。社会基本医疗保险与商业补充医疗保险相结合，构成我国多层次的社会医疗保障体系。

随着城镇职工和城镇居民及新农合基本医疗保险制度的建立和推广，我国商业补充医疗保险发展迅猛，成为商业健康保险的重要组成部分。商业补充医疗保险产品多样，责任灵活，覆盖广泛。从责任范围看，补充医疗保险可涵盖门诊责任和住院责任，可以对个人自付的医疗费用以及自费医疗项目进行报销补偿，深受欢迎，成为最具有发展潜力的市场领域之一。

3. 失能收入损失保险

（1）定义与特点：失能收入损失保险是指以因约定疾病或者意外伤害导致工作能力丧失为给付保险金条件，为被保险人在一定时期内收入减少或者中断提供保障的保险。失能收入损失保险一般分为短期失能收入损失保险和长期失能收入损失保险。而这两种形式既可以作为团体保险，也可以是个人保险。目前国际市场上较为普遍的是团体失能收入损失保险，可以由雇主和雇员共同支付保险费，也可以是政府强制的社会失能收入损失保险。

（2）失能收入损失保险具有如下特点：

1）失能收入损失保险界定的核心包含两点，一为工作能力丧失，二为失能导致收入损失。失能的界定有两种情况：全部失能和部分失能或永久部分失能。

2）失能收入损失保险主要是满足被保险人因暂时或永久丧失工作能力后的基本生活需求，而不是承诺保证以往的生活方式。通常失能收入损失的保险金是失能前收入的百分比，并且最高额度限制在实现决定的限额范围内。赔付比例的设定是为了控制道德风险，避免失能收入保险金达到甚至超过以前的收入，从而造成被保险人将没有动力重新工作，甚至拖延康复的情况。

3）失能收入损失保险的给付期间可长可短。短期为 1~5 年，长期的通常给付至被保险人 65 周岁或 70 周岁。随着人口老龄化和退休年龄的延长，给付期间也延长到 65 周岁以后，甚至提供终生给付。

4）在失能收入损失保险的合同中通常设有免责期条款。目的在于排除短期伤残而导致的小额保险理赔，如某些仅持续几天的伤残。同时保险合同一般允许暂时中断免责期。

5）在实际操作中，失能收入损失保险最大的困难和风险是判断被保险人是否持续满足赔付条件，并在被保险人恢复工作能力的情况下及时终止保险金给付。

6）特殊条款，失能收入损失保险的保险合同中常常提供保费豁免，即约定在全残发生之后并持续处于全残状态时的保费将无须交纳。

4. 护理保险

定义与特点：护理保险是指以因约定的日常生活能力障碍引发护理需要为给付保险金条件，为被保险人的护理费用支出提供保障的保险。具有如下特点：

（1）护理保险的主要形式是长期护理保险，以 50 岁以上的中老年人为主要消费群体，可以个人购买，也可以由企业为员工购买。

（2）护理保险需要制定理赔判别标准表。

（3）长期护理保险具有多种形式的保险责任。一般包括三种护理类型：专业家庭护理、日常家庭护理和中级家庭护理。

（4）长期护理保险通常在保险合同中承诺保单的可续保性，保证了长期护理保单的长期有效性。长期护理保险的受益人还可享受税收的优惠待遇等。

三、健康保险的风险

(一)健康保险的风险特点

风险是指某种损失发生的不确定性。健康风险是世间存在的若干风险中直接作用于人的身体、影响人的健康的一种风险。

通常,被保险人的健康风险可以归为三类:

第一,一旦必须去医院就医,可能产生巨额医疗费用而无力承受的风险。

第二,工作能力的丧失或降低,不能从事任何工作,或者必须改变工作,从而带来收入损失并可能导致健康状况恶化的风险。

第三,生活不能自理,可能导致无法承受高额护理费用而使健康状况恶化的风险。

健康保险的风险除了有风险理论上的一般特征:如风险存在的客观性、风险存在的普遍性、风险存在的社会性、某一风险发生的偶然性、大量风险发生的必然性、风险的可变性外,还具有以下特点。

1. **不确定性**　与普通人寿保险相比较,健康保险具有不确定性的风险特点。人寿保险包括生存保险、死亡保险和生存与死亡两全保险,其精算依据主要是生命周期表,一般几十年可以不变。而健康保险的精算依据是经验数据,随时都可能发生变化。在实际生活当中,由于疾病是人的身体中的各种因素积累所致,呈现出复杂的过程,增加了疾病风险发生的不确定性。

2. **多发性**　与意外伤害保险相比较,健康保险具有多发性的特点。人身意外伤害的发生率往往以千分之几计,疾病发生率则以百分之几甚至十分之几计。

3. **长期性**　对于人寿保险和意外险来说,一次保险事故也许就意味着保险责任的结束。但对健康保险来说,只要在保险责任期内,发生一次保险事故对今后的风险发生率影响不大。健康因素的改变、体质的下降反而有可能会带来疾病发生率的增加,这种风险是伴随着人的终生存在的。

(二)健康保险风险控制的原理和方法

在健康保险业务经营过程中,保险人通过向投保人收取保险费来承保被保险人发生伤病后的损失风险,而实际的医疗费支出和收入损失由于种种原因经常会偏离预期的结果,使得健康保险的经营充满了变数。保险人、投保方和医疗服务提供者三方在追求各自利益最大化时的冲突以及保险人较为粗放的经营管理方式是健康保险风险产生的主要原因。

健康保险的风险因素主要分为内在风险因素和外在风险因素。内在风险因素主要是指因为保险公司企业经营管理不规范、不严格所带来的风险,体现在业务流程上,就是产品设计、承保以及理赔过程中的一系列风险。外在风险主要是指来自于投保方的风险、开放保险市场带来的风险以及社会经济环境变化所导致的经营风险,主要包括投保方逆选择和道德风险、医疗机构风险、社会环境风险、市场风险等。

风险管理是一个组织或个人用以降低风险负面影响(消极结果)的决策过程。健康保险经营业务的风险管理是专业化的风险管理,需要专业的健康保险风险管理控制技术来寻找并确认存在的各种风险,对风险管理的强度和频度进行排列,制订并执行各种行动方案来控制风险的发生,减少、消除、转移或避开这些风险。

就专业的风险管控而言,一般包括目标设定、风险识别、风险评价、识别和评价可选方案、选择方案、实施方案和监督管理等环节。对商业健康保险公司控制风险的过程来说,主要包括公司经营的对内外风险影响程度进行评价、排序和制订管理控制目标和体系。特别是需要注意观察风险防范、风险识别和选择、可保风险限制以及风险转嫁和规避等原则,运用对健康保险的风险管理的一般方法、现代风险控制理论和技术,进行可行性分析和多目标处理,以期达到对整个经营活动和风险的控制。商业健康保险风险控制的传统方法如下:

1. 条款设计时的风险控制 在产品开发阶段,通过设计相应的合同条款增加被保险人的费用意识,是控制医疗费用并降低商业健康保险经营风险的首要策略,因为当被保险人需要分担部分医疗费用时,可以增强其节约意识,有利于最终降低医疗费用。目前,国内外几乎所有的商业健康保险合同中都有相应的费用分担条款,常见的有免赔额、比例共付、保险金给付限额、除外责任和等待期等。

2. 核保时的风险控制 核保是商业健康保险进行风险控制的重要手段之一,其实质是将采用同样费率的被保险人按风险程度进一步分类,然后按照核保标准做出是按标准风险承保,按次标准风险承保,还是拒保的结论。个人健康保险核保是通过对每个被保险人实际风险程度的评估和分类来做出相应核保决定的。团体健康保险核保关心的是整个团体的总体风险特征,据此核保人员就可以对投保团体的实际风险水平做出评估。由于团体核保中很少有拒绝投保申请的情况,因此进行风险评价的主要目的是确定采用何种方式进行承保,需要附加什么条件,如何加费,投保团体是否愿意接受等。

3. 理赔时的风险控制 防范来自被保险人和医疗机构的道德风险

是一项非常重要的工作。被保险人隐瞒既往病史，不如实告知；医疗服务提供方开大处方，提供不必要的检查和治疗服务，转嫁费用，甚至与被保险人相互勾结共同欺骗保险人的情况时有发生。对此，保险公司除了在条款设计和核保时对上述情况进行限制外，理赔时进行严格的调查和审核也是极重要的控制措施。

传统的商业健康保险采用被保险人到医疗机构就诊后，再向保险公司索赔的方式，对保险人来说，只有在理赔阶段才能对被保险人已发生的治疗过程和医疗费用进行审核，因此一般保险人都十分重视理赔阶段的风险控制，期望通过理赔时的审核措施来最大限度地降低经营风险。保险公司在理赔阶段进行经营风险控制的手段主要有赔案审查、住院费用的账目审核、患者和医生（医院）黑名单、理赔分析、合作医院管理等。

4. 对风险转移的方法——再保险　保险人为了减轻自身直接业务的风险，往往将其经营业务的一部分或大部分按照合同约定转让给其他保险人或再保险集团，可以分散过于集中的保险标的风险，这在健康险经营中也普遍适用。通过再保险的方式，健康险公司可使业务规模化和分散风险、提供给投保人更宽的选择业务和其他服务的范围等，使得保险公司在产品和承保风险的选择上可能会更灵活，更积极，更好地为社会需求提供多方面保障。同时保险公司也可以接受经验丰富的再保公司对产品和管理的建议，以积累驾驭风险的经验。

（三）健康保险风险控制方法的新进展

除了传统的风险控制的措施外，健康保险的经营随着多年来不断的发展，出现了新的趋势，演变出更多的风险控制方法。

1. 对医疗服务过程的控制　保险公司越来越意识到，对医疗服务过程进行严格的监控，才能真正实现对医疗费用的控制，最终降低给付成本。因而，保险公司除了利用全国性的医疗服务数据与医疗机构协商确定合理医疗服务价格外，还广泛采用以下风险控制措施：

（1）医疗服务利用审查：是对被保险人医疗服务利用的必要性和服务质量进行审核和评估的方法，审查的内容包括确认非急诊住院的必要性，规定其合理的住院期限等。

（2）第二诊疗意见：即被保险人已经获得初次诊断（第一诊疗意见）的基础上，由另外的医学专家为其提供的再次咨询诊疗服务，适用于第一诊疗意见为重大疾病、建议手术、无法确诊等情形。第二诊疗意见将由知名医院专家或专科小组提供，可包括外科医生、肿瘤科医生、病理科医生等。通过第二诊疗意见，将可以减少误诊率、避免不必要的手术、优化治疗方案，从而降低保险金的给付。保险公司会选择和健康医疗服务供应商合作,为被保险人提供国内及海外的第二诊疗意见服务。

(3) 医疗服务监测:是指保险人要对被保险人接受的医疗服务过程进行监测,以保证其获得必要而有效的医疗服务。如在患者入院后,可通过电话和探视了解被保险人住院的原因以及病情的变化等,派人与被保险人的主管医生取得联系,讨论其治疗方案和出院日期等。

2. 医疗服务补偿方式　随着商业健康保险业务的发展,被保险人越来越愿意接受由保险人向医疗机构直接支付费用的保险金给付方式,同时,为了更好地控制医疗费用,保险公司也在积极探索直接对医疗服务进行有效补偿的方式。

保险公司与医疗机构间通常以经济合同的方式来确定费用的支付方式。如按服务项目付费,由于医院和医生的收入与提供的服务量直接相关,极易诱导向被保险人提供过度的医疗服务。因而,随着商业健康保险的不断发展,特别是风险控制技术的进步,保险公司对医疗服务的补偿方式越来越少地采用按服务项目付费的后付制,更多地采用按病种付费、按人头预付、按诊断相关分类预付费用的预付制,保险公司逐渐开始有能力影响医疗机构的行为,并试图对医疗服务过程进行有效的管理。

3. 无赔款优待和其他利润分享措施　对没有发生索赔的个人或团体提供一定的保费返还,或将优待款用来向客户提供免费体检和健康保健服务等。这些措施可使被保险人更加注意自己的身体健康,加强体育锻炼和预防保健,反过来又会减少被保险人索赔的机会。

在团体健康保险中,除了保费优待外,还会采用其他的利润分享措施。如建立相应的门诊或住院治疗风险基金,保险人、投保团体和医疗机构三方各自承担相应的风险并分享基金的收益。此时,保险人对医疗机构的费用支付一般采用按人头预付的方法。风险基金则可用来弥补预付不足的部分,如果年底风险基金中还有余额,医疗机构可以分得余额的一部分。这可以促使医生提供最有效率、最恰当的医疗服务。如果医生向患者提供不必要的服务,就会增加自己的成本;另一方面,医生如果因为节省费用而不提供某些需要的服务,也会增加患者以后接受更昂贵的专科治疗或住院治疗的可能性。医院还可以通过提高内部的管理效率来节省成本并分享基金的利润。此外,由于投保团体为了可以从风险基金中分得利润,也会主动协助保险公司和医疗机构做好费用控制工作。

4. 健康管理机制　健康管理是将健康保险的风险控制由单纯重视事后风险管控延伸到包括事前预防在内的全过程管理,从而达到预防风险、促进被保险人健康的目的。一个有效的健康管理机制将对控制健康风险产生重要作用。通过对被保险人提供一系列健康服务,可以将被保险人患病概率降至最低,同时通过定期体检等方式及时掌握被保险人健康状况,为续保提供重要依据。健康管理的具体内容包括定期体检、健身计划、预约专家、设立健康热线、开办保健知识讲座、编印健康知识手册等手段,对被保险人实施健康宣传、预防保健和就医指导等健康干预措施。这种健康服务不仅可以有效化解健康险经营风险,还可以提高全民健康保健意识,充分发挥健康保险在社会管理方面的功能;同时通过全方位、个性化的服务满足客户的健康需求,增加客户续保意愿,促进健康险长期稳健发展。

5. **管理式医疗**　尽管保险公司通过以上多种手段对商业健康保险经营风险进行控制。但健康保险业务还是面临越来越大的挑战。目前,在国内外许多保险公司都开始意识到,传统的事后赔付型的商业健康保险方式很难在这方面再有所突破,而将医疗服务的提供与偿付结合起来的管理式医疗则是一种很好的费用控制模式。管理式医疗能促使医疗机构增加保健和预防方面的开支,合理有效地安排治疗,节约服务成本,从而有效地控制整个医疗服务费用,同时可以对医疗服务过程进行管理,保证被保险人得到合理、必需、高质量而又最经济的医疗服务。为了保证被保险人能在网络内获得低成本、高质量的医疗服务,管理式医疗采取建立选择性的医疗服务网络、主管医师的"看门人"制度等措施来进行控制。

四、健康保险的需求和供给

(一) 健康保险的需求

健康保险的需求主要由居民的当前购买力、保险消费意识、医疗费用的上涨和人口老龄化程度决定的。

1. **保险产品购买力**　保险产品购买力对于健康险保费收入增长有决定性的影响。只有经济收入达到一定水平的人才有能力购买健康保险。如果经济收入水平较低,虽然有健康保险需要,也无法形成有效需求。同时经济收入的高低也决定了其选择何种健康保险,如低收入者往往选择保费较低的健康保险产品。

2. **保险的消费意识**　保险消费意识反映了人们对保险作用的认知程度,保险消费意识越强,对健康保险产品的需求就越大,市场潜力就越大。保险消费意识与健康保险发展的关联极为显著。随着保险公司经营主体的增多和对保险产品的宣传普及,我国居民的保险消费意识逐步上升,虽与西方发达国家相比还有很大差距,但相对我国起步较晚的保险业来说居民购买健康保险的意识已有很大改观。

3. 医疗费用的增长　随着经济社会的发展,我国卫生总费用在不断增长,2008~2016 年复合增长率为 14%,全国医疗费用的增长幅度高于居民收入的增长水平,2016 年卫生总费用达 46 344.9 亿元人民币,占国内生产总值比重达 6.2%。医疗费用负担在一定程度上刺激了居民对健康保险的需求。

4. 人口老龄化　年老者比年轻者购买健康保险的需求更强。尽管老龄化是社会文明和进步的重要标志,但同时也带来了一系列的社会问题。其中一个十分突出的问题就是患病人口,特别是患慢性病人口增加,导致用于老年人的医疗保险费用大幅度上升,这在一定程度上刺激了对健康保险的需求。

对比国外市场,我国个人医疗支出在卫生总费用中占有较大比重,2016 年达到 28.8%。但是,我国健康险赔付支出占卫生总费用的比例不足 2%,与发达国家相比,还存在巨大差距。在以商业健康保险模式为代表的美国,这一数字达 37%,而德国、加拿大、法国等发达国家的平均水平在 10% 以上。上述差距正说明我国市场存在巨大的发展空间。

(二) 健康保险的供给

我国商业健康保险是医疗保险市场的重要组成部分,在和谐社会建设、发挥经济补偿和社会管理功能、完善社会医疗保障体系方面正在发挥越来越大的作用。近年来,我国健康保险市场呈现快速发展的局面。一是保费收入大幅增长。2017 年,我国健康保险业务保费收入 4390 亿元,同比增长 8.6%,2012 年到 2016 年,我国健康险保费收入复合增长率达 36%。二是市场主体众多。除 7 家专业健康保险公司外,几乎全部的寿险和财险公司均开展健康保险业务。三是保险产品品种丰富。目前健康保险产品已超过两千种,不仅包括医疗费用补偿型产品、住院津贴型产品、疾病保险产品和长期护理产品,一些保险公司还开展了健康管理服务。四是积极服务于政府基本医疗保障体系建设。党中央和国务院高度重视商业健康保险在医疗保障体系中的作用,要求积极发展商业健康保险,鼓励商业健康保险业承担相应的社会责任,开发适应不同要求的健康保险产品,满足中高收入群体的高端医疗健康需求和多元化的健康保险需求。

近年来,健康保险业进行了大量的探索和实践,在健康保险产品开发、精算和风险管理、核保理赔、信息管理系统等方面的专业化建设迈出实质性步伐。目前,经营健康保险业务的保险公司按照《健康保险管理办法》的要求,基本建立了具有一定专业特点的健康保险经营管理体系,健康保险专业化经营初见成效。

第二节 健康管理在健康保险中的应用

在西方国家保险行业的发展历史中,早在健康管理概念还没有正式提出前,健康保险公司已应用健康管理思路为客户提供健康服务。1929年,美国蓝十字和蓝盾保险公司对工人和教师提供了基本医疗保健服务。20世纪50年代后,由于健康保险赔付率快速上涨,健康保险业不得不寻求从根本上降低赔付风险、保障经营效益的途径。此时,随着预防医学、信息技术和管理科学快速发展应运而生的健康管理,成为健康保险公司的重要风险控制手段。此后,健康保险行业始终是健康风险评估、人群分类干预和指导、疾病管理、康复管理等健康管理技术发展的主要促进力量和运用渠道。目前,健康管理已经成为以健康保险为核心的健康产业中不可或缺的组成部分。健康管理对健康保险行业的巨大促进作用,在国外已得到了普遍认可。至2016年,美国传统的医疗费用保险已基本退出雇员保险市场,占比不超过1%,管理型医疗保险所占份额达到99%。国际健康研究学会证明在不降低医疗服务质量的同时,健康维护组织与传统的赔偿支付保险相比,效率要高18%。研究显示美国管理式医疗使一些高技术服务的价格下降了30%。

一、健康保险行业中健康管理的定义

在健康保险行业中,健康管理的概念与医疗行业中略有不同,是指保险管理与经营机构在为被保险人提供医疗服务保障和医疗费用补偿的过程中,利用医疗服务资源或利用与医疗、保健服务提供者的合作,以控制医疗风险或实现差异化服务为目标,对客户实施的健康指导和诊疗干预等服务活动。

二、健康保险行业中健康管理的分类

在健康保险行业中应用健康管理,其主要目的是提供健康服务与控制诊疗风险,因此可以将其分为健康指导和诊疗干预两类,具体如下。

1. **健康指导类** 主要包括不与诊疗直接相关,而与其他健康行为相关的健康指导活动,以预防医学为主要技术,通过降低疾病的发生率降低赔付风险。包括两种类型:一是健康咨询,为客户建立健康档案和提供专业性信息服务入手,通过家庭咨询医师或健康咨询热线实现的个性化健康和诊疗咨询,实现对参保人员健康和诊疗信息的采集,为风险分析和采取控制措施奠定基础;二是健康维护,为客户提供不同需求的健康体检、健康评估和健康指导等健康促进服务,实现更具便捷性与及时性的疾病预防保健和护理服务。

2. 诊疗干预类　主要指参保人员在医疗机构享受诊疗服务时,针对服务选择、服务方式与服务过程等进行建议和管理的活动。它可以通过引导参保人员的诊疗行为,降低诊疗过程中不合理的医疗费用支出。包括两种类型:一是就诊服务,指依托合作医院网络的建立,为参保人员提供就诊指引、门诊或住院预约等绿色通道式的就诊服务,提高其就医的便捷性、及时性与合理性;二是诊疗保障,指依托合作医院网络与医师队伍的组建,为客户提供专家会诊、家庭医生和医护上门等全程式的诊疗管理,满足参保人员的诊疗需求。

三、健康管理在健康保险中的作用

健康保险是以经营健康风险为核心内容的金融服务行业,而健康管理具备健康服务与风险管控的双重功能,因此健康管理在健康保险领域中主要发挥延伸保险服务、控制医疗风险、拓宽保险投资领域的重要作用。

1. 延伸保险服务内容　健康保险作为一种金融服务行业,除保险合同中约定的费用保障服务内容以外,还有其他特殊性:即其他保险行业通常为参保人员提供的投保、理赔、保全等一般性服务,因健康险业务的特殊性,其服务内涵已经逐步延伸到与参保人员关系密切、专业性很强的医疗、预防、保健等服务范畴,这对树立企业服务形象、形成专业品牌优势、创造差异化竞争优势等都发挥着至关重要的作用。

2. 控制保险赔付风险　健康保险行业有效控制各个经营环节的潜在风险是实现盈利的关键。由于健康风险的多发性与易变性,以及医疗服务提供相关的诸多不确定性,现有防控举措仅仅局限在事前预防与事后补救,无法深入至参保人员的诊疗过程中,风险控制效果很不理想,已成为制约整个健康保险行业发展的核心问题与瓶颈。在健康保险行业中,健康管理的一个重要任务就是在延伸与扩展健康服务的同时,实施面向各个健康诊疗环节的事中风险管控。

健康管理的风险管理功能不仅丰富了已有的事前与事后风险控制手段,提高其技术含量与技术水平,还通过搭建医疗网络服务平台提供医疗保健服务,有效介入参保人员的诊疗活动过程,充分发挥监测与管理作用。一是通过预防疾病发生、延缓疾病发展,降低疾病的发生率,在一定程度上减少保险事故的发生率;二是通过提供健康指导与诊疗干预,加强参保人员对健康常识与医疗机构的了解,缓解医患之间的信息不对称,同时提高医疗服务提供者诊疗的合理性,避免滥用诊疗技术与开大处方;三是通过开展优质的健康咨询与指导服务,解决参保人员的部分医疗保健需求,减少不必要的诊疗行为,同时有效提高参保人员的生活质量与满意度,规避道德风险的产生。

3. 拓宽保险投资领域　为实现公司业务多元化发展、提升保险公司的盈利能力、提高收入的稳定性,很多国外保险公司将健康管理作为关注对象,进行资本投入,形成与健康险主营业务的良性互动模式,为保险主业的发展形成了强有力的支撑。美国联合健康集团(UnitedHealth Group,以下简称"联合健康")分为健康保险业务(UnitedHealthcare)和健康管理产业链(Optum)两个板块。联合健康通过一系列收购,拓展健康服务领域,增加业务规模。联合健康的健康管理产业链主要由健康管理公司(OptumHealth)、健康信息技术服务公司(OptumInsight)及药品福利管理公司(OptumRx)三家子公司组成。其中,OptumHealth 构建了包括门诊、护理中心、家庭健康服务的医疗护理体系,向用户提供医疗、健康管理服务。截至 2016 年年底,OptumHealth 签约了超过 2 万名医生,拥有近 200个护理中心,当年进行了 100 万例家庭健康评估,服务了 8300 多万用户。OptumInsight 定位为技术服务,为医院、健康险公司、政府等提供信息系统、数据、咨询业务,2013 年推出了 optum360,供大型医院和卫生系统进行收入管理和医疗文件记录。OptumRx 作为联合健康旗下药品福利管理公司,通过全美 6.7 万个零售药店、多个快递公司为 6500 万人提供药品服务。2017 年度,联合健康总收入达到 2012 亿美元。

四、健康保险对健康管理的意义

在健康管理行业最为发达的美国,健康保险对健康管理行业的产生与发展,一直都起到了非常重要的作用。一方面,通过健康保险业已经建立的完善的销售网络与平台,健康管理服务与产品得以更好地向社会民众进行推广;另一方面,随着健康保险业的不断发展和经营管理体系的逐步健全,健康管理的应用技术、行业标准、效果评价等也获得了足够的运用与发展空间。

1. 健康保险促进健康管理的资源配置与整合　组织松散是包括我国在内的多数国家医疗健康产业所面临的共同问题。保险业具有较强的社会管理与资金管理能力,市场化机制较强,随着其逐步参与医疗保健服务提供领域,将有能力整合并协调好各种类型的健康诊疗服务,为参保人员提供便捷、高效的全程服务。此外,健康保险业还能够通过激励机制以及所掌握的客户资源,利用市场化机制,促进医疗资源的合理配置与费用支付体系的健康发展。

2. 健康保险可作为健康管理的战略性市场渠道　健康管理作为服务产品在国内市场上刚刚出现,通过健康保险公司已经建立的市场渠道与销售平台,将健康管理服务与健康保险产品进行有机融合,将会对健康管理业的发展起到重要推动作用,双方相互结合协调发展的同时,通过与保险机构的合作降低健康管理公司的市场开拓费用,有助于健康管理机构将更多精力投入到健康管理技术研发中。

3. 健康保险能够加强健康管理的良好认同度　由于健康管理在国内的发展尚处在初级阶段,其服务理念、技术原理、内在价值和操作流程还不完善,如果缺乏对健康保险经营者的支付,客户自然在享受健康管理的必要性和紧迫性上犹豫不决,也没有更好的激励机制。借助健康保险公司已有的社会声誉和市场影响,健康管理可更快地被市场认识与接受。

五、健康保险与健康管理的结合模式

根据市场战略、技术能力、人力资源和管理能力不同,健康保险与健康管理的合作可分为三种不同模式。一是服务完全外包模式。在该模式下,服务完全由健康管理机构提供,健康保险机构采用整体购买方式。对于自身服务与管理能力不够,且需要近期占领市场的保险机构而言,通常采用此种模式。二是自行提供服务模式。该模式由健康管理机构提供核心技术,服务实施方式和内容由保险机构与健康管理机构协商确定,最后由保险机构直接面向客户提供服务。对于将健康管理作为长期发展战略的保险机构,通常采用这种模式。三是共同投资模式。由健康保险与健康管理机构共同投入资金和人力,建立用于提供健康管理服务的机构。一方面,服务成本支出由双方按协议分担,服务实施由机构内相关人员进行开展;另一方面,服务实施与项目开展的利润和风险也由双方共同分享与承担。

【案例1】

中国第一家专业健康保险公司,在不断探索实践中,以"自建＋第三方合作"为抓手,推进线下医疗健康资源的整合布局,另一方面以"互联网＋"为依托,推进线上服务平台建设,通过实现优质资源融合共享,为客户提供权威健康资讯、健康档案、就医绿色通道等多样化的健康管理服务。健康医疗生态解决方案整合了产业链资源,构建"开放、互联、智能、高效"的生态圈。"互联网＋健康保险＋健康管理"的解决方案依托移动

互联技术平台,整合医疗健康上下游资源,以 APP 为线上服务载体,实现健康医疗数据管理、健康服务管理、医疗机构互联互通、健康管理中心管理和健康管理保险业务管理的生态圈构建,与医、养、药、护等上下游资源共联共建共享。其一,打造精准医疗的服务门户,专业化医学服务团队,提供从精确分诊、专家预约、全程陪诊、诊后指导和效果跟踪,实现诊前诊中诊后的周到组织。其二,权威的在线健康信息平台,与国内权威医学专家和专业媒体合作,包括院士、院长和学科带头人。其三,家庭医生式的分级诊疗服务,提供包括健康管家日常咨询、电话医生专业答疑、医护上门贴心服务、医疗互联专家诊疗和海外医疗深度关爱的多层次服务。其四,重新塑造就医体验,与医疗机构系统互联互通,实现便捷就医,免除就诊办卡、排队挂号、窗口缴费和报告取拿等繁琐的等待和劳顿。其五,担任政府医保智能管家,精心设计开发的"掌上社保"可以提供社保缴费、政策发布、账户查询、医疗明细、智能审核和快速赔付等丰富功能,助力实现健康城市、智慧医保。其六,是慢病管理的鼎力助手,为慢性患者提供管理方案、电子处方、药品配送、自动结算和诊后随访等全程一体化管理服务,令患者受益很大。

【案例2】

某保险集团于 2014 年成立健康互联网公司,开发移动医疗 APP,以"健康、医疗、医药"三驾马车,为用户提供垂直内容、健康体检、医美齿科、问诊咨询、名医预约、医药电商、复诊随访、康复指导、慢病管理等一站式健康医疗解决方案。截至 2017 年年底,注册用户 1.93 亿。目前自聘全职医学团队,作为核心服务圈层,通过全天候图文及视频在线咨询,为用户提供辅助诊断、康复指导及用药建议;合作线下约 3100 家合作公立医院,完成后续分诊转诊、线下首诊及复诊随访服务;合作体检机构 1100 余个,体检机构覆盖全国近 200 个城市。

【案例3】

某寿险公司于 2009 年成立从事医疗养老产业及不动产投资与运营管理的全资子公司,基于"医养融合"的理念,建设高端养老社区。养老社区创新保险金融服务模式,采用客户会员制模式,已完成北京、上海、广州、三亚、苏州、成都、武汉、杭州、南昌、厦门、沈阳、长沙 12 个核心城市医养社区布局。立足保险主业,将保险产品与医养相结合,改变传统保险公司仅提供保险产品的局面,实现保险产品、客户与服务的延伸,为客户提供全生命链的产品与服务。

【案例4】

某寿险公司于2015年推出首款糖尿病并发症专项保险产品,适用2型糖尿病患者、有早期糖尿病症状人群,当发生保险条款约定的严重并发症,将按约定金额进行理赔。在产品配套健康管理方面,通过血糖仪检测设备、手机移动端血糖管理软件监测血糖波动,进行药物、饮食干预,并提供糖尿病电话医生服务以及糖尿病患者并发症专家快速就诊通道,协助客户做好慢病管理,从而改善客户健康水平,有效延缓病程,降低严重并发症的发生率。

六、健康保险相关健康管理基本实践技能

1. 健康档案　客户健康档案是指客户提供的与健康相关的个人信息,以及以健康检查为基础建立的生命体征数据记录及所经历的与健康相关的一切行为与事件记录。客户健康档案根据不同采集类型可分为个人健康问卷、健康体检报告、电子病历报告、医学影像报告、移动健康数据等。客户健康档案的应用包括为客户建立历年健康体检、日常健康信息数据库;查阅客户健康档案,在服务过程中记录,补充相应内容;客户就诊、复诊、转诊等医疗服务时,提取存档的健康档案作为医学资料参考;健康档案作为建立健康大数据的基础数据支持。

2. 健康咨询　通过多种形式的健康咨询,回答客户提出的健康相关问题,包括诊前咨询、就医指导、疾病预防、康复护理、慢性病管理、养生保健等。能够主动推送个性化健康资讯,包括节假日问候、节气养生知识、疾病相关知识等。在全面了解客户健康需求的同时,能够较为精准推荐介绍健康服务。

3. 健康评估　能够根据医学专家对客户健康体检报告等健康档案的解读结果,整理并撰写健康评估报告,包括客户的基本信息、需关注的主要问题、其他需关注的问题、医学专家建议四部分内容。

4. 健康体检　了解客户健康体检需求,协助客户进行体检预约,并核实客户预约信息。在客户体检前,主动联系客户,如在客户健康体检前为客户发送提醒短信。在客户健康体检完成后,与客户沟通,了解客户健康体检情况,进行记录。

5. 就医服务　具备提供包括诊前、诊中、诊后的全流程服务能力。诊前服务,如主动与客户进行沟通,获知客户病情,收集相关病历资料,为客户建立健康档案。就诊前向客户提示就诊信息,包括时间、地点、所需资料、天气、交通等。诊中服务,如提前到达就诊医院等候,将客户导医至

相关诊室候诊。客户就诊完成后,在诊室门口迎候。根据医嘱,引导客户进行检查和检验,并协助客户取药、缴费,整理收费单据、处方及化验单等资料,并具有处理应急情况的能力。诊后服务,根据医嘱及客户疾病情况为客户提供诊后指导,包括医生诊疗建议、疾病相关知识、疾病康复建议等服务。

6. 远程医疗　　能够熟知各种病情及症状在远程会诊或二次诊疗中所需的准备材料,包括门诊病历、住院病历、检查、检验报告、医学影像胶片等,能够为客户匹配合适的专科。在远程会诊中能够记录医生的会诊意见及建议,并记录整理给客户。

7. 慢病管理　　根据医学专家的指导意见,针对高血压、糖尿病等常见慢性疾病,能够提供健康咨询、健康评估、就医指导、健康教育、体检管理和健康提醒等服务,并为客户建立健康档案,当被保险人申请就医服务时,提供陪诊服务和探视服务。

七、发展前景

健康保险的发展需要健康管理的支撑。在国外,无论是商业保险(通过保险公司),还是自我保险(企业自己进行保险业务的管理)均是如此。对于投保人,这种办法提高了个人的健康水平,减少了患病的风险;对于保险行业,这种办法有效地减少了医疗费用的支出,增加了收益。因此,是一种双赢的办法。如果健康管理不与健康保险结合,对健康管理事业的发展也是不利的。健康管理事业需要保险人的参与才能充分发展。我国医疗卫生资源配置不合理,初级卫生保健资源利用不足,除了财政投入、物价体系、医疗卫生行业等方面的原因外,很重要的原因就是长期以来这一领域缺乏保险人的充分参与,造成过去医疗卫生资源配置和费用支出始终缺乏来自第三方的促进动力或激励机制,缺乏可以更加合理进行监控的手段和促进其发展的有效因素等。缺乏健康保险经营者的支付,民众自然在享受健康管理的必要性和紧迫性上犹豫不决,也没有更好的激励机制,促使他们主动地关注自己日常的健康生活。为此,将健康保险与健康管理、费用补偿服务、健康管理服务结合成为发展的必然。要实现健康管理与健康保险的结合,主要应做两项工作:一是要延伸和扩展对客户实施的健康服务;二是要对健康诊疗的各个环节和内容上实施全程化的风险管理。上述两项工作构成了健康管理体系的核心任务:健康指导和诊疗干预。为此,需要搭建良好的运营和服务支持平台,建立一整套服务体系,建立健康诊疗风险控制模式。

(许志伟　陈晓红　马江波)

参 考 文 献

1. 魏迎宁.人身保险.成都:西南财经大学出版社,1999.

2. 孙祈祥.保险学.北京:北京大学出版社,1999.

3. 刘子操,陶阳.健康保险.北京:中国金融出版社,2001.

4. 赵春梅,陈丽霞,汪生忠.保险学原理.沈阳:东北财经大学出版社,1999.

5. 孙瑞石.人身保险基础.广州:广东经济出版社,2000.

6. 克劳福特 ML.人寿与健康保险.周伏平,金海军,等译.第 8 版.北京:经济科学出版社,2000.

7. 洛夫洛克 CH.服务营销.陆雄文,庄莉,等译.第 3 版.北京:中国人民大学出版社,2001.

8. 刘京生.中国健康保险发展研究,北京:中国社会科学出版社,2011.

9. 陈肖哲,冯玉梅.我国健康险需求影响因素的实证研究.济南金融,2007,(12):80-82.

10. 杨引根.商业健康保险经营管理概论.北京:中国财政经济出版社,2002.

11. 黄占辉,王汉亮.健康保险学.北京大学出版社,2006.

12. 万晓梅,朱铭来.健康保险原理及经营运作.第 2 版.北京:中国财政经济出版社,2005.

13. 欧伟,冯博.健康保险的风险特征与产品创新.保险研究,2007.

14. 张晓.商业健康保险.北京:中国劳动社会保障出版社,2004.

15. 黄喜顺,邱耀辉,吴义森.我国健康保险与健康管理结合模式的探讨.医学理论与实践,2011,24(10):1235-1236.

16. 涂倩,郭强.国管理型医疗保险的经验与借鉴.解放军医院管理杂志,2008,15(5):466-467.

17. 戴云云,何国平.健康管理在中国的发展现状趋势及挑战.中国预防医学杂志,2011,12(5):452-454.

18. 任朝相.健康管理和健康保险结合效应之初探.中国现代医生,2007,(12),141-142.

19. 朱恒鹏,彭晓博.医疗价格形成机制和医疗保险支付方式的历史演变——国际比较及对中国的启示.国际经济评论,2018(01):24-38.

20. 王方琪.保险业关注重疾二次诊疗.中国保险报,2017,04(26):5.

21. 2017 年我国卫生健康事业发展统计公报,国家卫生计生委.

22. 2017 中国商业健康保险发展指数研究报告,中国保险行业协会.

第十五章

健康管理服务营销

第一节　健康管理服务概述

一、健康管理服务概念

什么是"服务"？我们可以从"服务"的英文单词"SERVICE"中悟出一些道理。"S"表示微笑地对待顾客(smile for everyone)；"E"表示精通业务上的工作(excellence in everything you do)，也就说专业水准服务；"R"表示对顾客的态度亲切和善(reaching out to every customer with hospitality)；"V"表示要将每一位顾客都视为贵宾；"I"是表示要邀请每一位顾客再次光顾(inviting your customer to return)，争取回头客；"C"表示为顾客营造一个温馨的服务环境(creating a warm atmosphere)；"E"表示要用热情的眼神表达出对顾客的关爱(eye contact that shows we care)。

健康管理作为市场化的健康服务，在美国已经成熟地开展了30多年，据统计，约70%以上的美国人享有健康管理服务，其最大的消费人群是健康险公司和企业雇主。服务内容主要包括健康评估、健康教育、营养与胆固醇水平干预、高血压管理、体重管理、运动管理、生活行为矫正(如戒烟)、工作压力管理、控制物质滥用等。在美国健康管理投入产出效果好的服务主要是通过工作场所进行，美国大多数企业都开展了员工健康促进项目进行员工健康管理，主要是针对慢性病预防的营养管理、体重控制、压力管理、吸烟控制和医学自我保健。健康管理项目一般是护士、健康教育工作者、心理学家、营养师和运动生理学家共同实施。在美国的健康管理服务主要包括三个层次：提高健康认知水平、生活方式的改变、建立支持性环境。

（一）提高健康认知水平

大部分健康问题都与生活行为有关，不良的生活行为与个人对健康的认识程度密切相关。健康管理师的长期义务就是寻找到一项能够有效地帮助目标客户提高健康认知水平的解决方案。提高健康认知水平的常用方法包括通讯手段、宣传画、公益广告、健康知识专家讲座、DVD、健康教育基地、网站、专题工作坊等。目前也较多采用手机微信、APP等进行互动性健康教育，通过一对一的个性化健康知识的推送帮助个人提高健康认知水平。

（二）生活方式的改变

生活行为改变的项目比提高健康认知项目更进一步的地方是，将与生活方式相关的行为改变确定为预期目标，包括限盐、控油、戒烟、身体活动、压力管理、体重管理以及膳食行为选择。成功的行为改变项目与健康教育、行为矫正、作业计划实施和绩效反馈机制联合在一起，通过至少12周的健康管理师一对一过程管理，客户的健康改善会有意想不到的效果，而且这个效果会随着个人健康习惯的形成而影响人的一生。

（三）建立支持性环境

健康管理最能够产生效果的项目，首属工作场所健康管理，在工作场所内创造鼓励人们采纳健康生活方式与工作习惯的环境，更容易帮助人们保存和获得一个健康的生活习惯和健康素养。如：工作场所不能吸烟，可以让一个希望戒烟的人员减少吸烟控制痛苦。每天的午餐都能够在单位食堂吃到低盐少油食物，甚至吃到更多的蔬菜水果，这对于平时不习惯吃蔬菜水果的人来说，非常有意义。工作场所的运动器械能够很快影响平时不爱运动的人们尝试着去感受运动的快感，从而产生对运动的兴趣。当然，有不少单位把健康管理工作制度化，按照人的健康素质和体能水平来发现干部、培养干部是提高人人重视健康，人人自我管理健康的驱动力和方向标。

二、健康管理服务特性

健康管理作为一种服务类产品，具有多种特性。科学、全面、准确地了解健康管理服务的特性，并据此对健康管理服务进行项目设计、服务提供、质量控制与绩效评价，对于完善健康管理工作质量，为消费者提供优质的健康服务具有现实意义。

（一）无形性

健康管理服务产品主要的提供方式是健康管理师为客户健康需求所提供的基于个人健康信息的采集、分析、评价，并在此基础上开具健康处方,通过个性化健康教育和健康危险因素干预,来达到健康改善的目标。这种服务的整个过程,顾客在购买之前无法看到、触摸到,也无法用形状、质地、大小标准来衡量和描述。健康管理服务的无形性给消费者购买选择带来一定的不确定性。因此,消费者在决策购买服务时,很大程度上是依据服务承诺和服务机构过去的经验成果。

(二)不可分割性

健康管理服务是健康管埋师与服务购买者的"一段互动过程",即:服务提供者与消费者需要通过面对面、远程电话、邮件等形式进行信息交互。消费者对健康管理师的印象、专业化程度,包括形象衣着、沟通技巧、服务态度都会成为服务体验的评判要素。在健康管理服务产品中,从产品购买开始到服务结束,服务提供者与消费者始终是实现健康绩效的两个重要角色,缺一不可。这种不可分割性一直延伸到服务机构的所有人员。如呼叫中心的接线员、专车司机等。他们通常是消费者第一次接触服务的直接回应者,对消费者的第一印象起了决定性的作用。

(三)不稳定性

健康管理是一种个性化的服务过程,是依靠健康管理师和消费者共同完成的,其主体和客体都是人。在某种意义上,可以把健康管理服务看成是服务人员与消费者间的人际接触、合作与互动过程。最优秀的健康管理师也会有特别不顺的时候,服务过程的工作疏忽无法避免,服务质量往往会由于健康管理师、消费者或者双方同时出现的心理与行为的变化波动而失去稳定性。

(四)易逝性

健康管理作为一项服务过程不可能像物品一样被储藏起来等待以后再消费。健康管理师针对个人当时的健康数据而提出的健康处方,会随着个人的健康指标变化而失去价值。比如:一个减重客户在血压处于正常范围时的"健康处方"没有实施,而等待血压出现异常了再拿出来实施,可能并不适合。

(五)客户的满意标准不同

在购买一个产品之前,消费者能够知道自己购买的物品质量如何。而在购买健康服务时,往往难以分辨。在某些情况下,消费者永远也不会清楚他所购买的服务是否是最佳选择,客户的满意标准往往与个人的期望值有关。

(六)客户的参与程度

当消费者购买一个物品时,他既不会考虑该物品的生产周期,也不会考虑制作它的工人。然而,消费者在购买健康服务时,客户本人就在"工厂"里,亲自观察"产品"生产的全部工序。健康管理师所提供服务的每一步都会影响客户对服务质量的总体印象,这被称作"瞬间真实"。服务提供者应把握住每一个瞬间真实,向客户传达一个完整的总体印象。

三、健康管理的行业本质

健康管理的行业本质就是"管理"两字。何谓"管理"？管理即是一个计划以及为达成计划所实施的一切活动的全体。根据管理是一个过程的理论,世界著名质量管理专家戴明博士在 20 世纪 50 年代基于全面质量管理理论提出了 PDCA 循环方法,简称"戴明环"。JCIA(国际医疗机构认证联合委员会医院管理标准)已将 PDCA 循环推荐为医院质量改进方案。PDCA 循环的含义是将质量管理分为四个阶段,即计划(Plan)、执行(Do)、检查(Check)、处理(Action)。在质量管理活动中,要求把各项工作按照作出计划、计划实施、检查实施效果,然后将成功的纳入标准,不成功的留待下一循环去解决。这一工作方法是质量管理的基本方法,也是企业管理各项工作的一般规律。这套管理方法在用于帮助个人进行行为改变上作用显著,健康管理 PDCA 循环可以分为四个阶段八个步骤实施(表15-1)。

表 15-1　健康管理 PDCA 循环步骤

阶段	步骤	工作重点
第一阶段:Plan(计划)	第一步	进行身体检查,分析健康现状,发现健康问题
	第二步	分析健康问题中各种危险因素
	第三步	分析影响健康风险的行为危险因素
	第四步	针对行为危险因素,制订干预计划(开具健康管理处方)
第二阶段:Do(实施)	第五步	按干预计划内容执行
第三阶段:Check(检查)	第六步	把执行结果与要求达到的目标进行对比,进行绩效评价
	第七步	把成功的经验总结出来,制订相应的健康行为标准
第四阶段:Action(处理)	第八步	把没有解决或新出现的问题转入下一个 PDCA 循环

基于生活方式疾病风险的评估方法在整个 PDCA 循环过程中非常重要。成熟的健康风险评估技术能够通过个人健康信息收集与医学体检数据结合,分析出导致高血压、冠心病、脑卒中、肺癌、糖尿病等慢性病的行为危险因素,并能够针对这些危险因素提出个性化健康干预处方。健康管理师可以运用软件的信息管理功能为目标对象实施健康管理服务。服务路径包括:健康体检 - 风险评估 - 管理分组 - 干预处方 - 执行处方 - 绩效检查(健康体检 + 健康评估)- 确定下一步的健康管理计划。健康管理

师正确地理解和运用好 PDCA 循环理论将会大大提高健康服务的有效性和可持续性，从而实现客户的健康价值。

第二节　健康管理服务消费行为分析

一、健康管理需求特征

健康管理人群需求特征概括起来主要表现在以下几个方面：

（一）需求的被动性

健康管理服务是以疾病预防为目标的健康服务。在疾病发生之前，消费者往往缺乏对疾病危害和痛苦方面的体验，所以，对自己所需要的健康管理服务数量和质量不可能像在商品市场上购物那样，可以完全地自由选择，而是完全依赖健康管理师的推荐和健康理念的营销所产生的消费行为结果。

（二）需求的不确定性

人们是否需要健康管理服务，并不以个人的主观愿望为主导，而是取决于消费者是否有发生疾病的健康风险，以及通过健康体检和疾病风险评估分析出潜在疾病风险的程度来确定健康管理计划，而且随着个人健康改善行动而发生变化。

（三）需求的差异性

在同一细分市场中，每个健康消费者的服务需求是存在差异性的，主要是每个人的健康观念、行为矫正难易度和环境的压力是不一样的。健康管理服务实际上是一个个性化服务为主的产品化过程。随着消费者文化素养和对生命认识程度的变化，自身的需求也在发生变化。

（四）需求的发展性

随着健康管理服务的不断深入，消费者对服务的需求会随之而发展。从生活方式改变到精神压力管理，从体重为干预目标到血压、血糖、脂肪肝、骨质疏松为干预目标。

（五）需求的外部关联性

健康管理服务不仅仅是满足个体的健康需求，而且会影响到企业单位或者各种场所其他的消费者。因为一个良好的生活方式是来自于环境的影响和约束，工作场所健康管理项目的展开是充分发挥个体健康改善对生产力的影响效果。

（六）需求的广泛性

应该说每一个人都有健康管理服务的需求，只是不同的时间表现出来而已。随着年龄的变化和一些人生活方式问题的积累,超重、肥胖、糖尿病、高血压、痛风、冠心病、脑卒中等疾病发生的风险也在不断增加。

(七)需求的超前性与滞后性

疾病预防为目的的健康需求本身就具有超前性的特征。投资不是发生在疾病之后,而是在没有发生疾病之前就产生消费行为。这种消费模式在发达国家比较普遍,而在发展中国家的人们往往比较难以接受这种超前的健康消费观念,这对从事健康管理服务的机构来说是一个严峻的挑战。

(八)需求的重复性

一个人一旦患上了高血压、糖尿病、肥胖、冠心病,这些疾病虽然能够通过积极的医疗和疾病管理服务获得控制与康复。但是,随着年龄的增加,这些慢性病的复发是必然的事实。所以,疾病管理服务对于个人来说,是一生一世的消费需求,这就是健康管理产业巨大的市场魅力所在。

二、健康管理消费行为特征

健康管理消费行为是指消费者在具体购买健康管理服务时表现出来的心理和行为特征。由于受到购买服务消费者的经济收入、教育程度、专业知识、个性、地点、时间等因素的影响,不同的健康管理消费者购买服务的行为并不是完全一致的。根据消费者的特性,健康消费者可分为五种类型。

(一)习惯型

这种消费者具备一定的健康知识,习惯于在健康管理师的帮助指导下,改善自己的运动与营养膳食行为。并且形成了一定的服务依赖,一个能够被喜欢的健康管理师是这种消费者最好的消费导师。

(二)经济型

这种消费者由于经济条件限制,因此特别重视投入成本,对健康服务价格敏感,低成本的健康管理服务对他们具有吸引力。

(三)理智型

消费者在作出购买决策之前,对自己所要选择的服务机构已经反复考虑,做过比较,十分慎重。他们往往会选择那些有丰富健康管理经验和成功案例机构的服务产品作为购买对象。

(四)盲目型

这类消费者缺乏应有的健康知识,往往容易受到广告和健康管理师的诱导,盲目冲动地购买某种健康服务。

（五）躲闪型

这类消费者由于害怕单位领导知道自己的健康问题，因而不愿意参加健康体检和健康管理项目，总是抱着临时抱佛脚的态度面对疾病的危害。

三、消费者的购买决策过程

健康消费者购买决策，是指消费者谨慎地评估健康管理服务产品的品牌属性，并进行理性选择，即用最少的成本购买能满足某一特定需要的过程。一般消费者做决策需要五个阶段：

第一阶段：识别需求（健康体检）

消费者首先要对自身健康需求进行评估。一般评价的依据来自医生的建议和健康体检报告。当然，也有部分消费者是通过媒体健康知识传播进行对号入座来确定自己的健康管理需求。

第二阶段：搜索信息（健康评估）

明确了自己的健康需求，如何找到适合于自己的健康服务产品就成为消费者关注的问题，通常消费者会通过网站和媒体以及各种相关广告来搜索信息。消费者通常需要如下信息的支持：解决健康危险因素的合适标准；各种备选方案或方法的存在；每一种备选方案中每一个评估标准上的表现或特征。企业客户在寻求解决方案时，主要通过行业口碑和互联网信息搜索，以及实地考察和成功案例来进行。

第三阶段：备选方案评估（健康干预套餐）

在消费者最终做出自己的选择之前，会有一个复杂的过程。首先明确选择服务产品所遵循的评估标准；然后，基于所确定的评估标准对每一个备选方案进行评估，得出决策时参考排序。

第四阶段：选择购买

对备选方案进行评估之后，消费者决策过程的下一个步骤是在备选方案中做出选择，这种选择不仅发生在不同服务机构的同类服务之间，甚至发生在更大的范围内。

第五阶段：购买后评估

消费者一旦购买了服务，就会进行与期望值比较的评估。如果物有超值，消费者就会开始在周围朋友中传播自己的选择是如此好，起到了品牌传播的效果。如果购买后感觉到质量不如所愿，就会产生不满情绪，消费者就会有抱怨，这种抱怨会在周围的圈子里面产生不好的影响，必然导致潜在客户的流失，影响品牌声誉。

第三节　健康管理服务营销

一、健康管理服务营销过程

健康管理服务营销过程主要包括：确定目标客户、分析评价需求、选择和利用资源、确定产品价值、促进客户购买、通过实施服务过程实现客户健康价值。

（一）确定目标客户

健康管理服务看似大众化需求但却是小众化的消费。从市场营销的角度来看，人们的消费动机主要是两种：要么是获得快乐，要么是摆脱痛苦。作为不能够让客户立即体验到快乐的健康管理，只有在人们为了摆脱疾病痛苦的时候，才能够激发购买动机。显然，健康管理市场营销的任务就是通过健康教育与服务营销手段，让一些处于健康高风险状态下的消费者提前认识到疾病危害，体会到慢性病痛苦，从而激发健康管理服务消费行为来降低疾病风险从而达到摆脱痛苦的目的。

健康体检机构是确定目标客户的最佳场所，客户一旦通过健康体检发现危险因素，个人会产生如何干预风险的个体需求。此时的医生所提供的健康服务营销会调动起消费者购买健康服务的积极性。

（二）分析评价需求

1. 医院体检中心　通过体检后健康风险评估来细分客户需求，包括疾病现患的：健康教育需求、体重管理需求、高血压、糖尿病管理需求、生活行为矫正需求等。

2. 企业工作场所　通过健康体检、健康评估、人群风险分组确定重点干预对象等方式来导入目标管理人群。针对健康管理服务对象的需求评价主要采取的工具是健康风险评估软件和分类方法。

（三）选择和利用资源

一旦客户需求被明确，作为健康管理师或者服务机构来说，下一步的工作就是选择与配置资源。如：针对糖尿病、高血压等疾病患者群的健康管理服务资源主要包括定期健康体检的资源、开具健康处方的权威软件、监测运动能耗的工具、监测血压、血糖的家庭专用仪器、能够及时获得患者健康数据的通讯资源、有功效的营养干预产品资源等。

（四）确定产品价值

所谓产品价值，就是能够给消费者带来健康收益的价值。健康管理作为服务产品，其效果体验需要时间来验证。但是，在设计服务产品过程中,需要充分考虑服务成本与客户预期效果,来确定产品的价值,或称为产品定价。

(五) 促进客户购买

如何促进客户购买是一门学问。市场营销的主要功能就是通过产品展示、信息传递、成功案例展现提高目标客户的需求欲望,通过一些现场促销手段让客户产生购买行为。其中,有健康量化目标的服务承诺是非常重要的。

(六) 实现客户价值

我们在健康管理服务特性方面清楚地认识到,健康管理客户价值的体现不仅仅是服务提供方的努力,还与客户的自身努力分不开。健康管理的核心是行为危险因素干预的有效性,作为健康管理服务提供者,除了熟悉临床医学知识和预防医学知识外,还需要研究与掌握行为科学和健康心理学知识,在让服务对象行动起来方面有时候还显得非常重要。

二、健康管理服务营销组合

营销组合是营销管理中最基本的概念之一,是指企业对可控的各种市场营销手段的综合运用。服务营销组合是服务企业依据其营销战略,对营销过程的各个要素变量进行配置和系统化管理的活动。健康服务营销的组合一般包括:产品(product)、价格(price)、渠道(place)、促销(promotion)、有形展示(physical evidence)、过程(processes)、人员(people)。

(一) 产品

健康管理产品是健康服务机构提供给服务对象用于满足其健康需要和欲望的服务,包括有形和无形服务。例如,针对冠心病、糖尿病、脑卒中、高血压疾病预防与风险控制需求的慢性病管理服务,包括:危险因素筛查、健康监测、健康干预、干预相关的工具(运动监测、医学指标监测)、营养干预组合(保健食品、膳食处方)、运动干预组合(运动指导、能耗监测工具、互联网信息服务)等。

(二) 价格

价格是指为获得某项产品,消费者支付的金钱以及其他非金钱代价,如时间、交通的便利程度以及是否能讨价还价等因素。服务产品的定价方法一般有:

1. 成本导向定价法　不含税价格 = 直接成本 + 间接成本 +(边际)利润。成本导向定价法主要困难之一在于定义购买一项健康服务的单位。每单位的价格成为一个模糊的概念。因此,许多健康服务是以输入单位而不是以可计量的输出单位出售。

2. 竞争导向定价法 竞争导向定价法将其他公司的同质化服务产品价格作为本公司定价的依据。此方法注重同行业或市场中其他公司的收费情况。

3. 需求导向定价法 定价与顾客的价值感受相一致:价格以顾客会为提供的服务支付多少费用为导向。健康服务与商品在需求导向定价法上的一个主要区别是在计算顾客的感受价值时必须考虑非货币成本和利益(获得服务的时间成本、感受成本、心理成本)。

(三) 渠道

服务营销中的分销又称为渠道,是服务从生产者手中送到消费者手中的通道。在考虑渠道决策时,必须考虑到服务的不可储存性以及不可分离性等特点所产生的影响。由于服务无法存储和运输,其生产、销售和消费很可能在同一空间完成,为使更多的目标消费者能够获得满意的服务,在可能大规模生产和销售的情况下,服务机构就必须要根据服务的具体特点,进行科学的网点决策,并且保证不同网点所提供的服务质量的统一。健康服务机构的营销渠道是连接服务提供给消费者所经历的环节和地点,包括供给、分销和接受。由于健康服务具有无形性、不可分离性、高技术性等特点。因此,传统的商品领域通过中间商来完成营销目标的这些分销渠道和分销策略,就不可能完全适合于健康管理服务的分销。一般可以采取的方式主要有三种:

1. 直销 健康管理服务机构通过门店方式与消费者直接接触,而产生产品销售。也可以通过工作场所健康管理项目的开展来直接为目标客户提供产品。

2. 分销代理 通过社区卫生服务机构和医院体检中心为体检后客户以及慢性病高风险人群提供健康管理延伸服务。这些医疗机构既是服务提供者,又是产品的推荐人。

3. 网络营销 随着互联网的普及和电子商务的快速发展,越来越多的健康管理机构开始利用互联网销售其产品或服务,移动健康管理和健康物联网战略将成为中国人群慢性病风险管理的主要手段。

(四) 促销

促销是指一系列在目标市场上宣传服务的特征及优点,并说服消费者购买的活动。比如,一个健康顾问公司可以采用传统的促销方式,如在电视或杂志上做广告;它也可以举办有关健康维护与健康管理的公开学习班。促销的方式是多种多样的,关键是要保证各种促销活动向公众展示一致的产品形象和核心信息。

（五）有形展示

弥补了专业性服务作为无形商品无法被公众直接感知的不足。无论是健康服务中心还是健康管理咨询公司，消费者都希望能从一些有形展示上推断出服务质量。一个良好的健康管理服务产品展示还包括服务流程的挂图、健康监测工具、个人健康信息展示方式以及服务终点和收益评价方法。通过信息对称让服务购买者明了自己能够通过服务获得的帮助与自己需要配合和付出的努力方向。

（六）过程

服务过程指的是一个健康服务机构如何有效地进行健康管理服务。流程可以是十分复杂的，也可以非常简单；可以是发散式的，也可以是集中统一的。

（七）人员

经过专业的健康管理技术培训的服务人员（健康管理师）非常重要，特别是在专业健康管理服务营销中，因为服务是无形商品，而客户总是希望能通过一些可感知因素来推断服务的质量和价值。很显然，服务提供者是直接与服务相关的可感知因素，比如，医生、护士、健康管理师、营养师或健康顾问。显而易见，经过国家专业机构专业培训并获得国家认证的健康管理师是未来专业化健康管理服务公司所必须配置的人力资源。

第四节　健康管理相关产品

以提高国民健康素质，维护、改善、促进和管理健康为核心的健康管理行业发展迅速，表现出服务需求明显、产业发展前景广阔的特点。2013年国发 40 号文件《国务院关于促进健康服务业发展的若干意见》提出健康服务业以维护和促进人民群众身心健康为目标，主要包括医疗服务、健康养老服务、健康保险服务、中医药医疗保健服务、支持发展多样化健康服务，如健康体检、咨询等健康服务、健康文化和旅游服务、全民健身服务，涉及药品、医疗器械、保健用品、保健食品、健身产品等支撑产业，覆盖面广，产业链长。在实际生活中，我们很难将商品和服务割裂开来并分别归类，大多数健康管理机构提供的产品往往是商品和服务的混合体。在这里我们将健康管理相关产品分为健康维护产品、健康服务、健康管理仪器设备为大家进行介绍。

一、健康维护产品

健康维护产品没有官方的权威定义，一般指能够直接或间接促进和改善人类健康的相关产品,以及不直接与人接触但通过改善人的生活环境而发生促进健康作用的产品。

(一)保健食品

保健食品是指声称具有特定保健功能或以补充维生素、矿物质为目的的食品。即适用于特定人群,具有调节机体功能,但不以治疗疾病为目的,且对人体不产生任何急性、亚急性或者慢性危害的食品。保健食品的原料较为广泛,主要包括普通食品、既为食品又为药品的物品、功能性氨基酸、功能性脂类、多糖、维生素、矿物质、益生菌等。保健食品在产品形态上,多使用片剂、胶囊(软、硬)、水丸、颗粒(粉)剂、口服液、酒剂、袋泡茶等剂型,多为浓缩形态,仅限经消化道进入,如口服、咀嚼、含片等,不宜采用皮肤、黏膜、注射、胃管或直肠等途径。市场上保健食品鱼龙混杂,消费者在选购的时候,须仔细阅读说明书,认准外包装上的保健食品标志,正规保健食品都有对应的批准文号,可在国家市场监督管理总局网站的数据库中进行查询。

(二)保健用品

保健用品,我国目前尚无统一的界定和分类。根据我国第一部保健用品质量标准《陕西省保健用品地方标准》,保健用品是指列入保健用品类别目录,具有调节人体机能、增进健康和有益养生保健等特定保健功效的外用产品。《陕西省食品药品监督管理局保健用品注册管理办法》将保健用品分为改善微循环保健类、乳房保健类、胃肠功能保健类、皮肤保健类、妇女卫生保健类保健用品、眼部保健类、改善睡眠 - 醒脑通窍保健类七大类保健用品,一般包括护垫、清洗液、功能服装、保健袋、喷涂液、保健贴、保健枕、保健器具等形式,目前我国已成为世界上保健用品最大的生产国及消费国。

(三)健身产品

健身产品的概念来源于体育产品,根据国家质量监督检验检疫总局关于体育产品的定义,可认为健身产品是用来满足人们在进行各类健身活动时所需要的各种专门器械和相关产品的总称。常见健身产品包括健身器械、可穿戴式技术产品、虚拟健身系统、运动健身类 APP 等。

健身器械是为了让有健身需求的人士达到辅助锻炼,强身健体的效果而使用的运动器械,针对不同的效果有不同的器械,包括有氧器械、力量器械、综合型多功能训练器、自由力量器械;可穿戴式技术产品包括智能手表、头戴式显示器、可穿戴相机、智能手环、心率胸带、智能眼镜、智能蓝牙耳机、智能服装及其他穿戴设备,各类可穿戴设备的市场接受程度及产品成熟度各不相同;虚拟健身系统的应用将大大提高运动的趣味性和高效性,如"智能家庭健身环境系统",依附于虚拟场景技术,很多人将可以在家中体验有趣而高效的运动体验,未来会在健身领域产生革命性变革;运动健身类 App,用户可以在 iPhone、iPad 和安卓系统手机中下载这类 App,App 中包含了声音和视频指导,还可以追踪运动时间和提供实时反馈。这些 App 赢得了健身房年轻群体、规律性地进行户外运动的人或者是喜欢追踪记录日常生活的人群的喜爱,随着 App 的准确性不断提高,或许会成为监测运动状态的未米。

(四) 医疗器械

医疗器械是指直接或者间接用于人体的仪器、设备、器具、体外诊断试剂及校准物、材料以及其他类似或者相关的物品,包括所需要的计算机软件。效用主要通过物理等方式获得,不是通过药理学、免疫学或者代谢的方式获得,或者虽然有这些方式参与但是只起辅助作用。根据国家总局关于发布医疗器械分类目录的公告(2017 年第 104 号),我国的医疗器械分为有源手术器械、无源手术器械、神经和心血管手术器械、骨科手术器械、放射治疗器械、医用成像器械、医用诊察和监护器械、呼吸麻醉和急救器械、物理治疗器械、输血 / 透析和体外循环器械、医疗器械消毒灭菌器械、有源植入器械、无源植入器械、注输 / 护理和防护器械、患者承载器械、眼科器械、口腔科器械、妇产科 / 辅助生殖和避孕器械、医用康复器械、中医器械、医用软件、临床检验器械 22 种。

二、健康服务

(一) 中医药医疗保健服务

中医药作为我国传统文化的一部分,具有丰富的理论基础和实践经验,中医药以其整体观念及辨证论治的特点,在健康服务中具有独特优势,中医药医疗保健服务内涵丰富。《中医药发展战略规划纲要(2015-2030年)》强调要大力发展中医养生保健服务。具体包括:1. 加快中医养生保健服务体系建设。支持社会力量举办中医养生保健机构,实施中医治未病健康工程,加强中医医院治未病科室建设,为群众提供中医健康咨询评估、干预调理、随访管理等治未病服务,探索融健康文化、健康管理、健康保险于一体的中医健康保障模式。2. 提升中医养生保健服务能力。鼓励中医医疗机构、养生保健机构走进机关、学校、企业、社区、乡村和家庭,推广普及中医养生保健知识和易于掌握的理疗、推拿等中医养生保健技术与方法。加快中医治未病技术体系与产业体系建设。3. 发展中医药健康养老服务。推动中医药与养老融合发展,促进中医医疗资源进入养老机构、社区和居民家庭。4. 发展中医药健康旅游服务,推动中医药健康服务与旅游产业有机融合。

（二）健康养老服务

"人人都会老、家家有老人"，养老问题涉及每个家庭和每位老人的切身利益。《"十三五"国家老龄事业发展和养老体系建设规划》提出要健全以居家养老为基础、社区为依托、机构为补充、医养相结合的养老服务体系，这正是符合我国国情的养老服务供给配置。因此大力夯实社区居家养老服务是新时期社会养老服务体系建设的重点，应积极提供社区定期上门巡防独居、空巢老年人家庭，引导社区日间照料中心等养老服务机构，为老年人提供精准化、个性化、专业化服务，积极为残疾、失能、高龄等老年人家庭开展适应老年人生活特点和安全需要的家庭住宅装修、家具设施、辅助设备等建设、配备和改造工作。同时为了解决老龄化的社会问题，保障老年人权益，国家会充分开放养老服务业市场，发挥中医药在健康养老产业的作用，推广智能健康养老产品与服务的应用，促进养老地产的繁荣。

（三）健康保险服务

健康保险是多层次医疗保障体系的重要组成部分，发展多样化健康保险服务，有利于夯实多层次的医疗保障体系，满足人民群众多样化的健康保障需求。健康保险服务措施主要从以下几方面开展：①不断丰富健康保险和健康管理产品和服务，开发推广"一个主险 + 若干附加险"的组合型产品，满足客户的个性化和多样化需求；②建立功能完备的医疗健康数据库，加强对医疗健康数据的深度挖掘和分析，建立和完善实时查询、趋势预测、医疗质量评估等管理工具，为医疗风险管控、产品设计、健康管理服务优化等提供有效支持，构建专业健康保险公司的核心竞争优势；③精心做好参保对象就诊信息和医药费用审核、报销、结算、支付等工作，提供医疗即时结算服务，简化理赔手续；通过电话、网络等多种方式提供全方位的咨询、查询和投诉服务；发挥远程医疗和健康服务平台优势来共享优质医疗资源，从而不断丰富健康服务方式。④保险公司与医疗机构加强合作，依据诊疗规范和临床路径等标准或规定，做好对新增民营医疗机构和农村医疗机构医疗行为的监督管理；⑤健全城乡医保关系转移接续办法，实现保障权益随参保居民流动转移。⑥依据国家行业标准，统一信息系统建设标准和医疗服务项目、药品、疾病名称和编码等标准。

（四）健康咨询服务

健康咨询服务是健康管理任务的一项基础性工作，是指咨询工作者（如健康教育人员或卫生工作者），为人们解答生活中的各种健康问题，帮助个人避免或消除心理、生理、行为及社会各种非健康因素的影响，以促进身心健康的过程。健康咨询服务的形式一般分为 3 种：

1. 集体咨询　根据评估的不良的生活方式、行为习惯及工作压力等因素，结合客户的体检情况，以客户单位为集中点，进行集体健康讲课，讲解上述不良因素导致机体亚健康状态的因果关系，特别是一些由于平时的不良行为习惯导致的机体健康状况下降，如高血压、高血糖、高血脂等，详细讲解如何建立健康的行为习惯，可以防止对健康的进一步危害。集体讲解课后，健康管理师及时了解客户的接受能力，进行答疑咨询。

2. 一对一指导　对已处于疾病状态或亚健康状态的客户进行一对一单独指导。如对耐量异常（IGT）的客户，详细告知出现这种现象是患糖尿病前一种危险的信号，身体已介于正常血糖和患糖尿病之间的灰色地带，如通过采用饮食控制和适当运动可控制其发展成糖尿病。

3. 电话咨询与随访　建立咨询电话，方便客户的随时咨询。对疾病状态的客户进行跟踪随访，了解客户是否已及时到专科医院就诊，防止客户的病情延误，同时对需要复查或定期复查的客户及时进行电话提醒，督促客户及时进行复查。

（五）健康体检服务

健康体检是保护和促进人们健康的重要途径，原国家卫生计生委印发的《健康体检管理暂行规定》将健康体检定义为"通过医学手段和方法对受检者进行身体检查，了解受检者健康状况、早期发现疾病线索和健康隐患的诊疗行为"。健康体检实质是健康检查、健康咨询、健康评估、健康维护等以预防疾病、促进健康、管理健康为目的的综合服务产业。"

健康体检的服务模式包括：①检前健康咨询服务模式：检前咨询的主要目的是通过沟通深入了解受检者的需求和基本情况，合理设计体检项目，详细告知检前注意事项，全面介绍体检相关情况，初步确定体检相关事宜，为顺利实施体检做好充分准备。②检中差异化服务模式：差异化服务是企业面对较强的竞争对手在服务内容、服务渠道和服务对象等方面所采取的有别于竞争对手而又突出自己特征，以期战胜竞争对手，立足市场的一种做法。可以根据体检目的分为健康体检和专项体检；按体检项目组合分为全面体检和专病体检；按是否整合其他功能分为单纯体检和复合体检；按体检的实施分为院内体检和院外体检；按受检人群可以分为团体体检和个人体检。③检后跟踪随访服务模式：检后跟踪随访主要目的是掌握受检者健康状况、体检异常指标动态演变情况、危险因素干预及效果评价，既是督促受检者提高健康干预依从性的重要手段，也是定期评估健康干预效果和调整健康干预方案的重要举措。

（六）体育健身服务

随着经济的快速增长和人民生活水平的不断提高，运动健身已成为一种时尚和潮流。进一步开展全民健身运动，宣传、普及科学健身知识，提高人民群众体育健身意识，引导体育健身消费。鼓励发展多种形式的体育健身俱乐部和体育健身组织，以及运动健身培训、健身指导咨询等服务。大力支持青少年、儿童体育健身，鼓励发展适合其成长特点的体育健身服务。美国运动医学会（American College of Sports Medicine，ACSM）发布的 2018 全球健身趋势报告（TOP20），报告显示全球 2018 年排名前 20 的健身趋势依次为高强度间歇训练、团体训练、可穿戴设备、自重训练、力量训练、认证健身专业人士、瑜伽、私人训练、老年人健身计划、功能性健身、减重运动、运动是良医、团队私人训练、户外活动、柔韧性和灵活性滚轴/筒、健康专业人士的许可、循环训练、健康指导、核心训练、专项训练。而健身工作室、在线训练、普拉提、跑步俱乐部、游泳、杠铃训练、妊娠/产后课程、有氧舞蹈、健身俱乐部在健身产业中人气排序相对较低。

（七）健康旅游服务

随着人们健康观念的加强，健康产业旅游业融合发展的模式从小众化市场走向更多人的视野，成为旅游市场的新宠。健康旅游是一种以生态环境为背景、休闲养生活动为主题的专项旅游产品，也是利用中医养生、现代医学、心理疏导，以及各种有益于身心的艺术、运动、学习等方式开展旅游健身的活动。健康旅游符合旅游者对原生态、健康生活、文化修养、高尚品位、服务质量和科技效率的追求。健康旅游基于旅游者健康，可以从纵向和横向两个角度对健康旅游进行分类。从纵向来说，可以依据旅游者是否处于疾病状态分为保健旅游和医疗旅游两类。保健旅游又可以称作养生旅游，包括温泉、SPA、中医养生调理、美容美体等以维护和促进旅游者健康为目的的旅游形式；医疗旅游则以恢复健康状态为目的，指旅游者去居住地以外的地方寻求疾病的检查、治疗和康复的旅游形式。从横向而言，可以依据健康概念的三个维度将医疗旅游分为生理促进型、心理促进型、社会适应型三大类型。

（八）就医绿色通道服务

就医绿色通道服务是为了方便患者就医，减少就诊等待的时间，更好地享受医疗资源，健康管理机构联合国内外各大医院为便捷患者就医设立的"就医绿色通道服务"，患者可以根据自身情况选择专业导医陪诊、特需挂号、特约门诊、手术预约、床位预约、家庭医生、住院管家等不同类型就医绿色通道服务。

（九）慢病管理服务

慢病管理是指政府、医疗机构以及参与慢病管理的其他社会主体向慢病患者、慢病高危人群和全社会其他人群提供慢病预防、诊断、治疗和控制等一系列主动、有效和连续的慢病服务，从而延缓慢病患者病程、降低全社会慢病发病率、减少慢病疾病负担的一种健康管理手段。主要服务内容包括慢病早期筛查，慢病数据监测和记录（饮食、运动、血压、血糖、用药等）、数据分析（健康评估报告）、干预方案（饮食、运动、心理、用药、作息方案）、健康提醒（用药、就医检查、饮食、生活服务等各类提醒）等综合管理。

（十）母婴健康管理服务

随着适龄婚育人群经济收入的增加、孕育观念和消费行为的升级，消费模式与时俱进，育儿观念已经逐渐向科学化、专业化转变，母婴相关的健康管理服务需求与日俱增。母婴健康管理服务可以分为孕前、孕中、孕后三个阶段。孕前主要的健康管理服务包括孕前检查及身体调理，以及辅助生殖技术服务。孕中主要包括产检医疗服务和营养保健服务等，产后阶段的健康管理服务主要是产妇护理及 0~3 岁婴幼儿的照护。针对产妇的服务有产后体检、生活护理、专业护理、营养月子餐、心理辅导、美容保健等；针对婴儿的服务主要有专业护理、生长监测、巡房健诊、婴儿设施等。

三、健康管理仪器设备

健康管理过程中需要对服务对象的健康状况进行全面、深入和连续的检测、评估和干预，以期尽可能多的获取健康相关信息，按照健康管理过程将健康管理设备分为以下几类：

（一）健康监测设备

1. 一般检查监测设备 身高体重仪、血压计、血糖仪、血氧仪、计步器、体温计、人体脂肪分析仪、BMI 监测仪、皮褶计、胎心监测仪、心率监测仪、肌肉测定仪、脊柱电子测量仪等。

2. 实验室检查设备 全自动生化分析仪、宫颈癌细胞学检查仪（TCT 检测仪）、基因检测仪等。

3. 辅助检查设备 X 线成像仪、CT 探测仪、超声诊断仪、磁共振成像（MRI）、心电图仪、脑电图仪、核医学检查等。

4. 中医检查设备 中医体质辨识仪、中医四诊仪、中医经络仪、中医脉象仪等。

5. 特殊检查设备 亚健康测定仪、动脉硬化测定仪、骨密度仪、显微诊断仪、微循环检测仪、虹膜仪、量子检测仪、胶囊式内镜、鹰眼全身扫描系统、红外热成像仪等。

（二）健康评估设备

营养评估系统、运动评估系统、心理测评系统、智力测评系统、神经康复评定系统、认知功能评定分析系统等、证素辨识评估系统等。

（三）干预设备

超声波治疗仪、红外线治疗仪、电疗仪、磁刺激仪、半导体激光治疗仪、微波治疗仪、蜡疗仪、肌肉刺激仪、艾灸治疗仪、电针治疗仪、按摩床、中药熏蒸仪、湿热敷治疗仪、综合康复训练系统、体感音乐治疗系统、情感宣泄系统、心理沙盘等。

（四）智慧医疗平台

1. 智慧医院系统 医院信息系统（HIS）、医学影像存档与通讯系统（PACS）、实验室信息管理系统（LIS）、传输系统以及医生工作站、远程医疗信息系统、临床决策系统、系统安全系统等。

2. 区域卫生系统 社区医疗信息系统、科研机构管理系统等。

3. 移动医疗平台 移动医疗平台主要分为两大类，①服务于医生端的平台：功能类型主要分为医生服务（医联、丁香园、医脉通等）、医疗咨询（医生站、临床指南、用药助手、医口袋等）、医患交流（杏仁医生、春雨医生、平安好医生、好大夫等）。②服务于患者端的平台：功能类型主要分为问诊咨询（春雨医生、平安好医生、医生树、好大夫在线等）、预约挂号（微医、就医宝、就医160、百度医生、翼健康等）、疾病管理（糖医生、血糖高管、微糖、365血压卫士等）、购药服务（阿里健康、京东、叮当快药、健客网上药店、好药师、健一网等）。

第五节 健康管理服务案例

一、概况

上海某健康管理有限公司是健康保险直付理赔服务公司，以"直付理赔系统"为载体，为商业保险机构及被保险人提供健康保险即时结算服务的整体解决方案，该公司与中国人保、中国人寿、中国平安、太平洋保险等三十余家保险公司建立战略合作关系，搭建了覆盖全国的55 000多个医疗健康服务网络，服务客户数量超过57万个家庭。该公司依托自主研发的综合性健康管理信息系统平台结合企业个性化的员工健康改善需求，开展企业员工健康管理服务。

二、企业健康管理服务流程

企业员工健康管理服务的开展严格遵循健康监测—健康评估—健康干预及效果评价的流程实施，全面采集企业员工健康状况数据，科学制定个性化干预改善计划，动态追踪健康干预管理，专家团队提供准确的群体健康报告、实时观测服务效果及时修正个性化方案，科学合理地出具健康管理服务效果评价等。

三、企业员工智能健康监测与评估

通过智能硬件（血压计、血糖仪、血脂仪、体重秤、心电仪等），用户获取健康数据，可通过蓝牙自动传输到 APP，并生成清晰直观的解读报告，当检测数据异常时，将自动向用户及其家人发出健康预警。员工每日检测的健康数据自动存储在健康云档案，形成连续的健康数据流。此外，用户还可手动上传体检报告、就医记录等影像资料，形成完整的健康档案。系统可以根据最新传输的个人数据，通过风险评估模型的计算，出具最新的健康风险评估报告。员工还可随时随地自由存取的健康档案，具有很高的医学参考价值，为便捷、精准的诊疗服务提供健康数据支持。

四、企业员工全方位智能健康干预

健保通 APP 还与第三方挂号平台等强强联合，为企业员工提供医疗预约挂号服务，构建从挂号到就诊的全流程配套服务，支持跨区域异地挂号。此外，还可以通过 APP 进行运动管理与健身教练服务、心理咨询服务、家人关系管理服务等。如通过基础计步、睡眠监测功能，搭配体感手环，还可以体验多款体感游戏，把运动与娱乐相结合，让日常运动更具趣味性。健身教练在提供健身、运动损伤的咨询服务之外，还拥有海量企业原创健身指导视频。通过心理测评在线测试与专家咨询解决员工心理问题。通过家人关系管理服务，员工可与家人实时共享健康数据，随时掌握家人的健康动态，并对异常状况做出及时反应；还可以通过"用药提醒"、"定时送药"等服务对家人的健康进行干预和管理，实现"用亲情管理健康，用健康促进亲情"的良性循环。

五、健康保险 + 健康管理的付费模式探索

企业员工在接受健康管理服务过程中既可以通过企业为员工购买的健康保险来支付企业员工基本健康管理服务项目的费用，也可以自行支付基本项目之外的增值服务费用。目前尽管健康保险 + 健康管理付费模

式尚未形成,依托健康保险支付健康管理服务费用应该是未来解决健康管理服务支付问题的最佳选择之一。

(周 平 何 丽 刘淑聪)

参 考 文 献

1. 菲利普·科特勒,托马斯·海斯,保罗·N·布卢姆.专业服务营销.第2版.俞利军,译.北京:中信出版社,2003.

2. 米歇尔P.奥唐奈.工作场所健康促进.第3版.常春译.北京:化学工业出版社,2009.

3. 侯胜田.医疗服务营销.北京:经济管理出版社,2010.

4. 杨珮.服务营销.天津:南开大学出版社,2015.

5. 万融.商品学概论.北京:中国人民大学出版社,2013.

6. 郭清.中国健康服务业发展报告2017.北京:人民卫生出版社,2018.

7. 白书忠.健康管理师健康体检分册.北京:人民卫生出版社,2014.

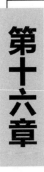

第十六章 健康管理相关法律、法规知识

健康权是人的基本人身权利，它受到国际法和各国法律的普遍保护。世界各国通过完善政策和国家立法不断促进人类健康。健康管理是现阶段保护和促进人类健康的有效手段之一，将对健康权的保护发挥越来越重要的作用。我国目前尚未出台健康管理专门法律，本章所述健康管理相关法律法规主要是指健康管理服务机构及其服务人员在实施健康管理服务过程中所涉及的主要法律法规。

第一节 《中华人民共和国劳动合同法》相关知识

一、《中华人民共和国劳动合同法》的立法宗旨

完善劳动合同制度，明确劳动合同双方当事人的权利和义务，保护劳动者的合法权益，构建和发展和谐稳定的劳动关系。

二、《中华人民共和国劳动合同法》的适用范围

中华人民共和国境内的企业、个体经济组织、民办非企业单位等组织（以下称用人单位）与劳动者建立劳动关系，订立、履行、变更、解除或者终止劳动合同，适用本法。国家机关、事业单位、社会团体和与其建立劳动关系的劳动者，订立、履行、变更、解除或者终止劳动合同，依照本法执行。

三、劳动合同的订立

用人单位自用工之日起即与劳动者建立劳动关系。用人单位应当建立职工名册备查。用人单位招用劳动者时，应当如实告知劳动者工作内

容、工作条件、工作地点、职业危害、安全生产状况、劳动报酬,以及劳动者要求了解的其他情况;用人单位有权了解劳动者与劳动合同直接相关的基本情况,劳动者应当如实说明。用人单位招用劳动者,不得扣押劳动者的居民身份证和其他证件,不得要求劳动者提供担保或者以其他名义向劳动者收取财物。

建立劳动关系,应当订立书面劳动合同。已建立劳动关系,未同时订立书面劳动合同的,应当自用工之日起一个月内订立书面劳动合同。用人单位与劳动者在用工前订立劳动合同的,劳动关系自用工之日起建立。用人单位未在用工的同时订立书面劳动合同,与劳动者约定的劳动报酬不明确的,新招用的劳动者的劳动报酬按照集体合同规定的标准执行;没有集体合同或者集体合同未规定的,实行同工同酬。

劳动合同分为固定期限劳动合同、无固定期限劳动合同和以完成一定工作任务为期限的劳动合同。固定期限劳动合同,是指用人单位与劳动者约定合同终止时间的劳动合同。用人单位与劳动者协商一致,可以订立固定期限劳动合同。无固定期限劳动合同,是指用人单位与劳动者约定无确定终止时间的劳动合同。

劳动合同由用人单位与劳动者协商一致,并经用人单位与劳动者在劳动合同文本上签字或者盖章生效。劳动合同文本由用人单位和劳动者各执一份。

劳动合同应当具备以下条款:(一)用人单位的名称、住所和法定代表人或者主要负责人;(二)劳动者的姓名、住址和居民身份证或者其他有效身份证件号码;(三)劳动合同期限;(四)工作内容和工作地点;(五)工作时间和休息休假;(六)劳动报酬;(七)社会保险;(八)劳动保护、劳动条件和职业危害防护;(九)法律、法规规定应当纳入劳动合同的其他事项。

劳动合同除前款规定的必备条款外,用人单位与劳动者可以约定试用期、培训、保守秘密、补充保险和福利待遇等其他事项。

下列劳动合同无效或者部分无效:(一)以欺诈、胁迫的手段或者乘人之危,使对方在违背真实意思的情况下订立或者变更劳动合同的;(二)用人单位免除自己的法定责任、排除劳动者权利的;(三)违反法律、行政法规强制性规定的。

对劳动合同的无效或者部分无效有争议的,由劳动争议仲裁机构或者人民法院确认。劳动合同部分无效,不影响其他部分效力的,其他部分仍然有效。劳动合同被确认无效,劳动者已付出劳动的,用人单位应当向劳动者支付劳动报酬。劳动报酬的数额,参照本单位相同或者相近岗位劳动者的劳动报酬确定。

四、劳动合同的履行和变更

用人单位与劳动者应当按照劳动合同的约定,全面履行各自的义务。用人单位应当按照劳动合同约定和国家规定,向劳动者及时、足额支付劳动报酬。用人单位拖欠或者未足额支付劳动报酬的,劳动者可以依法向当地人民法院申请支付令,人民法院应当依法发出支付令。用人单位应当严格执行劳动定额标准,不得强迫或者变相强迫劳动者加班。用人单位安排加班的,应当按照国家有关规定向劳动者支付加班费。

用人单位变更名称、法定代表人、主要负责人或者投资人等事项,不影响劳动合同的履行。用人单位发生合并或者分立等情况,原劳动合同继续有效,劳动合同由承继其权利和义务的用人单位继续履行。用人单位与劳动者协商一致,可以变更劳动合同约定的内容。变更劳动合同,应当采用书面形式。变更后的劳动合同文本由用人单位和劳动者各执一份。

五、劳动合同的解除和终止

用人单位与劳动者协商一致,可以解除劳动合同。

用人单位有下列情形之一的,劳动者可以解除劳动合同:(一)未按照劳动合同约定提供劳动保护或者劳动条件的;(二)未及时足额支付劳动报酬的;(三)未依法为劳动者缴纳社会保险费的;(四)用人单位的规章制度违反法律、法规的规定,损害劳动者权益的;(五)因本法第二十六条第一款规定的情形致使劳动合同无效的;(六)法律、行政法规规定劳动者可以解除劳动合同的其他情形。用人单位以暴力、威胁或者非法限制人身自由的手段强迫劳动者劳动的,或者用人单位违章指挥、强令冒险作业危及劳动者人身安全的,劳动者可以立即解除劳动合同,不需事先告知用人单位。

劳动者有下列情形之一的,用人单位可以解除劳动合同:(一)在试用期间被证明不符合录用条件的;(二)严重违反用人单位的规章制度的;(三)严重失职,营私舞弊,给用人单位造成重大损害的;(四)劳动者同时与其他用人单位建立劳动关系,对完成本单位的工作任务造成严重影响,或者经用人单位提出,拒不改正的;(五)以欺诈、胁迫的手段或者乘人之危,使对方在违背真实意思的情况下订立或者变更劳动合同的情形致使劳动合同无效的;(六)被依法追究刑事责任的。

劳动者有下列情形之一的,用人单位不得解除劳动合同:(一)从事接触职业病危害作业的劳动者未进行离岗前职业健康检查,或者疑似职业病患者在诊断或者医学观察期间的;(二)在本单位患职业病或者因工负伤并被确认丧失或者部分丧失劳动能力的;(三)患病或者非因工负伤,在规定的医疗期内的;(四)女职工在孕期、产期、哺乳期的;(五)在本单位连续工作满十五年,且距法定退休年龄不足五年的;(六)法律、行政法规规定的其他情形。

有下列情形之一的,劳动合同终止:(一)劳动合同期满的;(二)劳动者开始依法享受基本养老保险待遇的;(三)劳动者死亡,或者被人民法院宣告死亡或者宣告失踪的;(四)用人单位被依法宣告破产的;(五)用人单位被吊销营业执照、责令关闭、撤销或者用人单位决定提前解散的;(六)法律、行政法规规定的其他情形。

六、劳动合同的监督和检查

国务院劳动行政部门负责全国劳动合同制度实施的监督管理。县级以上地方人民政府劳动行政部门负责本行政区域内劳动合同制度实施的监督管理。县级以上各级人民政府劳动行政部门在劳动合同制度实施的监督管理工作中,应当听取工会、企业方面代表以及有关行业主管部门的意见。

第二节 《中华人民共和国消费者权益保护法》相关知识

一、《中华人民共和国消费者权益保护法》的立法宗旨

保护消费者的合法权益,维护社会经济秩序、促进社会主义市场经济健康发展。

二、《中华人民共和国消费者权益保护法》的适用范围

消费者为生活消费需要购买、使用商品或者接受服务,其权益受《中华人民共和国消费者权益保护法》保护。经营者与消费者提供其生产、销售的商品或者提供服务,应当遵守《中华人民共和国消费者权益保护法》。农民购买、使用直接用于农业生产的生产资料,参照《中华人民共和国消费者权益保护法》执行。

三、消费者的权利

消费者在购买、使用商品和接受服务时享有人身、财产安全不受损害的权利。消费者有权要求经营者提供的商品和服务,符合保障人身、财产

安全的要求。消费者享有知悉其购买、使用的商品或者接受的服务的真实情况的权利。消费者有权根据商品或者服务的不同情况，要求经营者提供商品的价格、产地、生产者、用途、性能、规格、等级、主要成分、生产日期、有效期限、检验合格证明、使用方法说明书、售后服务，或者服务的内容、规格、费用等有关情况。消费者享有自主选择商品或者服务的权利。消费者有权自主选择提供商品或者服务的经营者，自主选择商品品种或者服务方式，自主决定购买或者不购买任何一种商品，接受或者不接受任何一项服务。消费者在自主选择商品或者服务时，有权进行比较、鉴别和挑选。

消费者享有公平交易的权利。消费者在购买商品或者接受服务时，有权获得质量保障、价格合理、计量正确等公平交易条件，有权拒绝经营者的强制交易行为。

消费者因购买、使用商品或者接受服务受到人身、财产损害的，享有依法获得赔偿的权利。消费者享有依法成立维护自身合法权益的社会团体的权利。消费者享有获得有关消费和消费者权益保护方面的知识的权利。消费者应当努力掌握所需商品或者服务的知识和使用技能，正确使用商品，提高自我保护意识。

消费者在购买、使用商品和接受服务时，享有其人格尊严、民族风俗习惯得到尊重的权利。消费者享有对商品和服务以及保护消费者权益工作进行监督的权利。消费者有权检举、控告侵害消费者权益的行为和国家机关及其工作人员在保护消费者权益工作中的违法失职行为，有权对保护消费者权益提出批评、建议。

四、经营者的义务

经营者向消费者提供商品或者服务，应当依照《中华人民共和国产品质量法》和其他有关法律、法规的规定履行义务。经营者和消费者有约定的，应当按照约定履行义务，但双方的约定不得违背法律、法规的规定。经营者应当听取消费者对其提供的商品或者服务的意见，接受消费者的监督。经营者应当保证其提供的商品或者服务符合保障人身、财产安全的要求。可能危及人身、财产安全的商品和服务，应当向消费者作出真实的说明和明确的警示，并说明和标明正确使用商品或者接受服务的方法以及防止危害发生的方法。经营者发现其提供的商品或者服务存在严重缺陷，即使正确使用商品或者接受服务仍然可能对人身、财产安全造成危害的，应当立即向有关行政部门报告和告知消费者，并采取防止危害发生的措施。经营者应当向消费者提供有关商品或者服务的真实信息，不得作使人误解的虚假宣传。经营者对消费者就其提供的商品或者服务的质量和使用方法等问题提出的询问,应当作出真实、明确的答复。

商店提供商品应当明码标价。经营者应当标明其真实名称和标记。租赁他人柜台或者场地的经营者,应当标明其真实名称和标记。经营者提供商品或者服务,应当按照国家有关规定或者商业惯例向消费者出具购货凭证或者服务单据;消费者索要购货凭证或者服务单据的,经营者必须出具。

经营者应当保证在正常使用商品或者接受服务的情况下其提供的商品或者服务应当具有的质量、性能、用途和有效期限;但消费者在购买该商品或接受服务前已经知道其存在瑕疵的除外。经营者以广告、产品说明、实物样品或者其他方式表明商品或者服务的质量状况的,应当保证其提供的商品或者服务的实际质量与表明的质量状况相符。经营者提供商品或服务,按照国家规定或者与消费者的约定,承担包修、包换、包退或者其他责任的,应当按照国家规定或者约定履行,不得故意拖延或者无理拒绝。

经营者不得以格式合同、通知、声明、店堂告示等方式作出对消费者不公平、不合理的规定,或者减轻、免除其损害消费者合法权益应当承担的民事责任。经营者不得对消费者进行侮辱、诽谤,不得搜查消费者的身体及携带的物品,不得侵犯消费者的人身自由。

五、争议的解决

消费者和经营者发生消费者权益争议的,可以通过下列途径解决:(一)与经营者协商和解;(二)请求消费者协会调解;(三)向有关行政部门申诉;(四)根据与经营者达成的仲裁协议提请仲裁机构仲裁;(五)向人民法院提起诉讼。

第三节 《中华人民共和国执业医师法》
相关知识

一、《中华人民共和国执业医师法》的立法宗旨

加强医师队伍的建设,提高医师的职业道德和业务素质,保障医师的合法权益,保护人民健康。

二、《中华人民共和国执业医师法》的适用范围

依法取得执业医师资格或者执业助理医师资格,经注册在医疗、预

防、保健机构中执业的专业医务人员,适用本法。本法所称医师,包括执业医师和执业助理医师。

三、医师的考试和注册

医师资格考试分为执业医师资格考试和执业助理医师资格考试。医师资格统一考试的办法,由国务院卫生行政部门制定。医师资格考试由省级以上人民政府卫生行政部门组织实施。

具有下列条件之一的,可以参加执业医师资格考试:(一)具有高等学校医学专业本科以上学历,在执业医师指导下,在医疗、预防、保健机构中试用期满一年的;(二)取得执业助理医师执业证书后,具有高等学校医学专科学历,在医疗、预防、保健机构中工作满二年的;具有中等专业学校医学专业学历,在医疗、预防、保健机构中工作满五年的。

具有高等学校医学专科学历或者中等专业学校医学专业学历,在执业医师指导下,在医疗、预防、保健机构中试用期满一年的,可以参加执业助理医师资格考试。以师承方式学习传统医学满三年或者经多年实践医术确有专长的,经县级以上人民政府卫生行政部门确定的传统医学专业组织或者医疗、预防、保健机构考核合格并推荐,可以参加执业医师资格考试或者执业助理医师资格考试。考试的内容和办法由国务院卫生行政部门另行制定。

国家实行医师执业注册制度。取得医师资格的,可以向所在地县级以上人民政府卫生行政部门申请注册。医师经注册后,可以在医疗、预防、保健机构中按照注册的执业地点、执业类别、执业范围执业,从事相应的医疗、预防、保健业务。未经医师注册取得执业证书,不得从事医师执业活动。

四、医师的执业规则

医师在执业活动中享有下列权利:(一)在注册的执业范围内,进行医学诊查、疾病调查、医学处置、出具相应的医学证明文件,选择合理的医疗、预防、保健方案;(二)按照国务院卫生行政部门规定的标准,获得与本人执业活动相当的医疗设备基本条件;(三)从事医学研究、学术交流,参加专业学术团体;(四)参加专业培训,接受继续医学教育;(五)在执业活动中,人格尊严、人身安全不受侵犯;(六)获取工资报酬和津贴,享受国家规定的福利待遇;(七)对所在机构的医疗、预防、保健工作和卫生行政部门的工作提出意见和建议,依法参与所在机构的民主管理。

医师在执业活动中履行下列义务:(一)遵守法律、法规,遵守技术操作规范;(二)树立敬业精神,遵守职业道德,履行医师职责,尽职尽责为患者服务;(三)关心、爱护、尊重患者,保护患者的隐私;(四)努力钻研业务,更新知识,提高专业技术水平;(五)宣传卫生保健知识,对患者进行健康教育。

执业助理医师应当在执业医师的指导下,在医疗、预防、保健机构中按照其执业类别执业。在乡、民族乡、镇的医疗、预防、保健机构中工作的执业助理医师,可以根据医疗诊治的情况和需要,独立从事一般的执业活动。

五、医师的考核和培训

受县级以上人民政府卫生行政部门委托的机构或者组织应当按照医师执业标准,对医师的业务水平、工作成绩和职业道德状况进行定期考核。对医师的考核结果,考核机构应当报告准予注册的卫生行政部门备案。对考核不合格的医师,县级以上人民政府卫生行政部门可以责令其暂停执业活动三个月至六个月,并接受培训和继续医学教育。暂停执业活动期满,再次进行考核,对考核合格的,允许其继续执业;对考核不合格的,由县级以上人民政府卫生行政部门注销注册,收回医师执业证书。县级以上人民政府卫生行政部门负责指导、检查和监督医师考核工作。

医师有下列情形之一的,县级以上人民政府卫生行政部门应当给予表彰或者奖励:(一)在执业活动中,医德高尚,事迹突出的;(二)对医学专业技术有重大突破,作出显著贡献的;(三)遇有自然灾害、传染病流行、突发重大伤亡事故及其他严重威胁人民生命健康的紧急情况时,救死扶伤、抢救诊疗表现突出的;(四)长期在边远贫困地区、少数民族地区条件艰苦的基层单位努力工作的;(五)国务院卫生行政部门规定应当予以表彰或者奖励的其他情形的。

县级以上人民政府卫生行政部门应当制订医师培训计划,对医师进行多种形式的培训,为医师接受继续医学教育提供条件。县级以上人民政府卫生行政部门应当采取有力措施,对在农村和少数民族地区从事医疗、预防、保健业务的医务人员实施培训。医疗、预防、保健机构应当按照规定和计划保证本机构医师的培训和继续医学教育。县级以上人民政府卫生行政部门委托的承担医师考核任务的医疗卫生机构,应当为医师的培训和接受继续医学教育提供和创造条件。

第四节　《中华人民共和国食品安全法》相关知识

一、《中华人民共和国食品安全法》的立法宗旨

保证食品安全,保障公众身体健康和生命安全。

二、《中华人民共和国食品安全法》的适用范围

在中华人民共和国境内从事下列活动,应当遵守本法:(一)食品生产和加工(以下称食品生产),食品流通和餐饮服务(以下称食品经营);(二)食品添加剂的生产经营;(三)用于食品的包装材料、容器、洗涤剂、消毒剂和用于食品生产经营的工具、设备(以下称食品相关产品)的生产经营;(四)食品生产经营者使用食品添加剂、食品相关产品;(五)食品的储存和运输;(六)对食品、食品添加剂和食品相关产品的安全管理。

供食用的源于农业的初级产品(以下称食用农产品)的质量安全管理,遵守《中华人民共和国农产品质量安全法》的规定。但是,食用农产品的市场销售、有关质量安全标准的制定、有关安全信息的公布和本法对农业投入品作出规定的,应当遵守本法的规定。

三、食品安全风险监测和评估

国家建立食品安全风险监测制度,对食源性疾病、食品污染以及食品中的有害因素进行监测。国家建立食品安全风险评估制度,对食品、食品添加剂中生物性、化学性和物理性危害进行风险评估。

国务院卫生行政部门应当会同国务院有关部门,根据食品安全风险评估结果、食品安全监督管理信息,对食品安全状况进行综合分析。对经综合分析表明可能具有较高程度安全风险的食品,国务院卫生行政部门应当及时提出食品安全风险警示,并予以公布。

四、食品安全标准

食品安全标准是强制执行的标准。食品安全标准应当包括下列内容:(一)食品、食品相关产品中的致病性微生物、农药残留、兽药残留、重金属、污染物质以及其他危害人体健康物质的限量规定;(二)食品添加剂的品种、使用范围、用量;(三)专供婴幼儿和其他特定人群的主辅食品的营养成分要求;(四)对与食品安全、营养有关的标签、标志、说明书的要求;

（五）食品生产经营过程的卫生要求;（六）与食品安全有关的质量要求;（七）食品检验方法与规程;（八）其他需要制定为食品安全标准的内容。

五、食品生产经营

国家对食品生产经营实行许可制度。从事食品生产、食品流通、餐饮服务,应当依法取得食品生产许可、食品流通许可、餐饮服务许可。

取得食品生产许可的食品生产者在其生产场所销售其生产的食品,不需要取得食品流通的许可;取得餐饮服务许可的餐饮服务提供者在其餐饮服务场所出售其制作加工的食品,不需要取得食品生产和流通的许可;农民个人销售其自产的食用农产品,不需要取得食品流通的许可。

食品生产经营应当符合食品安全标准,并符合下列要求:（一）具有与生产经营的食品品种、数量相适应的食品原料处理和食品加工、包装、贮存等场所,保持该场所环境整洁,并与有毒、有害场所以及其他污染源保持规定的距离;（二）具有与生产经营的食品品种、数量相适应的生产经营设备或者设施,有相应的消毒、更衣、盥洗、采光、照明、通风、防腐、防尘、防蝇、防鼠、防虫、洗涤以及处理废水、存放垃圾和废弃物的设备或者设施;（三）有食品安全专业技术人员、管理人员和保证食品安全的规章制度;（四）具有合理的设备布局和工艺流程,防止待加工食品与直接入口食品、原料与成品交叉污染,避免食品接触有毒物、不洁物;（五）餐具、饮具和盛放直接入口食品的容器,使用前应当洗净、消毒,炊具、用具用后应当洗净,保持清洁;（六）贮存、运输和装卸食品的容器、工具和设备应当安全、无害,保持清洁,防止食品污染,并符合保证食品安全所需的温度等特殊要求,不得将食品与有毒、有害物品一同运输;（七）直接入口的食品应当有小包装或者使用无毒、清洁的包装材料、餐具;（八）食品生产经营人员应当保持个人卫生,生产经营食品时,应当将手洗净,穿戴清洁的工作衣、帽;销售无包装的直接入口食品时,应当使用无毒、清洁的售货工具;（九）用水应当符合国家规定的生活饮用水卫生标准;（十）使用的洗涤剂、消毒剂应当对人体安全、无害;（十一）法律、法规规定的其他要求。

禁止生产经营下列食品:（一）用非食品原料生产的食品或者添加食品添加剂以外的化学物质和其他可能危害人体健康物质的食品,或者用回收食品作为原料生产的食品;（二）致病性微生物、农药残留、兽药残留、重金属、污染物质以及其他危害人体健康的物质含量超过食品安全标准限量的食品;（三）营养成分不符合食品安全标准的专供婴幼儿和其他特定人群的主辅食品;（四）腐败变质、油脂酸败、霉变生虫、污秽不洁、混有异物、掺假掺杂或者感官性状异常的食品;（五）病死、毒死或者死因不明的禽、畜、兽、水产动物肉类及其制品;(六)未经动物卫生监督机构检疫或者检疫不合格的肉类,或者未经检验或者检验不合格的肉类制品;(七)被包装材料、容器、运输工具等污染的食品;(八)超过保质期的食品;(九)无标签的预包装食品;(十)国家为防病等特殊需要明令禁止生产经营的食品;(十一)其他不符合食品安全标准或者要求的食品。

预包装食品的包装上应当有标签。标签应当标明下列事项:(一)名称、规格、净含量、生产日期;(二)成分或者配料表;(三)生产者的名称、地址、联系方式;(四)保质期;(五)产品标准代号;(六)贮存条件;(七)所使用的食品添加剂在国家标准中的通用名称;(八)生产许可证编号;(九)法律、法规或者食品安全标准规定必须标明的其他事项。专供婴幼儿和其他特定人群的主辅食品,其标签还应当标明主要营养成分及其含量。食品经营者应当按照食品标签标示的警示标志、警示说明或者注意事项的要求,销售预包装食品。

生产经营的食品中不得添加药品,但是可以添加按照传统既是食品又是中药材的物质。按照传统既是食品又是中药材的物质的目录由国务院卫生行政部门制定、公布。国家对声称具有特定保健功能的食品实行严格监管。有关监督管理部门应当依法履职,承担责任。具体管理办法由国务院规定。

声称具有特定保健功能的食品不得对人体产生急性、亚急性或者慢性危害,其标签、说明书不得涉及疾病预防、治疗功能,内容必须真实,应当载明适宜人群、不适宜人群、功效成分或者标志性成分及其含量等;产品的功能和成分必须与标签、说明书相一致。

国家建立食品召回制度。食品生产者发现其生产的食品不符合食品安全标准,应当立即停止生产,召回已经上市销售的食品,通知相关生产经营者和消费者,并记录召回和通知情况。

食品广告的内容应当真实合法,不得含有虚假、夸大的内容,不得涉及疾病预防、治疗功能。食品安全监督管理部门或者承担食品检验职责的机构、食品行业协会、消费者协会不得以广告或者其他形式向消费者推荐食品。社会团体或者其他组织、个人在虚假广告中向消费者推荐食品,使消费者的合法权益受到损害的,与食品生产经营者承担连带责任。

六、食品检验

食品检验机构按照国家有关认证认可的规定取得资质认定后,方可从事食品检验活动。食品检验由食品检验机构指定的检验人独立进行。食品检验实行食品检验机构与检验人负责制。食品检验报告应当加盖食品检验机构公章,并有检验人的签名或者盖章。食品检验机构和检验人对出具的食品检验报告负责。

食品安全监督管理部门对食品不得实施免检。食品生产经营企业可以自行对所生产的食品进行检验,也可以委托符合本法规定的食品检验机构进行检验。食品行业协会等组织、消费者需要委托食品检验机构对食品进行检验的,应当委托符合本法规定的食品检验机构进行。

七、食品进出口

进口的食品、食品添加剂以及食品相关产品应当符合我国食品安全国家标准。进口的食品应当经出入境检验检疫机构检验合格后,海关凭出入境检验检疫机构签发的通关证明放行。

进口尚无食品安全国家标准的食品,或者首次进口食品添加剂新品种、食品相关产品新品种,进口商应当向国务院卫生行政部门提出申请并提交相关的安全性评估材料。

进口的预包装食品应当有中文标签、中文说明书。标签、说明书应当符合本法以及我国其他有关法律、行政法规的规定和食品安全国家标准的要求,载明食品的原产地以及境内代理商的名称、地址、联系方式。预包装食品没有中文标签、中文说明书,或者标签、说明书不符合本条规定的,不得进口。

出口的食品由出入境检验检疫机构进行监督、抽检,海关凭出入境检验检疫机构签发的通关证明放行。出口食品生产企业和出口食品原料种植、养殖场应当向国家出入境检验检疫部门备案。

八、食品安全事故处置

国务院组织制定国家食品安全事故应急预案。县级以上地方人民政府应当根据有关法律、法规的规定和上级人民政府的食品安全事故应急预案以及本地区的实际情况,制定本行政区域的食品安全事故应急预案,并报上一级人民政府备案。食品生产经营企业应当制定食品安全事故处置方案,定期检查本企业各项食品安全防范措施的落实情况,及时消除食品安全事故隐患。

发生食品安全事故的单位应当立即予以处置,防止事故扩大。任何单位或者个人不得对食品安全事故隐瞒、谎报、缓报,不得销毁有关证据。

九、监督管理

县级以上地方人民政府组织本级卫生行政、农业行政、质量监督、工商行政管理、食品药品监督管理部门制订本行政区域的食品安全年度监督管理计划,并按照年度计划组织开展工作。

县级以上质量监督、工商行政管理、食品药品监督管理部门履行各自食品安全监督管理职责,有权采取下列措施:(一)进入生产经营场所实施现场检查;(二)对生产经营的食品进行抽样检验;(三)查阅、复制有关合同、票据、账簿以及其他有关资料;(四)查封、扣押有证据证明不符合食品安全标准的食品,违法使用的食品原料、食品添加剂、食品相关产品,以及用于违法生产经营或者被污染的工具、设备;(五)查封违法从事食品生产经营活动的场所。县级以上农业行政部门应当依照《中华人民共和国农产品质量安全法》规定的职责,对食用农产品进行监督管理。

国家建立食品安全信息统一公布制度。下列信息由国务院卫生行政部门统一公布:(一)国家食品安全总体情况;(二)食品安全风险评估信息和食品安全风险警示信息;(三)重大食品安全事故及其处理信息;(四)其他重要的食品安全信息和国务院确定的需要统一公布的信息。

十、《中华人民共和国食品安全法》(2015年修订版)主要修订内容

1. 禁止剧毒高毒农药用于果蔬茶叶

在农药管理上,新版食品安全法规定:国家对农药的使用实行严格的管理制度,加快淘汰剧毒、高毒农药,高残留农药,推动替代产品的研发和运用,鼓励使用高效、低毒,低残留农药。增加了:禁止将剧毒、高毒农药用于蔬菜、瓜果、茶叶和中草药材等国家规定的农作物的规定。

2. 保健食品标签不得涉防病治疗功能

针对保健食品生产、经营、宣传中存在的问题,新版食品安全法明确要求:保健食品声称保健功能,应当具有科学依据,不得对人体产生急性、亚急性或者慢性危害。保健食品的标签、说明书不得涉及疾病预防、治疗功能,内容应当真实,与注册或者备案的内容一致,载明适宜人群、不适宜人群、功效成分或者标志性成分及其含量等,并声明"本品不能代替药物"。

3. 婴幼儿配方食品生产全程质量控制

新修订的食品安全法明确,婴幼儿配方食品生产企业应当建立实施从原料进厂到成品出厂的全过程质量控制,对出厂的婴幼儿配方食品实施逐批检验,保证食品安全。法律特别强调:婴幼儿配方乳粉的产品配方应当经国务院食品药品监督管理部门注册。注册时,应当提交配方研发报告和其他表明配方科学性、安全性的材料;不得以分装方式生产婴幼儿配方乳粉,同一企业不得用同一配方生产不同品牌的婴幼儿配方乳粉。

4. 网购食品纳入监管范围

新版食品安全法将网购食品纳入监管范围,并明确规定,网络食品交易第三方应当对入网食品经营者进行实名登记,明确其食品安全管理责任;依法应当取得许可证的,还应当审查其许可证。消费者通过网络食品交易第三方平台购买食品,其合法权益受到损害的,可以向入网食品经营者或者食品生产者要求赔偿。网络食品交易第三方平台提供者不能提供入网食品经营者的真实名称、地址和有效联系方式的,由网络食品交易第三方平台提供者赔偿。网络食品交易第三方平台提供者赔偿后,有权向入网食品经营者或者食品生产者追偿。

5. 生产经营转基因食品应按规定标示

新版食品安全法增加规定:生产经营转基因食品应当按照规定进行标示。同时规定,未按规定进行标示的,没收违法所得和生产工具、设备、原料等,最高可处货值金额五倍以上十倍以下罚款,情节严重的责令停产停业,直至吊销许可证。

第五节 《中华人民共和国中医药法》
相关知识

一、《中华人民共和国中医药法》的立法宗旨

继承和弘扬中医药,保障和促进中医药事业发展,保护人民健康。

二、《中华人民共和国中医药法》的立法亮点

1. 明确了中医药事业的重要地位和发展方针

中医药法规定中医药事业是我国医药卫生事业的重要组成部分,国家大力发展中医药事业,实行中西医并重的方针。发展中医药事业应当遵循中医药发展规律,坚持继承和创新相结合,保持和发挥中医药特色和优势。国家鼓励中医西医相互学习,相互补充,协调发展,发挥各自优势,促进中西医结合。

2. 建立符合中医药特点的管理制度

中医药是反映中华民族对生命、健康和疾病的认识,具有悠久历史传统和独特理论及技术方法的医药学体系。正因为中医药具有鲜明的特色,所以需要建立符合中医药特点的管理制度。中医药法在中医诊所、中医医师准入,中药管理等多个方面对现有的管理制度进行了改革创新,规定了适应中医药发展规律,符合中医药特点的管理制度,包括将中医诊所由

许可管理改为备案管理,规定以师承方式学习中医和经多年实践,医术确有专长的人员,经实践技能和效果考核合格即可取得中医医师资格;允许医疗机构根据临床需要,凭处方炮制市场上没有供应的中药饮片,或者对中药饮片进行再加工。对医疗机构仅应用传统工艺配制的中药制剂品种和委托配制中药制剂,由现行的许可管理改为备案管理。同时,明确生产符合国家规定条件的来源于古代经典名方的中药复方制剂,在申请药品批准文号时,可以仅提供非临床安全性研究资料等。

3. 加大对中医药事业的扶持力度

我国中医药事业发展取得了显著成就,但是与人民群众的中医药服务需求相比,中医药资源总量仍然不足,中医药服务能力仍然薄弱。为此,中医药法进一步加大对中医药事业的扶持力度,包括明确县级以上政府应当将中医药事业纳入国民经济和社会发展规划,建立健全中医药管理体系,将中医药事业发展经费纳入财政预算,为中医药事业发展提供政策支持和条件保障,统筹推进中医药事业发展;应当将中医医疗机构建设纳入医疗机构设置规划,举办规模适宜的中医医疗机构,扶持有中医药特色和优势的医疗机构发展;合理确定中医医疗服务的收费项目和标准,将符合条件的中医医疗机构、中医药项目分别纳入医保定点机构范围和医保支付范围。同时,发展中医药教育,加强中医药科学研究,促进中医药传承与文化传播。此外,还明确国家采取措施,加大对少数民族医药传承创新、应用发展和人才培养的扶持力度。

4. 坚持扶持与规范并重,加强对中医药的监管

针对中医药行业中存在的服务不规范、中药材质量下滑等问题,中医药法作了有针对性的规定,包括明确开展中医药服务应当符合中医药服务基本要求,加强对中医医疗广告管理;明确国家制定中药材种植养殖、采集、贮存和初加工的技术规范、标准,加强对中药材生产流通全过程的质量监督管理,保障中药材质量安全。加强中药材质量监测,建立中药材流通追溯体系和进货查验记录制度。鼓励发展中药材规范化种植养殖,严格管理农业投入品的使用,禁止在中医药种植过程中使用剧毒、高毒农药等。

5. 加大对中医药违法行为的处罚力度

针对中医诊所和中医医师非法执业、医疗机构违法炮制中药饮片、违法配制中药制剂、违法发布中医医疗广告等违法行为规定了明确的法律责任,特别是对在中药材种植过程中使用剧毒、高毒农药的违法行为,明确了严厉的处罚:除依照有关法律、法规规定给予处罚外,情节严重的,可以对直接负责的主管人员和其他直接责任人员处五日以上十五日以下

拘留,以加大对危害中药材质量安全行为的惩处力度,保证人民群众用药安全。

（郭 清 王晓迪 孟凡莉）

参 考 文 献

1. 郭清.健康管理学概论.北京:人民卫生出版社,2011.

2.《中华人民共和国劳动合同法》

3.《中华人民共和国消费者权益保护法》

4.《中华人民共和国执业医师法》

5.《中华人民共和国食品安全法》

6.《中华人民共和国中医药法》